超声医学诊断与介入治疗精要

CHAOSHENG YIXUE ZHENDUAN YU JIERU ZHILIAO JINGYAO

主编 陈华彬 许锦富 刘 辉

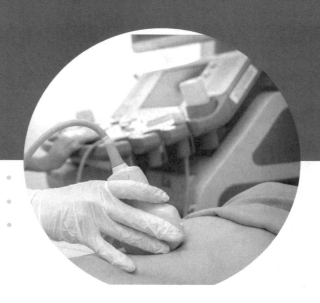

 中国出版集团有限公司

 世界图书出版公司
广州·上海·西安·北京

图书在版编目（CIP）数据

超声医学诊断与介入治疗精要 / 陈华彬，许锦富，刘辉主编. — 广州：世界图书出版广东有限公司，2023.10

ISBN 978-7-5232-0926-4

Ⅰ. ①超… Ⅱ. ①陈… ②许… ③刘… Ⅲ. ①超声波诊断②介入性治疗 Ⅳ. ①R445.1②R459.9

中国国家版本馆CIP数据核字(2023)第207991号

书　　名　超声医学诊断与介入治疗精要
　　　　　CHAOSHENG YIXUE ZHENDUAN YU JIERU ZHILIAO JINGYAO
主　　编　陈华彬　许锦富　刘　辉
责任编辑　刘　旭
责任技编　刘上锦
装帧设计　品雅传媒
出版发行　世界图书出版有限公司　世界图书出版广东有限公司
地　　址　广州市海珠区新港西路大江冲25号
邮　　编　510300
电　　话　（020）84460408
网　　址　http://www.gdst.com.cn/
邮　　箱　wpc_gdst@163.com
经　　销　新华书店
印　　刷　广州今人彩色印刷有限公司
开　　本　889 mm×1 194 mm　1/16
印　　张　15.5
字　　数　438千字
版　　次　2023年10月第1版　2023年10月第1次印刷
国际书号　ISBN 978-7-5232-0926-4
定　　价　138.00元

编　委　会

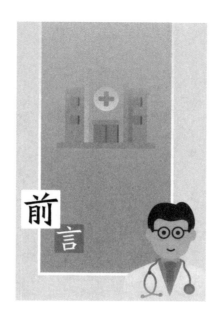

前言

超声诊断成像原理是利用超声波在人体不同组织中传播的特性和差异，通过静态和动态图像显示进行诊断的。因其诊断正确率高，在医师熟练操作下有其独特的优越性，适用范围日益广泛，超声诊断队伍也日益壮大。

本书以临床实用为目的，以临床常见病和多发病为重点，系统阐述了超声诊断基础内容和常见疾病的超声影像学诊断。在编写的过程中，尽量体现科学性、先进性、实用性，在文字基础上合理配用图片，易于掌握，查阅方便，可供临床工作及教学参考。本书是由国内多位超声医学专家共同执笔编写而成，总结了我国超声临床诊断的丰富经验，吸取了国内外先进技术，是临床医师有益的参考书。

由于篇幅有限，书中尚存在缺点和错误，殷切希望读者在使用本书的过程中不断提出宝贵的意见和建议，以供今后修订时参考，我们表示感谢。

编　者

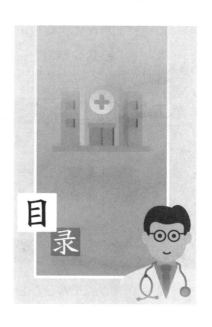

目录

第一章 超声成像原理

第二章 常用超声技术

第三章 浅表淋巴结超声

第四章 甲状腺及甲状旁腺超声

第十章　肾、输尿管和膀胱超声

第十一章　妇科超声

第十二章　产科超声

超声成像原理

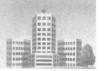

第一节　医学超声成像原理

第二次世界大战结束后，超声脉冲回声技术从军事和工业转向医学领域并获得初步应用。20 世纪 50 年代初，以脉冲回声技术为基础的 A 型超声诊断仪取得了临床应用价值，其后逐步发展起来的 M 型超声诊断仪和 B 型超声断层显像仪也都是以超声脉冲回声技术为基础。A 型、M 型和 B 型超声诊断仪是当前医学超声诊断中应用最广泛的成像设备。

与 X 线等其他物理医学成像方法相比，超声脉冲回声法使医学检测灵敏度、信息量获得很大的提高，其可重复操作、实时成像极大地方便了医师和患者，避免了辐照危害，提高了安全性。近 20 年来科学技术的高速发展，也带动了超声成像仪器和超声诊断技术同步发展，为医生更加方便地观察人体内部组织状态提供了实时、全面的信息。近年来，超声矩阵换能器突破了瓶颈技术，实时获得立体空间声束的信息，从而实现了实时三维显像超声技术的一次大革命。

一、回声检测原理

利用超声换能器向人体内部发射超声脉冲，遇到声阻抗不同的组织界面时将产生反射或散射脉冲信号，即脉冲回波信号。检测这些回波信号的幅度和延迟时间，就可对组织界面进行定位，并检测组织的特性；检测回波信号的频率和相位变化，可以确定组织脏器界面的运动情况。实质上，脉冲超声回波技术所检测的正是超声波在物体表面产生反射或散射的物理特性，这就是超声脉冲回声检测的原理，也是目前医学超声成像的物理基础。

由于脉冲超声传播的往返过程携带有反射信息，为了确定换能器与界面间的距离 L，可从发射超声脉冲到接收反射回声信号的时间间隔来分析。超声信号实际行程则为 $2L$，往返所需要的时间 t，超声传播速度 c，即公式：$t = 2L/c$；由此可以导出脉冲回声类仪器的定标数据，即公式：$t/L = 2/c$；若取 $c = 1\,500$ m/s，可以算出若接收 1 cm 远的回波信号需经过 13.3 μs，如生物组织媒质的声速为 1 540 m/s，则需 13.0 μs。

二、超声显示方式

目前，绝大多数的超声诊断设备采用超声脉冲回波法来检测和提取诊断信息。由于对诊断信息显示方式的不同，通常分为 A 型、B 型、M 型、C 型和 F 型等成像模式。下面详细介绍常见类型的成像工作原理。

（一）A 型

A 型成像是一种幅度调制型的显示法，又称 A 型显示模式，也称 A 超。它是最早在临床诊断中应用的成像方法。其工作原理如下：换能器探头以固定位置和方向对人体发射脉冲超声，每个脉冲超声在组织中传播时，遇到声阻抗不同的界面产生反射，通过换能器接收到反射回波信号后，送入显示器的 Y 方向偏转板上，控制光点的上下移动在显示器上形成尖峰波形。波形的幅度与界面反射回波的信号大小有关；显示器 X 方向偏转板加上与超声脉冲同步的时基信号，则显示器可以显示稳定的波形，其中波形的高低表示回波信号的强弱，水平方向代表超声的传播距离，即探测深度。可根据回波出现的位置，回波幅度的高低、形状、多少和有无来提取受检体的病变和解剖有关诊断信息。

A 型成像先于 B 型成像出现，但仅能提供一维的诊断信息，临床上对其信息较难准确理解，未能得到很好发展，尤其是实时 B 型断面显像广泛应用于临床之后，A 型成像几乎绝迹，但 A 型成像对设备要求简单，适用于静止、简单解剖结构的成像和细微的线性测量，目前在脑中线检查、眼科检查中还在发挥作用。

（二）B 型

B 型扫描是在 A 型扫描的基础上发展起来的一种辉度调制型显示法，又称 B 型显示，也称 B 超或黑白超。

超声脉冲反射法可获得回波幅度和回波波源深度的信息。在 A 型成像中通常用显示器的横坐标表示深度（传播距离），纵坐标表示回波信号的大小。它属一维幅度显示，无法表现声束扫描方向。而 B 型扫描，则把回波信号加到显示器的调辉极（z 轴）上，对光点进行调辉。光点的亮度（通常称"灰阶"）与回波幅度之间存有一定的函数关系。代表不同回波幅度的灰阶点，按其回波源的空间位置，显示在与超声束扫描线位置相对应的显示扫描线上，一般显示在显示器竖直方向上，即表示回波深度的信号加在显示器 y 方向偏转板上。用手动的、机械的或电子的方法移动或偏转声束，对被检组织结构进行扫描和显示，在显示器的 x 偏转板上加上与声束扫描方向一致的控制信号，可获得一幅两维 B 型切面图像，图 1-1 显示了一条声束扫描获得的图像。

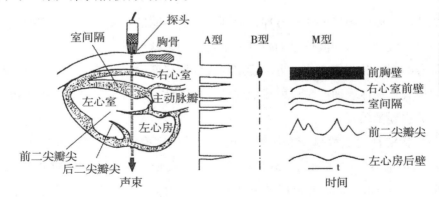

图 1-1 A、B 和 M 型扫描的相关显示图

（三）M 型

M 型扫描，又称"M 型显示"。它的显示原理与 B 型显示相似，都是采用辉度调制，以不同的灰阶点来反映回波的强弱。

M 型扫描时换能器以固定位置和方向对人体扫描，代表超声扫描深度的时基信号加到显示器的垂直偏转板上，同时将来自不同深度的回波信号加在显示器控制极，对垂直扫描线进行调辉。而在显示器的水平偏转板上加一慢变化的时基扫描信号，使代表深度的垂直扫描线以慢速沿水平方向移动，形成一幅一维空间组织结构运动轨迹图。这种轨迹图代表沿扫描线各层组织相对体表的相对距离，随时间的变化曲线，反映一维空间组织结构运动情况，因此，这种图像对运动器官的研究，如心脏、胎心及动脉血管的搏动特别有用。尤其对心脏结构的探查更为如此，通常对心脏的 M 型扫描所得到的显示图称超声心动图。

为提取更多的诊断信息，M 型扫描心动图常与心脏其他参数，如心电图、心音图、心尖搏动图和超声多普勒频谱图同步进行联合显示。M 型扫描常与 B 型扫描联合，即通过 B 型切面图像准确选择观测具体部位的 M 型图像，从而可避免 M 型扫描的盲目性。

综观这三种主要的显像方式，它们之间既有区别又相互关联，从图 1-1 可看出 A、B 和 M 型这三种成像的关系。

B 型扫描获得的两维图像，反映被扫描组织中各界面的反射回波幅度的分布图像，其中包含有组织形态和组织状况的丰富诊断信息。它可实时显像，具有直观性好、真实性强、便于诊断的特点。其他扫描技术，如 A 型、M 型和多普勒法等基本上也要与 B 型扫描技术相结合，才能充分发挥作用。许多目前正被热捧的成像新技术也都采用 B 型显示工作原理，沿袭了 B 型超声反映切面信息的优势，只不过信号的来源可能不同，如不单是单纯声阻抗特性变化造成的回声，还有组织的弹性变化、血液的运动速度等其他信息。因此，B 型扫描在超声诊断设备中是应用最广、最有活力、最为重要的一种扫描方法。

三、声束聚焦

超声声束在传播一段距离后，声束会扩散引起信号减弱穿透力下降，导致远场的超声分辨率下降，而聚焦可有效地使发散的声束收敛，是超声仪器广泛使用的一种技术。除了物理聚焦外，还利用多阵元换能器的声束合成来提高声束特性。微型高速计算机和电子技术的发展使实时电子扫描超声显像在临床诊断中被广泛使用，通过对多阵元换能器发射和接收声波的延迟控制与处理，使合成波束具有精良的时间和空间特性，声束汇聚收敛，这就是电子聚焦，可以获得分辨特性好、动态范围大、旁瓣与噪声水平低、几何失真小的超声图像。

（一）电子聚焦

图 1-2 中画出了由 5 个阵元构成的换能器。设阵元中心间距为 d，P 为聚焦点，传播媒质中声速为 e，则在发射聚焦时，采用延迟顺序激励阵元的方法，使各阵元按设计的延时依次先后发射声波。基于几何光学的原理，在媒质内各阵元发射的波为球面波，则合成波波阵面为凹球面。在点 P 同向叠加增强，在点 P 外异向叠加减弱甚至抵消。合成波束聚焦，聚焦焦距由凹球面曲率半径即聚焦延迟时间构成的曲率半径和声束决定。

接收由点 P 反射回来的信号时，接收时序和发射刚好相反，信号最先到达中心阵元，最晚到达两侧阵元，则各阵元接收回波信号并转变为电信号后，对各阵元输出电信号按设计的聚焦延迟量进行延迟，然后类似于发射声波在传播媒质中叠加合成聚焦波束原理。在接收端，电路上用加法器对各接收延迟信号求和，使来自焦点和焦点附近的回波信号增强，聚焦区域外回波信号减弱甚至抵消，达到接收聚焦的目的。

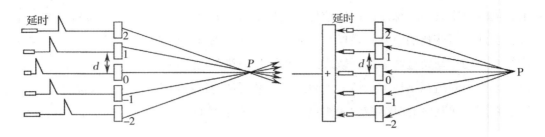

图 1 - 2 线阵换能器电子聚焦原理

（二）动态聚焦

静态聚焦是指固定延迟曲线对阵元进行聚焦的延迟激励，使之只能固定焦点位置，动态聚焦是静态电子聚焦的改进方法，一般又分为非实时动态聚焦、实时分段聚焦和实时全程动态聚焦。

1. 非实时动态聚焦 通过改变各阵元聚焦延迟时间所构成曲线的曲率半径，可调节焦距 F。先使发射和接收声束在近距离聚焦，并采集聚焦区附近的图像，即近距离部分对焦准确，图像清晰，而中、远距离却偏离了焦点，使图像模糊，只将近距离图像存入贮器，其他深度的图像全部舍弃不采集；然后将发射和接收焦点调到近中距离，和前次一样，只保存近中距离清晰的图像存入贮器，依此进行，分别将发射和接收焦点调到中远距离、远距离摄取图像，并将该部位图像分别存入贮器。这样，将分段采集的 4 张图像拼合在一起显示出来，就能够得到从近距离到远距离的分辨特性良好的二维切面图像（图 1 - 3）。由这一动态聚焦方式获得一帧图像，要转换 4 次聚焦位置，所用时间是固定焦点时获得一帧图像所用时间的 4 倍。在系统其他参数不变的条件下，显像帧频降低了 3 倍。该聚焦成像系统观察运动缓慢的腹部脏器图像非常清晰，但不适合观察心脏等快速运动的脏器。

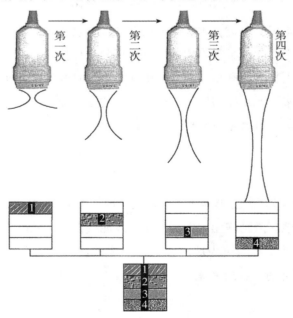

图 1 - 3 非实时动态聚焦

2. 实时分段动态聚焦 在实时分段动态聚焦方式中，根据产生回波信号的深度，同步地将焦点移向深部。现有 B 型超声诊断设备常采用 8、16 段等实时动态聚焦方式，在接收时间内，可根据产生回波目标的深度，由浅渐深地改变焦距，即动态地改变聚焦延迟，使聚焦区由浅渐深的变化速度与聚焦区回波信号达到换能器的速度一致，这样使各个深度的接收声束均处于聚焦状态。实际应用中，大多采用实时分段动态聚焦方式，分段聚焦的声束较前述非实时多点聚焦好。

3. 实时全程动态聚焦　为了使不同深度的断面图像都具有最佳的横向分辨力，要求分段实时动态聚焦焦点愈密集愈好。实时连续动态聚焦就是使聚焦焦点随回波脉冲到达换能器的时间由浅到深同步地动态变化，即变化速度和声速传播速度相同。

在全数字化超声显像系统中（图1-4），可实现实时连续动态聚焦，但绝对的连续动态聚焦方式是不存在的，只是可动态调节的焦点足够密集而已。

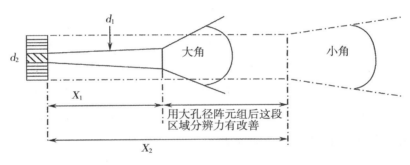

图1-4　全数字超声诊断仪的全程聚焦声束示意图

（三）可变孔径

对线阵换能器进行聚焦时，由图1-5所见，阵元间延迟时间随焦距减小而增大，越往两侧的阵元延迟时间越长，与孔径 $D = nd$ 的平方呈正比。当焦点选择在浅部时，如果不减小孔径 D，过大的延迟将使电子聚焦方法难以实现。在紧靠换能器表面的浅部组织中，无法实现声束电子聚焦，声束宽度近似为孔径尺寸。因而，降低孔径可改变浅部侧向分辨特性。另一方面，在深部，聚焦声束宽度 $W(f)$ 与孔径 D 呈反比，当 F 增大时，为了使声束宽度尽可能与近场一致，从中部到深部必须逐步增大孔径。

图1-5　多阵元和单阵元近场声束特性比较

可变孔径的作用主要在于减小近场与远场声束宽度，且能较方便地实现浅层声束的电子聚焦，使其从近区到远区具有最佳有效孔径自动连续变化能力。

可变孔径只能在声波接收过程中实现，常与接收动态聚焦配合使用，实现原理示意图如图1-6。从近区至远区，孔径常以2倍的阵元间距2天为台阶自动递增。

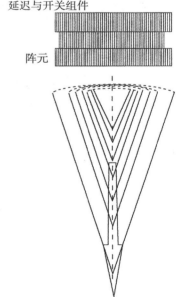

（四）变迹

研究发现，当圆形换能器的电极形状从最初的圆形电极对圆形压电晶片全面激励变成菊花形电极的局部激励（图1-7），主波束宽度、旁瓣级大小等声束特性有所改善，这种技术称为变迹。

在电子扫描B型超声诊断设备中，多采用对多阵元换能器阵元组中心阵元信号接收时赋予较大的权系数，向两边权系数逐渐减小，各阵元输出信号加权求和，达到抑制旁瓣的影响。

在目前的全数字化超声诊断仪中，超声声场处理多采用声束聚焦、可变孔径和动态变迹等多种方法同时进行，可以大大改善超声检测的性能。

图1-6　可变孔径原理图

在模拟－数字混合和全数字化超声显像系统中，常采用多方式相结合的超声波束处理技术，即将动态聚焦、动态孔径、动态变迹和区域增强等相结合，完全由数字系统和软件控制来实现与换能器相结合，形成了综合优化的声束特性。几乎在所有深度和声束扫描位置，系统具有精细的主波束，很低的旁瓣和很大的动态范围，为获得分辨性能好、噪声干扰小、动态范围大的高质量超声图像奠定了基础。

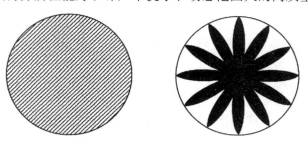

图 1－7　圆形电极和菊花形电极示意图

四、电子线阵与凸阵扫描

（一）电子线性阵列扫描

电子线性扫描是以线阵换能器为基础，由电子开关或全数字化系统控制顺序扫描来实现的。阵元数已从早期的 40 个、120 个发展到现在的 256 个、400 个，甚至 1 024 个等。每次发射和接收声波时，将若干个阵元编为一组，由一组阵元产生一束扫描声束并接收信号，然后由下一组阵元产生下一次发射声束并接收信号。在有些线性扫描方式中，对于同一条扫描声束，其参与发射声波和接收声波的阵元也可略有差别。把每次接收的回波信号经过放大处理后，加在显示器 z 轴上，调制其亮度，由 y 轴表示回波深度，x 轴对应声束扫描的位置，由此合成一幅矩形超声断面图像。

上述描述是最基本也是最常见的常规扫描。为了改进此扫描方式的不足和提高扫描分辨率还可采取隔行扫描、飞跃扫描、半步距扫描和微扇角扫描等。现以 128 阵元线阵换能器及其系统为例，说明常规扫描和其他改进型的扫描是如何进行的。

如图 1－8 所示，设每次由 6 个阵元编为一组来发射和接收声波，常规扫描实现的方式是第一次脉冲激励和参与合成接收声束的阵元为 1，2，…，6；第二次为 2，3，…，7；第三次为 3，4，…，8；以此类推，在一帧图像中，最后一组发射超声波的阵元编号为 123，124，…，128。若每组阵元数目为偶数，扫描声束位置位于阵元组中心相邻阵元的中间，如图第一次扫描声束位置在 3、4 中间，第二次在 4、5 中间。若换能器阵元数为 m，参与合成一条扫描声束的阵元数为 n，则一帧线性扫描图像由 $m-n+1$ 条扫描线组成。在常规扫描中，前一条声束回波产生的多次反射信号和深层回波信号，对后一条声束回波信号常产生干扰。

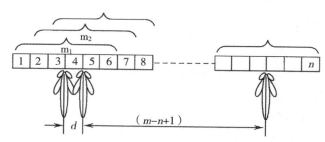

图 1－8　线性扫描波束控制

为了降低前一次扫描回波信号对后一次扫描回波的干扰，常将前后两次扫描声束位置间距拉大，隔行扫描即可达到此效果。在隔行扫描中，第一次扫描所用阵元为 1，2，…，7；第二次为 3，4，…，9；以此类推，第 61 次为 121，122，…，127；第 62 次为 2，3，……8；第 63 次为 4，5，…，10；最后一次为 122、123、……128。扫描声速位置依次为 4、6、8、……124、5、7、9、……125，即先扫描奇数线，后扫描偶数线，每帧图像仍由 m − n + 1 条扫描线组成。此扫描方式扫描线数不变（即分辨率不变），但降低了声束间的影响。

如图 1 − 9 为 1/2 间距扫描示意图，与前述扫描方式相比，每帧图像中扫描线数增加了一倍。还有飞跃扫描、微扇角扫描等扫描方式都不同程度地改善了扫描声束间的干扰和图像分辨力。在线性扫描 B 型超声设备中，各种线性扫描方式已和电子聚焦、实时动态聚焦、实时动态孔径、动态变迹以及动态频率扫描等技术相结合，在整个扫描范围内，可获得优越的声束分辨特性、很高的旁瓣抑制能力和较大的信号动态范围。

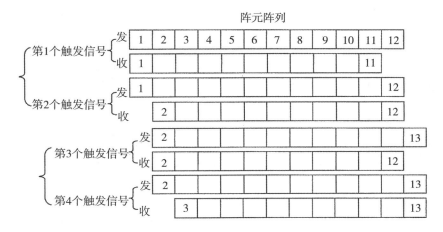

图 1 − 9　1/2 间距扫描示意图

（二）电子凸阵线性扫描

现有 B 型超声设备，尤其是线性扫描 B 型超声设备，常配有凸阵扫描探头进行腹部脏器的扫查。凸阵扫描探头的阵元排列仍然是线性的，只不过线性排列的阵元安置在一凸形的支撑面上，构成凸阵探头。

凸阵探头的声束控制方式与线性扫描系统的基本相同，由一组阵元发射，产生发射声束；接收时，将该组阵元输出叠加求和，合成接收声束。之后，通过电子开关的切换，产生下一条发射与接收声束。为保证声束有较理想的特性，发射、接收时需考虑阵元在凸面上排列造成的行程差，同时也常将发射电子聚焦、接收实时动态聚焦、动态孔径等技术结合使用，来改善凸阵扫描图像的分辨力。

凸阵扫描的图像同时兼有线性扫描的近场和扇形扫描远场都较大的特点，克服了线性扫描的远场和扇形扫描的近场都较小的缺点。由于凸阵扫描方式与线性的相同，其电路构成基本相同，所以线性扫描 B 超系统可同时支持线阵和凸阵探头的扫描，同时，线性扫描 B 超系统的造价和技术难度远低于相控阵扇形扫描 B 超系统。凸阵系统特别适合于腹部脏器及特殊部位的扫描。许多厂家也开发研制一些尺寸较小的凸阵探头用于肋间隙的心脏成像，以替代造价及精密程度高的相控阵探头。

五、电子相控阵扇形扫描

上述凸阵线性扫描探头也可用于肋间隙成像，但在相控阵 B 型超声设备中，采用较小尺寸的线阵换能器进行多阵元等延迟发射和接收超声波，使合成声束方向发生偏转，声束很容易通过胸部肋骨间小窗口在人体内作扇形扫描以达到探测整个心脏的目的，这种扫描方式称为相控阵扫描，能实现这种扫描方式的探头就称为相控阵探头。

（一）相控发射

图 1 - 10 画出了多阵元超声换能器发射超声时声束方向变化的情况。如阵元组内各阵元同时被激励，则产生的合波波束如图 1 - 10A 所示，波束垂直于换能器表面，主波束与阵列的对称轴重合，若阵元间按一定时差 $\Delta\tau$ 顺序被同一脉冲激励，各相邻阵元所产生的超声脉冲亦将相应延迟 $\Delta\tau$，合成波束不再垂直于阵列，而是与阵列的法线形成一夹角 θ。$\Delta\tau$ 变化时，θ 角也变化，若保持 $\Delta\tau$ 不变，颠倒阵元被激励的先后顺序，合成波束将偏转到阵列法线另一侧相同夹角的方向（图 1 - 10B）。

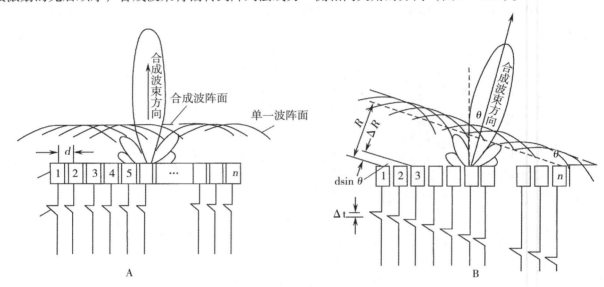

A. 同时激励合成波束；B. 等时差激励合成波束

图 1 - 10 相控发射波束

声束偏转角 θ 是阵元间受激励延迟时间 $\Delta\tau$ 的函数（图 1 - 11）。按延时间隔顺序激励各阵元，发射的超声波在传播媒质中叠加形成合成波束。M 表示合成波波前平面。从波的合成理论可知，合成波波前平面与各阵元的波前相切，所以各阵元到合成波波前平面的距离等于各个阵元波前平面的半径，合成波束的指向与阵列法线方向的夹角为 θ 时，相邻阵元的波行程差 L 为［公式（1 - 8）］：

$$L = d \cdot \sin\theta \qquad\qquad 公式（1 - 8）$$

对应于这一行程差的偏转延迟时差 $\Delta\tau$ 也是 τ_{st}，即公式（1 - 9）：

$$\tau_{st} = \frac{d}{c}\sin\theta \qquad\qquad 公式（1 - 9）$$

上式中，c 是组织中的声速，且设组织内声速恒定，则可表示为公式（1 - 10）：

$$\theta = \sin^{-1}\left(\frac{c}{d} \cdot \tau_{st}\right) \qquad\qquad 公式（1 - 10）$$

该式即为发射声束偏转角 θ 与偏转延迟 τ_{st} 之间的数字关系式。改变 τ_{st} 就可改变声束偏转角 θ，使合成合波束按扇形等角速度扫描。

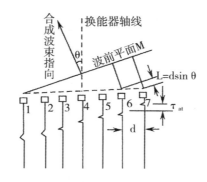

图 1-11　声束偏转角度与发射延迟的关系

（二）相控接收

当换能器发射的超声波在媒质内传播遇到回波目标时，将产生回波信号。回波信号到达各阵元的时间存在差异，这一时差与媒质中声速和回波目标与阵元之间的位置有关。如果能准确地按回波到达各阵元的时差对各阵元接收信号进行时间或相位补偿，然后求和叠加，就能将特定方向的回波信号叠加增强，而其他方向回波信号叠加后减弱甚至完全抵消。这样，接收延迟叠加产生接收合成波束，使阵列换能器接收信号具有了方向性。改变对各阵元或各通道回波信号补偿的延迟时间，就可改变接收合成波束相对于阵列法线的偏转角度。这就是相控接收的原理。

在相控阵扇形扫描过程中，为了进行显像，并使发射与接收合成波束宽度尽可能窄，且具有较高的信号检测灵敏度，要求发射合成波束与接收合成波束的偏转角相等，因而发射与接收偏转延迟也相等。

（三）声束偏转电子聚集

在相控阵 B 型超声诊断仪中，为了使相控偏转后的合成声束聚焦，相邻阵元被激发的延迟时间应由偏转延迟和电子聚焦延迟时间两部分组成。接收声束偏转电子聚集也是如此。等时差偏转延迟时间确定声束偏转角，而聚焦延迟量所构成曲线与声速一起确定聚焦焦距。发射声束偏转固定电子聚集和接收声束偏转实时分段动态聚焦原理如图 1-12 所示。

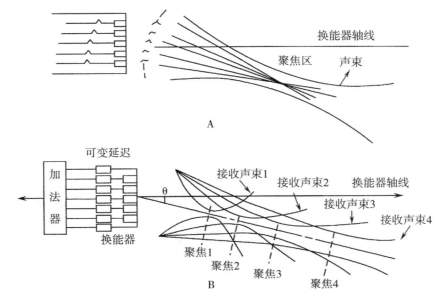

A. 发射声束偏转固定聚焦；B. 接收声束偏转动态聚焦

图 1-12　声束偏转电子聚集

六、机械扫描技术

机械扫描技术指的是以马达为动力，借助于机械传动机构，使超声换能器旋转或平移运动，实现空间两维声束扫描的一种 B 型显像技术。

机械扫描技术的应用比电子扫描技术历史更早一些，扫描的方式也较多。其中机械扇形扫描、机械径向扫描方式由于它们固有的特点，与普遍使用的电子扫描方式一起，被广泛使用。其他的扫描方式由于应用上的局限性，已被淘汰。

用机械方法使换能器发射的声束作一定角度的扇形扫描，可获得图 1-13 所示的扇形图像。扇形扫描具有探头与体表接触面积小、近场视野小、远场视野大等特点，因此可以用很小的透声窗口，避开肋骨和肺对超声声束的障碍作用，非常适合于心脏的切面显像，是目前心脏实时动态研究的最有效手段。此外，扇形扫描还可以用于腹部器官、妇产科和新生儿颅内结构的切面显像检查。

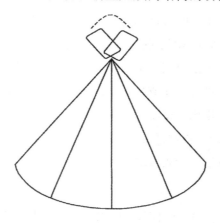

图 1-13 机械扇形扫描图像

从早期的往返摆动式机械扫描到马达驱动单晶片作 360°匀速旋转的扇形扫描，再到 3 晶片选择式直至环阵多晶片旋转机械扫描，技术的进步使得机械探头的扇形扫描线均匀性、振动和噪声得以改善，同时声束特性也有极大的改进。

如图 1-14 所示的环阵多晶片换能器组，改变延迟激励设置可获得三个不同深度聚焦点，再同轴安装三个这样的晶片组，此环阵探头组较单晶片机械扫描探头大大提高图像质量，并保证足够高的成像帧频。

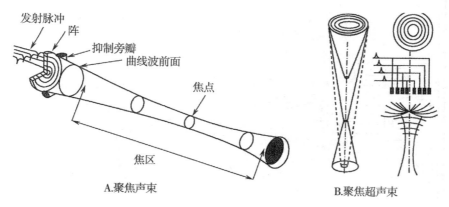

A.聚焦声束
B.聚焦超声束

图 1-14 机械环阵探头的多点聚焦

上述各种扫描方式为我们提供了各种解决临床问题的方法。电子扇形扫描是完全通过电子控制进行的，没有任何机械运动部件，可实现高速实时显像，但声束特性较差，旁瓣影响大，制作工艺复杂，成本高。由于是电子控制，因此重复性好，精密度高，牢固结实，不易损坏，耐用。而机械扇形扫描是靠马达，通过一定的机械装置来驱动换能器实现的，它的显像速度受到限制，基本可以达到心脏实时显像的要求。由于晶片数目少且尺寸较大，聚焦容易实现，旁瓣小，声场特性好，缺点是易磨损，重复性、稳定性较差，体积大，操作不便。

（陈华彬）

第二节　超声多普勒血流检测与成像

近年来，多普勒超声技术在医学临床上得到了越来越广泛的应用，主要用来测量血流各项动力学指标，还可以用于测量血压、进行听诊、胎儿监护等。进行超声多普勒检查时根据频移情况可以了解血流有无异常、发现病变、进行心血管病变的诊断。

由前述可知，超声波在传播过程中，遇到运动目标会产生多普勒效应，无创的超声多普勒诊断仪正是利用了这个原理来无损检测人体内部的血流动力学指标。

一、医学多普勒信号的模型

（一）运动的脏器

如心脏的室壁、瓣膜，呼吸造成的脏器移动和动脉大血管壁等，它们的运动速度较低，但信号幅度很高，一般将它们视为整体速度，因而接收到的信号中只有单个多普勒频移。

（二）血液中的血细胞

目前，用于测量血流的超声波频率大多在 1 ~ 10 MHz，它在血液中的波长为 1.5 ~ 0.15 mm，血液中的红细胞线度在 5 ~ 8 μm（微米），所以超声波碰到红细胞后产生散射。由于黏滞性的存在，血液在血管中流动时呈现出不均一的流速分布，正常血管内血流剖面速度分布呈子弹头形，其多普勒频谱是一个窄带频谱带。

多普勒血流检测有 D 型（连续波 CW、脉冲波 PW、高脉冲重复频率 HPRF 频谱技术）和 Color 型（彩色多普勒血流技术）这两种方式。

二、D 型超声诊断仪的基本原理

D 型多普勒诊断仪指的是多普勒超声频谱诊断仪，其主要工作方式有连续波和脉冲波两种。

（一）连续波多普勒的基本原理

连续波多普勒（CW）又称连续型多普勒，是最早出现的一种多普勒技术。连续波检测血流时，使用双晶片探头，一个晶片连续地发射超声波，另一个晶片连续地接收血细胞的背向散射信号。后来使用多阵元探头和相控阵技术，可以将探头晶片分为两组，一组连续发射，另一组连续接收。连续波多普勒诊断仪发射高频连续波，最大可测血流速度不受限制。但回波信号受数字模拟转换器工作速度限制，最大可测血流速度一般不大于 10 m/s，这个速度完全可以满足临床需要（图 1 - 15A）。

（二）脉冲波多普勒

在超声束经过的地方若存在两个以上的运动目标时，连续波超声多普勒系统所测得的信号将是所有运动目标信号的混合。为了检测特定深度的血流信息，提出了一种距离选通式脉冲多普勒血流仪方案，即探头只发出超声脉冲，传播经过一段时间后遇到散射体会产生散射，再通过控制接收散射回声信号，可以有选择地分离出指定深度的回声信号，此时再对接收散射回声信号进行正交解调，可提取多普勒频移信息（图1-15B）。

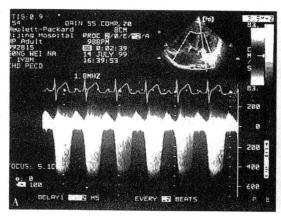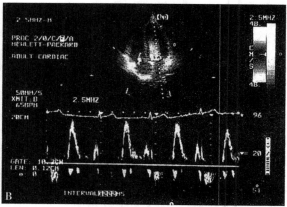

A. 二尖瓣反流的连续波频谱，二尖瓣反流速度很高，达5 m/s 以上，仍在测量范围内；B. 正常二尖瓣瓣下血流脉冲波频谱

图1-15　二尖瓣瓣下血流频谱图

（三）信号处理

1. 频谱分析　由于血管内血流沿径向存在一个流速剖面，或由于检测声束经过多条血管，回波信号中会包含各种频率分量，利用频谱分析可以把复杂的频移和回波信号强度区分并以频谱显示出来。目前超声诊断仪主要利用快速傅里叶变换（FFT）进行实时频谱分析的，上述复杂信号经过快速傅里叶变换可分解为频率和振幅两个分量以实时的血流频谱形式显示出来。

2. 壁滤波　多普勒回波信号中除了包含着血流信号外，还包含血管或其他脏器的壁运动所产生的干扰信号。壁运动的速度低，它产生的多普勒频移较小，但是由于脏器界面的镜像反射，它产生的回波信号在幅度上远大于红细胞产生的后向散射信号，会对血流频谱图形产生干扰，壁滤波器实质上是一个高通滤波器，图1-16可以看到它保留了血液产生的频移信号，抑制了室壁等产生的高能低速干扰信号。

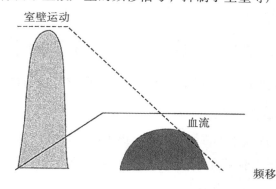

图1-16　壁滤波器特性

3. 脉冲多普勒系统的脉冲重复频率与最大可检测血流速度的关系　脉冲多普勒利用距离选通技术

实现定点检测，由于传播速度一定，传播深度和延迟时间关系保持一致，即观测点越深，延迟时间越长，所需脉冲周期越长，脉冲重复频率（PRF）越小。而在信号检测和处理技术中要求，对一个周期性变化的量，取样频率必须大于观测对象变化频率的两倍，即脉冲重复频率 PRF 大于多普勒频移（f_D）的两倍，才能够准确显示频移的方向和大小，否则就会出现频率失真，此为取样定理。

对同样的红细胞运动速度，探头工作频率越高，散射回的频移频率也就越大，从取样定理可以看出，它的最大可测血流速度就越小。在探头工作频率相同时，取样频率主要受探查深度的限制，探测深度越大，取样频率就越小，最大可测血流速度就越小。因此，想提高多普勒最大可测速度可做如下调整。

（1）减小取样深度。

（2）降低工作频率探头。

（3）移动基线。

（4）提高脉冲重复频率。

（四）血流信号的显示方式

速度/频移 – 时间频谱图：它成为脉冲波和连续波多普勒技术的主要显示方式（图 1 – 17）。

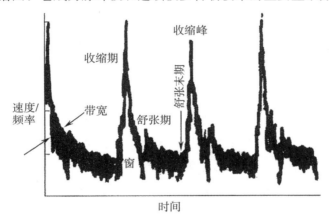

图 1 – 17　血流方向频谱显示图

从上图可以得到以下信息。

1. 血流方向　以基线区分血流走向，按国际惯例，基线上方的频移信号表示朝向探头流动的血流，下方负值的频移信号则表示血流背离探头流动。

2. 血流速度　纵坐标的数值表示频移大小，可直接将频移标识转换成速度标识，目前临床上习惯以速度标识。

3. 血流速度分布及血流状态　频谱在纵坐标方向上所占的宽度（称为频带宽度）代表某一瞬间取样容积（脉冲波多普勒）或取样线内（连续波多普勒）血细胞的速度分布范围。在层流状态时，因血细胞的速度分布范围小，频谱呈窄带型，频谱与基线之间有较大的空窗。当血细胞的速度差别变大时，此频谱变宽。在湍流状态时，血细胞的速度差别更大，频谱进一步增宽，当频谱填满整个空窗时，称充填型频谱，这说明取样范围内的血流速度的分布从零开始到一定高度为止。

4. 红细胞相对数量　红细胞的相对数量，即散射强度，用频谱的灰阶来表示，频谱越亮表示在取样范围内具有相同流速的散射体（血细胞相对数量）多；反之则少。

5. 时间　以横坐标代表血流时间，大刻度的单位通常为秒。

多普勒频移范围在可听声波范围，多在 1 ~ 20 kHz 之间，因此，可以经过放大后直接驱动喇叭发出音频信号。其音调的高低反映血流速度的快慢，声音的响度反映信号的相对强度，而声音的性质则反映血流的状态。因此，有经验的检查者可根据音频输出的相对响度、音调和性质来判断血流信号的强度、血流速度和血流状态。

（五）高脉冲重复频率多普勒的基本原理

提高脉冲波多普勒最大可测血流速度的方法之一就是增加脉冲重复频率，高脉冲重复频率多普勒（High PRF），又称为扩展量程多普勒，是对脉冲波多普勒的一种改进。它的特点是探头在发射一个脉冲波之后，不等取样部位的回声信号返回探头，就又发射第二个脉冲，因此，在同一时刻，取样深度范围内可有一个以上的取样容积，随着脉冲重复频率的成倍增加，最大可测血流速度的范围也相应地成倍增加。但在超声传播路径上取样容积以外的相应额外取样点的血流信号也混入了欲取样处的信号内。在大多数仪器中，高脉冲重复频率多普勒最大可测血流速度最多可扩大三倍，但血流定位的准确性又不如脉冲波多普勒。另外，它的频谱质量也不如脉冲波多普勒。

三、彩色血流成像工作原理

（一）彩色多普勒血流显像基本原理

彩色血流成像可在心脏、腹部、外周血管的二维图像上实时显示人体血流彩色图像，显示、判断狭窄性病变和射流方向；直观显示和分析反流、分流的特点；显示脏器及病灶的血流流向和分布。在临床应用中具有图像逼真、简便、特异性高的独特优越性。

与黑白二维超声图像扫描方式相似，彩色多普勒血流成像是用一多阵元探头发出超声束对组织脏器行平面扫描，血流探查区每一个方向上要发射几个脉冲，接收到的回波信号分两路，一路形成 B 型图像，另一路进行自相关处理，使用一种运动目标显示器（MTI），测算出血流中血细胞的动态信息，并根据血细胞的运动方向、速度、分散情况，用红、绿、蓝三原色对不同血流信息进行彩色编码，将编码结果用不同颜色显示在相应的二维黑白解剖结构声像图内（图 1-18）。

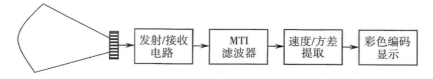

图 1-18　彩色血流成像工作原理框图

（二）自相关技术

进行彩色多普勒血流成像时，血流信息远比解剖结构信息复杂，同一个取样点上有方向、流速、流速方差等信息，一条声束线上要进行多达 256~512 个采样点，一帧彩色图像的采样点多达上万个，如采用实时频谱分析法，计算速度远远不能满足要求。用自相关法进行处理，对采样部位的多普勒信号采用复数相乘，提取相位信息。这项技术是彩色血流多普勒显像的关键技术之一。

（三）运动目标显示器（MTI）

MTI 实际上是一种壁滤波器。这种滤波器从接收的超声回声波中，只分离出血流运动产生的高频信号成分，而滤去心壁、瓣膜等低速运动的信号。

如图 1-19 是 MTI 的工作原理。首先，探头发射一次超声波，心脏壁层反射超声，红细胞也产生散射。探头接收到壁层的反射回声信号和红细胞的背向散射信号后，再一次发射超声波。由于红细胞运动速度很快，回声的位置和第一次不一样；而心脏壁层移动缓慢，两次回声位置和大小基本相同。将两次接收的回声相减，则心脏壁层几乎相同的回声信号被消除，快速运动的红细胞波声信号保留了下来，如第三种波形。在同一方向上反复多次发射超声波（6~12次），对其变化进行比较和统计分析，就能更加准确可靠地获得运动的红细胞动态信息。

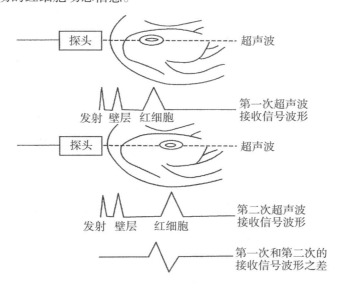

图1-19 MTI的工作原理图

（四）彩色血流显示

在彩色多普勒成像时，有速度、方差和功率三种方式。显示角度可以从30°~90°选择，最大帧速率为25~30帧/秒，显示角度越大，彩色成像区域越大（宽度或深度），则帧速率越低。

1. 血流方向显示 方向——色相（红、蓝），用于显示血流速度的大小和方向。图1-20示血流方向与彩色显示的关系。

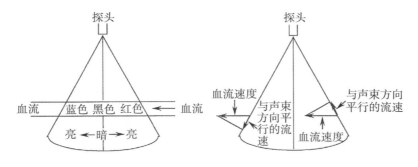

图1-20 血流方向与彩色显示的关系示意图

2. 血流速度的大小 以颜色的色调（色泽）来表示。流速越高，色调越浓即彩色越亮；反之，流速越低，色彩越暗。

3. 血流分散（湍流）显示 血流分散显示也称为方差显示。当血流方向紊乱不规则时，血流图像中出现附加的绿色斑点，即表示湍流。

在彩色多普勒血流显像技术中，利用三基色和二次色分别表示血流速度和方向以及湍流的存在。由于叠加绿色，所以朝向探头的红色湍流中转染成黄色，背离探头的湍流表现为湖蓝色。

如血流速度范围超过仪器所规定的限度，即测量的血流速度很大，超出尼奎斯特频率极限，多普勒频率变化会出现大小和方向的伪差，即频率混淆，正向血流（或负向血流）出现折返现象——颜色反转，影响血流方向的判断。这时可以将零电平线向下（或向上）移动，把单一方向的最大血流测量速度扩大两倍，以避免高速血流的颜色返叠。

四、多种工作方式复合显示的医学超声设备

自 20 世纪 70 年代初日本 ALOKA 公司推出了 SSD－880 世界上第一台适用于临床的彩色血流显像装置，许多国家和超声设备公司不断积极生产研制和提高彩色血流诊断仪的性能。20 世纪 90 年代以来，彩色血流显像仪已进入实时、多功能、高性能阶段，基本满足临床诊断需求。到目前为止，我们知道，不同的超声显示方式提供给大家的信息各有侧重，有时甚至是完全不同的信息，如灰阶 B 型成像可以显示结构，彩色则显示血流速度和分布情况，M 型则可以显示更准确地关于运动的时间变化情况，如能将不同显示方式结合起来，将为临床提供更多的信息，例如将多普勒方法与 B 型成像结合起来，可准确说明血流在体内的位置及血管解剖结构和相邻组织的关系，而将 M 型图像与彩色多普勒结合在一起显示，可在观测组织界面运动的时间变化过程中，同时观测管腔内血流运动速度的大小和时相。

（一）电子线扫 B 超与多普勒技术复合

利用多阵元换能器的波束控制分别进行 B 型扫描和多普勒检测，在二维图像上用一条亮线表示声束所在位置（连续波和脉冲波分别用不同的线型表示），屏幕分屏显示 B 型图像和多普勒频谱。进行频谱实时显示时，B 型图像是静止的，若要重新调整取样线，冻结频谱显示，即实时显示是在两种显示模式之间切换。B 型图像可以是线阵电子扫描图像，或者是线性凸阵电子扫描图像。

（二）机械扇扫 B 超与多普勒技术复合

典型的机械扇形/多普勒双工扫描过程是确定取样声束方位后，机械扇扫探头驱动马达停止运转，即图像冻结，探头固定于选定的方向发射超声。多普勒系统采用脉冲工作方式，也可工作在连续波工作方式。在 B 型图像上用亮线表示发射接收声束，用圆形亮点表示脉冲多普勒取样容积的位置。多普勒频谱以滚动方式显示在显示器上 B 型图像下面，有的设备可以对两种模式显示图像的大小进行调整，如将 B 型图像调为较大的显示区域，多普勒频谱显示区则较小，或相反。

（三）相控阵 B 超与多普勒技术复合

在相控阵扇形扫描中，可任选扇形扫描中的一条声束来提取该声束路径上不同深度的血流信息，并进行实时 FFT 频谱分析。上部是相控扇扫 B 型图像，虚线表示多普勒取样声束位置，亮线上的标志点指示脉冲多普勒采样容积位置。屏幕下部为取样点处血流信号多普勒频谱，录得舒张期正向双峰层流频谱，血流速度正常，E 峰 72 cm/s，D T207 毫秒，A 峰 94 cm/s，E/A < 1，表明左室舒张弛缓功能减退，收缩功能正常。

也有的相控阵 B 超设备在相控阵探头旁附加一固定角度的普通连续波超声多普勒发射换能器，发射正弦超声波，采用相控接收方式和超声束交叉域距离选通方法来获得交叉域内血流信息，尤其在对心脏高速血流的测定时，可以克服脉冲波多普勒因脉冲重复频率 PRF 有限，无法测量高速血流的困难。

（四）彩色多普勒与 B 型图像复合显示

这是彩色多普勒显示的基本组合形式，多数情况下先进行 B 型黑白图像扫描，确定需观察的血流区域，设定彩色成像区间进行彩色多普勒成像。一般设定的彩色成像框均小于黑白图像，因为彩色取样框越大，需处理的多普勒信号越多，速度越慢，超声仪器的帧频越低，不利于观察运动目标。而且，彩

色取样深度越深，也影响图像实时性，因此，尽可能缩小彩色成像框，减低彩色取样深度，提高图像刷新率。

（五）彩色 M 型多普勒与 B 型图像复合显示

普通 M 型超声心动图可以对取样声束所在位置的运动进行观察，如取样线经过血管或心腔，在 M 型图像上表现为无回声的暗区，若将彩色多普勒与 M 型图像复合，则显示取样线位置上的血液运动速度，此时不是用频谱图形来显示血液沿声束方向的运动，而是采用彩色编码方式对多普勒频移信号进行红迎蓝离调配，并显示在对应的深度处，取样线上的信息匀速水平滚动，形成彩色 M 型多普勒图形。从图形上可以观察心腔的结构及时间变化情况，还可观察血流传播速度（如在心尖四腔切面，取样线置于心尖至瓣口位置，并且尽量使取样线与血液流动方向一致），以及血细胞流动的时相，克服了二维彩色多普勒模式下不易观察血流变化情况的困难。

（六）多种成像模式复合显示

随着电子技术和微计算机控制技术的发展，超声图像处理能力迅速加强，各种成像模式的复合显示不再是难事。

（陈华彬）

第三节　超声诊断的临床应用基础

超声图像是反映人体脏器及组织结构的声阻抗变化情况的声学图像，这种图像与解剖结构及病理改变有密切关系，而且有一定规律性。但是目前的超声图像尚不能反映组织学及细胞病理学特征。因此，在诊断工作中必须将超声图像特征与解剖、病理及临床知识相结合，进行分析判断，才能作出正确结论。

超声可以检查软组织及其脏器的疾病，包括肝、胆囊、胰、脾、肾、肾上腺、膀胱、前列腺、子宫、卵巢、产科等方面，腹腔及腹膜后脏器如盆腔、淋巴结、心脏、颈部血管和四肢动静脉血管，颅脑、眼、上颌窦、颌面部包块，甲状腺、乳腺、胸腔及肺部、纵隔、肌肉、脂肪、软骨、椎间盘等脏器的部分疾病。

一、超声成像的一般规律

超声反射回声一般分为下列四级：高回声（高水平回声）、中等水平回声、低回声（低水平回声）和无回声。

（1）高回声又可分为强回声和高回声。其中高回声不伴有声影，见于肝脾包膜，血管瘤及其边界等。而强回声常伴声影，见于含气肺（胸膜－肺界面）、胆结石、骨骼表面（软组织－骨界面）。有些强回声结构如小结石，前列腺内小钙化灶等，由于超声聚焦和超声频率等条件，不一定有声影。

（2）中等水平回声见于肝、脾实质。

（3）典型的低回声见于皮下脂肪。

（4）典型的无回声见于胆汁、尿液和胸腹水（漏出液、渗出液）及血液。应当注意，有些非均质的固体如透明软骨、小儿肾锥体，可以出现无回声或接近无回声。所以，少数固体呈无回声，但必须是均质性的。

非均质性液体（介质）如尿液中有血液和沉淀，囊肿合并出血或感染时，液体内回声增加。软骨等均质性组织如果纤维化、钙化（非均质性改变），则由原来无回声（或接近无回声）变成有回声。所以，认为"液体均是无回声的，固体均是有回声的"，这种看法是不正确的。

另外，心腔内血流流速过慢或形成慢速湍流，加上设备成像质量提高，有时也可以出现回声增强。

二、检查项目

（一）测距

测量被检查脏器和病变的深度、大小、内径和面积等，如肝内门静脉、肝静脉内径，心脏室壁厚度及心腔大小、二尖瓣口开放面积等。

（二）形态及边缘轮廓

正常脏器有一定外形，都有明确的边界回声，轮廓整齐。若有占位性病变常使外形失常、局部肿大、突出变形。肿块若有光滑而较强的边界回声，常提示有包膜存在。

（三）位置及与周围脏器的关系

特定脏器的位置有无下垂或移位。病变在脏器内的具体位置。病变与周围血管关系及是否有压迫或侵入周围血管、组织等。

（四）性质

根据超声图像显示脏器和病变内部回声特点，包括有无回声、回声强弱、粗细、分布是否均匀等可以鉴别囊性（壁的厚薄、内部有无分隔以及乳头状突起、囊内液体的黏稠等）、实质性（密度均匀与否）或气体。

（五）活动规律

肝、肾随呼吸运动，腹壁包块（深部）则不随呼吸活动。心内结构及大血管的活动规律等。

（六）血流速度

超声频谱多普勒可以定量测定心脏内各部位的血流速度及方向。可以反映瓣口狭窄或关闭不全的湍流、心内间隔缺损时分流的湍流，可以计算心脏每搏量、心内压力及心腔功能等，并可测定血管狭窄、闭塞、外伤断裂，移植心血管的通畅情况等。

超声诊断在体外检查，观察体内脏器及其结构和运动规律，为一种无痛、无损、非侵入性检查方法。其操作简便、安全，主要限制在于超声频率高，不能穿透空气与骨骼。因此，含气多的脏器或被含气脏器所遮盖的部位（肺、胃肠胀气），骨骼及骨骼深部的脏器超声无法显示。

三、观察分析的内容

（一）周边回声

周边回声与界面的几何图形有关。周边回声包括脏器和较大的包块的边缘回声，这种反射属于镜式反射，回声的强弱与入射角有关。对由回声构筑的脏器观察以下内容。

1. 大小　各器官的前后径、左右径和长径或上下径等，面积、周长、体积的大小是否在正常范围之内，脏器是否肿大或缩小。

2. 形状　脏器形状有否改变，中间有否突出、膨出，膨出的回声是否正常或减弱。如正常肝包膜呈线样纤细回声，完整、光滑；右侧隔面呈圆顶状，肝下缘比较锐利。如果声像图上肝脏外形显得特别饱满、局部隆起，应考虑肝大或有局部病变。若肝包膜表面不规则、不平滑、边缘较钝，应考虑有无慢性肝实质病变以至肝硬化可能。

3. 位置与活动状态　脏器位置有否偏移，固有的运动规律如何。如做胃肠超声时，未观察到胃蠕动，同时观察到胃壁弥漫性增厚，应考虑有无肿瘤等病理改变。相反，如果蠕动增强甚至逆蠕动，应考虑有无梗阻。

（二）内部回声

内部回声包括脏器内部以及大包块的内部反射，是与组织结构的性质有关的。

1. 回声本身　包括多少、形状、强弱、分布、动态。

2. 回声周围　有否声晕、声影、声衰减。

（三）相邻脏器回声

相邻以及有关的脏器有无移位、变形、肿胀、扩张以及相联的。

（四）综合判断

超声是切面成像，超声医师根据完整的声像图和 2 个以上的联系切面观察，可以作出以下的概括性判断。

1. 定位　确定病变与脏器的关系，是脏器本身的病理改变还是脏器内局部组织的变异、异常增殖。

2. 物理性质　包括囊性、液性、实质性、含气性或混合性。

3. 病理性质　是炎症性包块或肿瘤物；如肿瘤物，是良性还是恶性；恶性肿瘤时，应区分是癌症还是肉瘤。

4. 病变的数目　单发或多发。

5. 病理来源　原发的或转移的。

最后综合作出包括部位、数目及大小、物理性质或者病理性质的超声诊断。

四、测量和分析功能

（一）基本测量

1. 长度测量　B 型图像时，冻结后可测量任意两点间距离；M 型时测的是一维空间的距离，还可测量运动持续的时间，并推算出运动速度、运动幅度。

2. 面积和周长　冻结扫查好的 B 型图像，可用逐点描记法或椭圆近似法测算面积和周长。

3. 比例及狭窄率　对两个测量结果进行比较，计算其比例。

狭窄是以百分率表示狭窄程度，可对任何距离、周长、面积之间进行比较，计算有无狭窄和有狭窄部位的比例。

4. 体积测量　采用椭圆法或三轴法测量

5. 时间测量　在 M 型和 D 型图像上可测量持续时间、间隔、心动周期、心率等。

（二）多普勒测量和分析

在连续波和脉冲波多普勒以及彩色多普勒血流显像方式中进行测量，可得到血流的有关参数，包括血流的速度、加速度、平均速度、速度时间积分、压力阶差、压力减半时间、瓣口面积、心功能（收缩功能、舒张功能）、末梢血管测量等。

（三）产科测算

根据胎儿发育的统计规律而编制的计算方法，有多种公式，可测算出胎儿的妊娠周数和胎儿体重等指标。

（四）直方图显示

以直方图形式显示超声任意形状区域内的回声分布情况。

（五）心功能计算

可在 M 型和 B 型图像上测算出心脏左心室的多种参数，结合多普勒测量结果，正确全面评估心脏疾患。

五、不同器官或组织成分的显像特点

（一）皮肤

呈线状强回声。

（二）脂肪

回声强弱不同，层状分布的脂肪呈低回声。肿瘤组织中脂肪与其他组织成分混杂分布时，常呈现强回声反射。

（三）纤维组织

纤维组织与其他成分交错分布，其反射回声强，排列均匀的纤维瘤回声则较弱。一般纤维组织的衰减程度较明显。

（四）肌肉组织

回声较脂肪组织强，且较粗糙。

（五）血管

形成无回声的冠状结构，动脉常显示明显的搏动，有时能看到红细胞散射点状回声。

（六）骨组织、钙化或结石

形成很强的回声，其后方留有声影。

（七）实质脏器

形成均匀的中等回声或低回声；以肝脏为标准，脾脏回声较肝脏低而且均匀细密；肾脏实质较肝脏实质回声也低；胰腺回声较肝脏高而且粗糙。

（八）空腹脏器

其形状、大小和回声特征因脏器的功能状态改变而有不同：充满液体时可表现为无回声区；充满气体的胃肠内容物可形成杂乱的强回声反射；气体反射常有多重反射的斑纹状强回声，称为彗尾征。

（陈华彬）

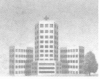

第二章　常用超声技术

第一节　超声造影的原理及其应用

一、超声造影的原理

超声造影就是将造影剂注入体内，使均质的血液变为含有微小气泡的液体，声阻有很大差异，当超声波通过时，出现密集的光点反射，与正常状态均质血液的无回声区形成非常鲜明的对比，具有良好的造影效果。声诺维是目前超声造影使用最广泛的造影剂，其主要成分是六氟化硫（SF_6）（一种惰性无毒气体），可随呼吸排出体外。

二、腹部脏器、浅表器官及血管超声造影

超声造影在消化系统、泌尿系统、女性生殖系统、浅表器官和外周血管等均有广泛的应用。其中肝超声造影应用最广、效果最显著。

（一）肝超声造影

1. 肝实质性占位病变良、恶性的鉴别　由于肝组织接受双重血供，肝动脉与门静脉及肝实质造影剂灌注时相分为动脉相、门脉相及实质相。肝动脉相，是造影剂从肝动脉进入肝的时间，介于静脉注射造影剂后 30 秒以内；门脉相是注射造影剂后 31 ~ 120 秒；实质相或延迟相出现于 120 秒之后。

肝良、恶性病变的鉴别：动脉相显示病变区血管的丰富程度及增强模式，恶性肿瘤由于血供丰富，多数出现快速明显增强，少数良性病变也有快速增强；门脉相及延迟相显示造影剂从病变部位的清除方式及速度，大部分恶性病变在延迟相造影剂逐步消退，表现为低增强，而大部分良性实性病变表现为等增强或高增强（图 2 - 1、图 2 - 2）。

2. 肝肿瘤消融治疗的监测　射频消融治疗后即刻注射造影剂，已被消融的肿瘤组织表现为在各个时相均无造影剂填充，而残存的肿瘤组织动脉期仍出现快速增强，此时即可对残存的肿瘤进行补充治疗（图 2 - 3）。

3. 肝损伤的监测　肝裂伤或脾包膜下血肿表现为所有造影时相均无增强，受伤部位活动性出血时可发现造影剂外溢（图 2 - 4A、B）。

4. 肝移植术后监测　正常移植肝表现为注射造影剂后肝动脉快速增强，但肝动脉血栓形成时，肝

动脉不增强，通过门脉相及延迟相对肝组织的扫查可以显示肝组织内的梗死灶。

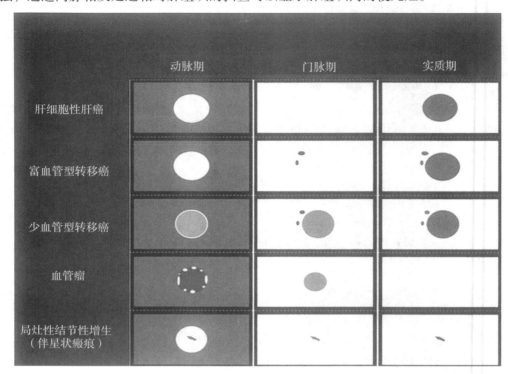

图2-1 肝局限性病变超声造影表现示意图

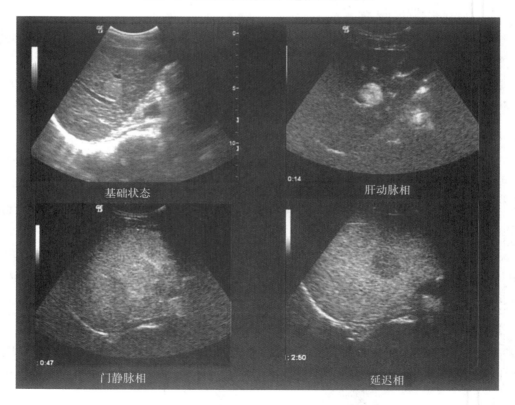

肝细胞性肝癌基波显像呈等回声病灶，动脉相呈高增强，门脉相造影剂消退，实质相病灶内造影剂明显消退，回声明显低于周围肝组织

图2-2 肝细胞性肝癌超声造影表现

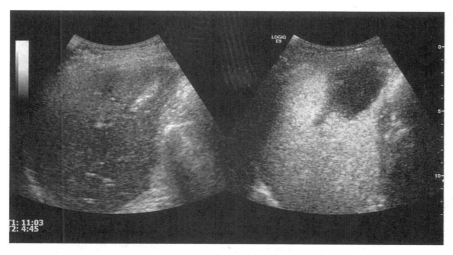

肝癌微波治疗后，超声造影显示病灶内部未见造影剂填充

图2-3 肝肿瘤微波治疗后的监测

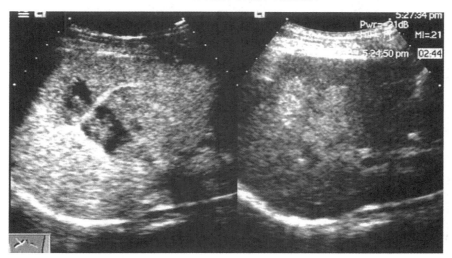

显示肝内裂伤无增强区

图2-4A 肝损伤后造影

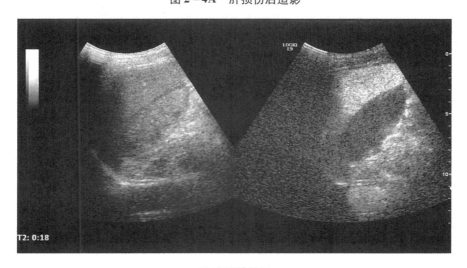

显示无增强区

图2-4B 脾包膜下血肿造影

（二）肾超声造影

鉴别肾局灶性病变是超声在肾最重要的临床应用（图 2 - 5）。超声造影可用于肾介入治疗后的监测、移植肾及肾动脉狭窄的动脉血流显示。

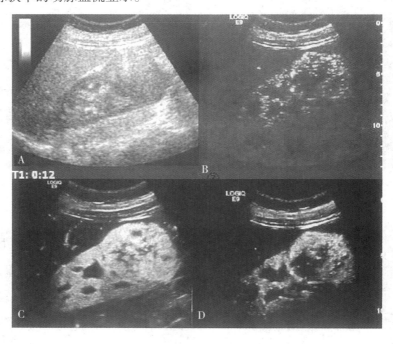

A. 基波显像肾下极实质性肿瘤病变；B. 超声造影显示病灶内造影剂开始填充；

C. 病灶内造影剂峰值填充，回声明显增强；D. 病灶内造影剂消退，回声已减低

图 2 - 5　肾肿瘤超声造影

（三）女性生殖系统超声造影

超声造影可用于子宫、卵巢肿瘤的良、恶性鉴别。超声造影有助于评价子宫恶性肿瘤的浸润范围，可以评价子宫肌瘤介入治疗的效果，亦可显示输卵管形状（图 2 - 6）。

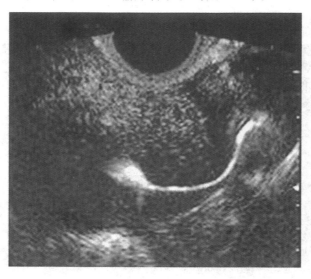

造影剂显示输卵管呈弯曲细管状

图 2 - 6　超声造影显示输卵管

（四）甲状腺、乳腺超声造影

超声造影可以提高甲状腺、乳腺肿瘤的血流显示的阳性率，更全面显示肿瘤的血管形态及数量，提高小器官肿瘤病变诊断及鉴别的准确性（图2-7）。

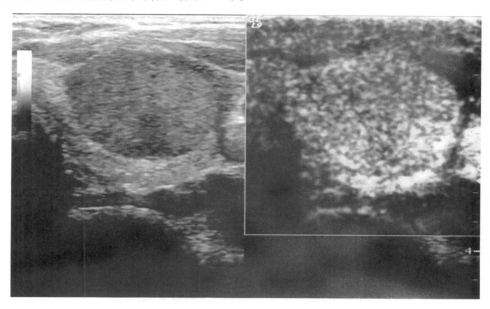

甲状腺瘤病灶内部回声均匀性增强，周边声晕增强，边界清

图2-7 甲状腺瘤的超声造影

（五）颈动脉超声造影

超声造影可明确显示狭窄血管内残腔，有助于判断血管有无闭塞和狭窄程度；可通过显示斑块内新生血管而评价斑块的易损性（图2-8）。

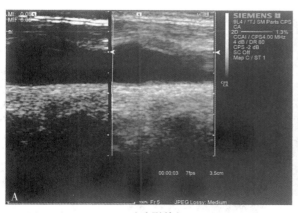

A（造影前）　　　　　　　　　　　　　　B（造影后）

A. 造影前病灶呈低回声区，边界欠清；B. 造影后病灶区造影剂部分填充，回声稍增强

图2-8 颈动脉粥样斑块

（六）超声造影与超声分子成像

超声分子成像是通过将靶分子的特异性抗体或配体连接到超声造影剂表面，构建靶向超声造影剂，通过特异性的分子识别机制，即抗原与抗体或受体与配体结合的方式，使超声造影剂主动结合到靶区从

而进行特异性的超声分子成像。靶向超声造影有助于诊断多种疾病，如炎症、肿瘤、血栓以及动脉粥样硬化斑块等。

三、心脏超声造影

（一）左、右心超声造影临床应用价值

1. 显著改善左心腔心内膜显影 对于肥胖、肺气肿、胸壁畸形等透声差而心内膜边缘无法区别的患者有利于测量心腔横径（图2-9）。

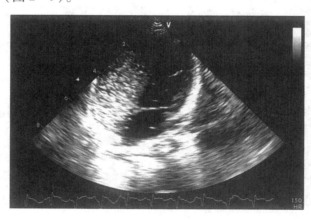

图2-9 肺动静脉瘘患者右心造影

2. 评价左室容积及功能 心腔超声造影检查是评估重症患者心功能更为准确的无创性检查方法。

3. 协助诊断瓣膜病变、左心腔占位性病变等。

（二）心肌超声造影

心肌造影超声是利用声学微气泡作为造影剂进行心肌灌注显像的一项新技术。通过冠状动脉直接注射或者从外周静脉输注的方法，这些微气泡不仅能够进入到冠状动脉微血管内，并且能较长时间保留其中而不溢出血管外。因此，在平衡状态下，微气泡在心肌不同区域的相对浓度反映了局部冠状动脉微血管的密度及其相对血容量。

1. 心肌超声造影在心肌灌注显像中的应用 心肌超声造影可诊断冠状动脉狭窄和检测冠状动脉的血流储备、早期诊断急性心肌梗死，以及评价溶栓及介入治疗急性心肌梗死的疗效。

2. 心肌超声造影判定心肌梗死后的存活心肌 心肌超声造影根据心肌血流灌注和室壁运动可以判断存活心肌，常需结合负荷实验来分析。心肌超声造影可直接评价心肌微循环。存活心肌虽然有局部室壁运动异常，但由于微血管结构相对完整，保证了有效的心肌灌注，在心肌造影中常表现为正常均匀显影或部分显影；无造影剂显影则提示该区域心肌细胞坏死（图2-10）。

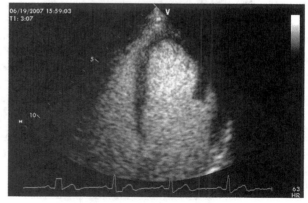

注入声诺维2.4 mL，左室心肌均匀显影，未见明显充盈缺损

图2-10 正常人实时超声造影检查

（许锦富）

第二节　斑点追踪超声的成像原理及检查方法

一、斑点追踪超声的成像原理

　　超声成像过程中，入射超声波与小于超声波波长的组织结构发生散射、反射等作用，形成了二维灰阶图像中所谓的"斑点回声"信息。心肌组织内包含众多均匀分布的声学斑点，这些自然声学标志与组织同步运动，其形状在相邻两帧之间变化不大。斑点追踪超声是在高帧频二维超声图像中，采用最佳模式匹配技术，逐帧追踪感兴趣区内心肌组织中的斑点运动，运用空间和时间处理算法计算其空间位移大小，由此获得心肌组织在心动周期内的运动速度、应变及扭转角度等多个运动参数信息。与组织多普勒技术相比，斑点追踪技术能够更准确地反映心肌空间运动。其优点为：①与组织多普勒频移无关，不受多普勒取样角度的限制。②定量分析心肌在各个方向上的运动速度、位移、形变以及运动时相和顺序。③操作简单、可重复性好。

二、检查方法与观测指标

　　1. 应变　在二维图像切面中勾画感兴趣区的心肌节段，斑点追踪技术的分析软件将自动追踪心肌组织中各个斑点在心动周期中的运动轨迹，计算感兴趣区内各室壁心肌节段的平均应变值。

　　（1）纵向应变：在心尖切面测量心肌沿纵行纤维方向上的应变值。心肌缩短时应变为负值，伸长时则为正值（图2-11）。

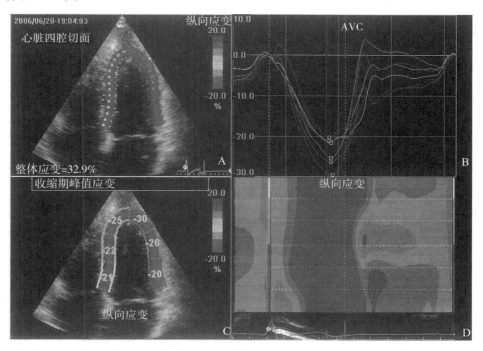

A. 将感兴趣区置于左室四腔切面各室壁节段心肌组织；B. 斑点追踪技术自动分析获得的各室壁节段的二维应变曲线；C. 显示了各室壁心肌节段的收缩期峰值应变；D. 各心肌节段应变值的曲线解剖 M 型显示。AVC：主动脉瓣闭合

图 2-11　左室心脏四腔切面心肌纵向应变 - 时间曲线

（2）径向应变：在心脏短轴切面测量心肌径向应变值，该值反映了室壁收缩期的增厚程度，室壁增厚时为正值，变薄时为负值（图2-12）。

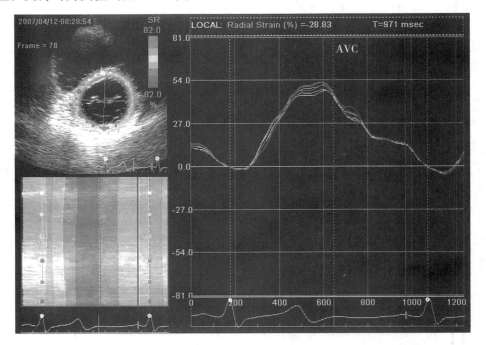

收缩期室壁增厚，各心肌节段径向应变为正值，显示在曲线的上方。AVC：主动脉瓣闭合

图2-12　二尖瓣水平左室短轴切面径向应变-时间曲线

（3）圆周应变：在左室短轴切面测量心肌沿着圆周方向的平均应变值。心肌节段短轴时为负值，伸长时为正值（图2-13）。

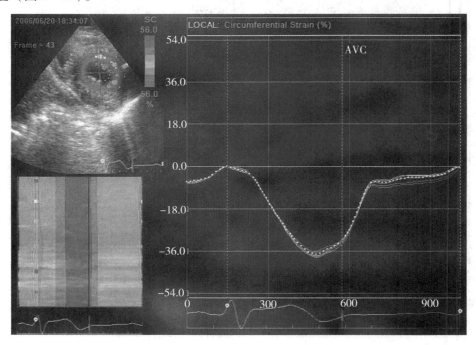

收缩期左室周径变短，各心肌节段圆周应变为负值，显示在曲线下方。AVC：主动脉瓣闭合

图2-13　心尖水平左室短轴切面圆周应变-时间曲线

2. 旋转角度 在心脏短轴二维图像切面中勾画感兴趣区，软件将自动追踪组织中各个斑点在心动周期中的运动轨迹，以左室短轴中心为假想圆心，计算感兴趣区内各心肌节段心肌的旋转角度，从心尖向心底方向观察，二尖瓣水平左室短轴是顺时针旋转，心尖部左室短轴是逆时针旋转。关于左室旋转的表示方法还没有统一，目前一般是用正值表示逆时针旋转，负值表示顺时针旋转（图2-14、图2-15）。

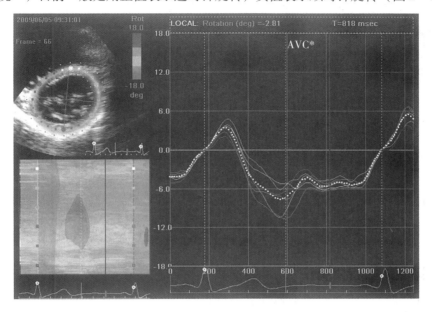

从心尖向心底看，收缩早期为逆时针方向旋转，为正值，故在基线上方显示；收缩中晚期为顺时针方向旋转，为负值，故显示在基线下方。AVC：主动脉瓣闭合

图2-14 二尖瓣水平左室短轴旋转-时间曲线

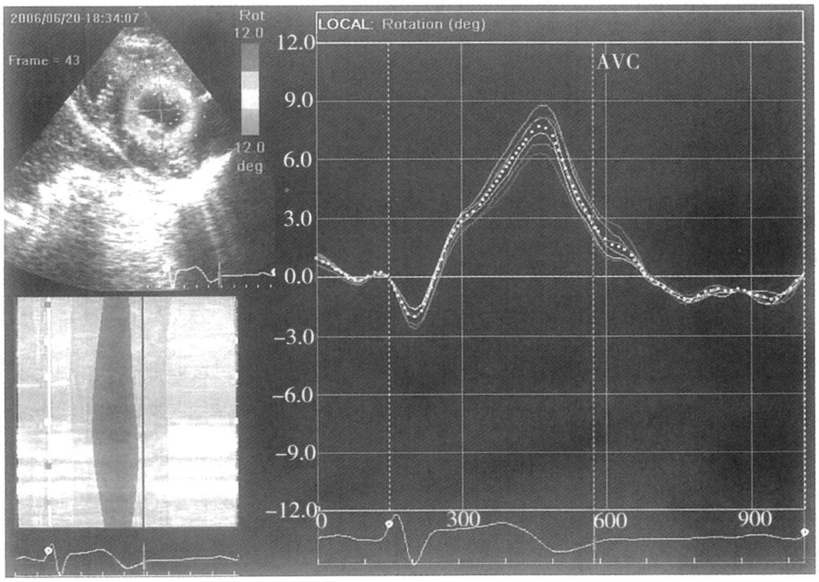

与二尖瓣水平的旋转方向相反，从心尖向心底方向看，收缩早期为顺时针方向旋转。为负值，显示在基线下方；收缩晚期为逆时针方向旋转，为正值，显示在基线上方。AVC：主动脉瓣闭合

图2-15 心尖部左室短轴旋转-时间曲线

（许锦富）

第三节　超声弹性成像

生物组织的弹性或者硬度主要取决于组织内部的结构成分，超声弹性成像技术能够获得组织内部弹性分布的定量信息，能更生动地显示、定位病变及鉴别病变性质，它使超声诊断技术更为完善。

一、超声弹性成像的基本原理

根据组织的弹性系数不同，施加外力后其产生形变能力也不同。利用超声探头或一挤压装置沿着探头的纵向（轴向）给组织施加一个微小的力量压迫组织，同时向组织发射超声波，对压缩前、后超声回波信号进行相关性分析，计算出受外力后组织的动态位移，再以灰阶或彩色编码进行二维成像。弹性系数小的组织受压后位移变化幅度大，显示为红色；弹性系数大的组织受压后位移变化小，显示为蓝色；弹性系数中等的组织显示为绿色，以色彩对不同组织的弹性进行编码，借其反映组织硬度。

二、超声弹性成像的检查及分析方法

（一）超声弹性成像的检查方法

1. 感兴趣区的调节　进行组织超声弹性成像检查时，先观察二维图像，然后启动弹性成像模式，同时显示二维图像与弹性图像。感兴趣区大小应调节至应变区面积的 2～3 倍以上，至少不小于 1.5 倍。

2. 加压方法　分为手法加压及机械加压两种。

（1）机械加压：不仅容易实现压缩方向严格沿着超声探头的纵向，而且也容易实现微小的压缩量，具体的数值也可以测量，但是不仅装置笨重，数据采集时间也较长。

（2）手法加压：人为主观因素影响较多，组织的应变与位移不仅与施加压力大小有关，也受压放频率快慢的影响。在操作中，将显示屏上的反应压力与压放频率的综合指标（数字 1～7 显示）维持在 2～3 比较合适，数字 2～3 表示可较好地分辨组织的硬度，数字"1"表示外力指标过低，数字"4"以上表示外力指标过高，对组织硬度的反应均可能不准确。

（二）超声弹性成像的分析方法

近年发展的实时组织弹性成像以彩色编码代表不同组织的弹性大小，通常自红色至蓝色，表示组织从"软"逐渐变"硬"。弹性系数小的组织受压后位移变化大，显示为红色；弹性系数大的组织受压后位移变化小，显示为蓝色，弹性系数中等的组织显示为绿色，以色彩对不同组织的弹性编码，能较直观地反映被测组织硬度。另外还可以比较病变区与周围正常区之间的弹性（或硬度）。在感兴趣区域（ROI）内选取病变区（应变值用 A 表示）、周围正常组织区（应变值用 B 表示），计算 A/B 值即应变对比度。该比值越大，表示病变组织的弹性越好；该比值越小，表示病变组织的弹性越差。通过应变对比度的测定，可以定量反映病变组织的硬度。

三、超声弹性成像的临床应用

（一）评价乳腺良、恶性病变

Krouskop 等的研究表明，乳腺组织弹性系数从大到小排列顺序是：浸润性导管癌 > 导管内原位癌 >

乳腺纤维组织＞正常乳腺组织＞脂肪组织。目前国内外多参照日本筑波大学植野教授提出的5分法对乳腺组织进行弹性评分。其评分标准为：

1分：肿瘤整体发生变形，图像显示为绿色。

2分：肿瘤大部分发生变形，图像显示为绿蓝相间的马赛克状。

3分：肿瘤边界发生变形，中心部分没有变形，图像显示病灶中心为蓝色，病灶周边为绿色。

4分：肿瘤全体没有变形，图像显示病灶整体为蓝色图像。

5分：肿瘤全体和周边组织都没有变形，图像显示病灶和周边组织为蓝色。

评分为1~3分者提示组织硬度相对小而考虑良性病变，4~5分者提示组织硬度大而考虑为恶性病变。

（二）甲状腺占位性病变的鉴别诊断

目前临床多采用5级分法对甲状腺占位性病变进行弹性评分。其评分标准为：

0级：病灶区以囊性为主，表现为红蓝相间或蓝绿红相间。

Ⅰ级：病灶区与周围组织呈均匀的绿色。

Ⅱ级：病灶区以绿色为主，少部分呈蓝色。

Ⅲ级：病灶区呈杂乱的蓝绿相间分布，以蓝色为主。

Ⅳ级：病灶区完全为蓝色覆盖。

0级提示肿块囊性变或囊内出血，甲状腺囊性变弹性图上具有特征性的表现，即"蓝 - 绿 - 红"分布（blue - green - red sign，BGR征象）。甲状腺腺瘤或增生结节的弹性分级多为Ⅰ~Ⅱ级，而腺癌的分级多为Ⅲ~Ⅳ级，这表明甲状腺恶性肿瘤的硬度大于良性肿瘤。

（三）评价颈动脉粥样硬化斑块的性质

超声弹性成像图上软斑块表现为以黄绿色或绿色为主；混合型斑块表现为蓝绿相间；而钙化斑则完全为蓝色所覆盖。周围正常组织与斑块的应变对比度：钙化斑块最高，混合性斑块次之，软斑块最低。

（四）肝纤维化的诊断

组织的弹性或硬度主要取决于组织内部的分子组成及其在微观、宏观上的表现形式。因此，当肝组织出现纤维化、硬化等病理改变时，肝的弹性也发生改变。当早期肝组织出现纤维化等病理改变时，组织的声阻抗差变化不明显，传统超声诊断肝硬化并不敏感。Sandrin等通过研究表明瞬时弹性成像结果的可重复性高，肝弹性模量与纤维化级别的相关性好，且与炎症活动度及脂肪变性分级不相关。

（五）前列腺癌的诊断

肿瘤的细胞密度大于周围的正常前列腺组织，因此，前列腺癌的组织弹性有别于正常组织。实时弹性成像与常规诊断方法结合可以有效降低前列腺组织活检的假阴性，从而提高组织活检诊断前列腺癌的敏感性。

（六）静脉血栓性质的评价

静脉血栓的发生时间对于其治疗措施的选择非常重要。由于静脉血栓发生越早，存在时间越长，则机化程度越重，其弹性也就越小。因此，可利用超声弹性成像技术通过评价静脉血栓的弹性来推断静脉血栓的发生时间。

（七）评价恶性肿瘤淋巴结转移

是否存在淋巴结转移及转移的部位、大小、数目对恶性肿瘤的治疗方式选择非常重要。超声弹性成像可通过评价淋巴结的弹性来判断淋巴结有无恶性肿瘤淋巴结转移。其弹性图像一般分为四种类型：1 型，淋巴结 80% 以上显示为绿色或红绿相间；2 型，淋巴结 50% 以上、80% 以下显示为绿色或红绿相间；3 型，淋巴结 50% 以上，80% 以下显示为蓝色；4 型，淋巴结 80% 以上显示为蓝色。其中 1 型和 2 型表示淋巴结弹性较大，多为良性。3 型和 4 型表示弹性较小，多为恶性肿瘤淋巴结转移。

（八）心肌功能的评价

心肌弹性成像可以反映局部心肌的位移及心肌弹性。位移及弹性图可见显示心肌的收缩－舒张运动以及心肌层的增厚或变薄，显示病变心肌与正常心肌之间的对比度。心肌弹性成像有效提高心肌的弹性信息，可准确表现出正常心肌弹性图像特点，从而有利于早期诊断心肌缺血、心肌梗死，并精确定位。

（许锦富）

第四节　腔内超声

一、经食管超声心动图

经食管超声心动图（TEE）是 20 世纪 80 年代发展起来、日臻成熟的一项新的超声显像技术。经食管超声心动图检查时，探头位于食管或胃底，从心脏后方向前扫查心脏，克服了经胸壁超声检查的局限性，不受肺气肿、肥胖、胸廓畸形等因素的影响，能获得较满意的图像。

（一）仪器与探头

目前经食管超声心动图检查所使用的仪器均为彩色多普勒血流显像仪，探头为相控阵型，分为单平面、双平面和多平面探头，单平面和双平面探头频率多为 5 MHz，多平面探头频率可以调节，为 3.5 ~ 7.0 MHz。多平面探头可使声束 360° 全面扫查心血管的结构（图 2 - 16）。

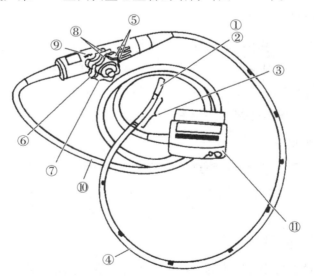

①探头顶端；②换能器；③管体曲段；④管体；⑤弯曲控制转钮；⑥内侧大转钮；⑦外侧小转钮；⑧中间位指示标志；⑨操作柄；⑩连接导线；⑪插头

图 2 - 16　经食管超声探头结构示意图

（二）适应证与禁忌证

1. 适应证

（1）二尖瓣、三尖瓣与主动脉瓣病变，人工瓣膜功能障碍，感染性心内膜炎。

（2）主动脉扩张及主动脉夹层，主动脉窦瘤扩张破裂，冠状动脉起源异常或冠状动静脉瘘。

（3）先天性心脏病的诊断、鉴别及分型，特别是经胸超声心动图检查难以显示的静脉窦型房间隔缺损或肺静脉畸形引流；先天性心脏病及瓣膜整形等手术围术期的评估；心内导管及心外微创介入治疗术前筛选病例及手术过程监护。

（4）心腔内、心包及邻近食管的纵隔等部位的占位性病变，特别是常规经胸超声心动图检查难以清晰显示的左心耳血栓（图2-17）。

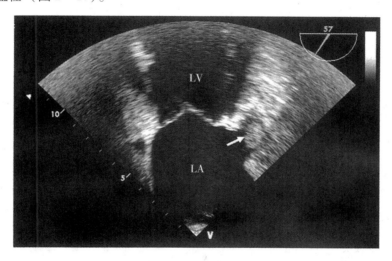

箭头所示为左心耳血栓。LV：左心室；LA：左心房

图2-17 经食管超声显示左心耳血栓

（5）经胸检查图像质量不理想或部分疑难病变的进一步诊断而又无检查禁忌者。

2. 禁忌证 检查前应对患者的情况进行详细了解，对具有以下这些情况者，在无条件和专业人员监护，缺乏抢救条件时暂不行经食管超声检查：

（1）严重心、肺功能异常，体质极度虚弱。

（2）持续高热和严重感染性疾病。

（3）食管病变，如溃疡、静脉曲张、急性出血、狭窄畸形等。

（4）血压过高或过低者，冠状动脉粥样硬化性心脏病（冠心病）心绞痛或心肌梗死急性发作。

（5）主动脉夹层急性发作。

（三）经食管超声心动图的优点

1. 经食管超声心动图探测时，声束不受肺、胸壁的遮挡，对肺气肿、肥胖、胸廓畸形的患者可获得经胸壁检查难以比拟的清晰图像。经食管检查时，房间隔与声束垂直且在近场，无回声失落现象，可准确观察房间隔有无异常，有无心房水平的分流（图2-18）。

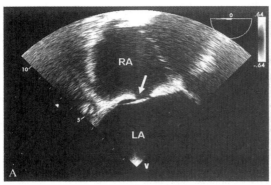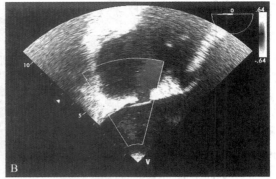

A. 经食管超声显示房间隔卵圆孔处可见缝隙；B. 彩色多普勒显示房间隔卵圆孔处细束左向右分流血流信号

图 2 - 18　经食管超声探查心房水平分流

2. 在心脏直视手术中进行经食管超声心动图监护时，对手术操作无任何干扰，监测手术进程，减少手术失误。

二、血管内超声　

血管内超声（IVUS）是将微小的超声探头镶嵌于心导管的顶端，置于血管内，以此而获得血管壁及血管腔的切面图像。目前应用最多的是冠状动脉内超声，冠状动脉内超声的探头有很高的分辨率，因此，可以准确测量血管和血管腔的径线和面积，还可以发现早期冠状动脉粥样硬化斑块，显示粥样硬化斑块的形态、结构，用于冠状动脉疾病的早期发现、诊断、指导和评价冠状动脉介入治疗（图 2 - 19、图 2 - 20）。

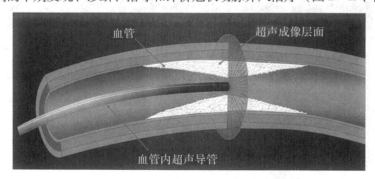

图 2 - 19　血管内超声工作示意图

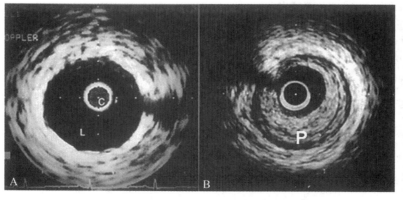

A. 正常冠状动脉的血管内超声图像（L 示血管腔，C 示血管内超声导管）；B. 冠状动脉内斑块形成的图像（P 示斑块）

图 2 - 20　冠状动脉血管内超声图像

三、心腔内超声心动图

心腔内超声心动图技术将换能晶片置于介入性心导管头端，采用经血管方式插入右侧心腔内贴近特定的心脏结构进行扫描和观察，获取高分辨率的心脏解剖结构及其功能信息（图2-21、图2-22）。心腔内超声的临床应用更好地改进了消融导管电极与组织之间的接触，能够确定心腔内膜损伤的形成、部位、范围和程度，并及时评价并发症的发生、部位和严重程度，能够引导房间隔穿刺，并有助于理解心律失常机制与心脏解剖结构异常之间关系。

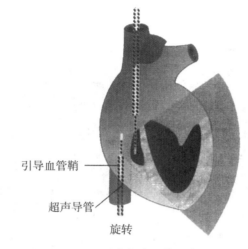

引导血管鞘 ——

超声导管 ——

旋转

图2-21　心腔内超声工作示意图

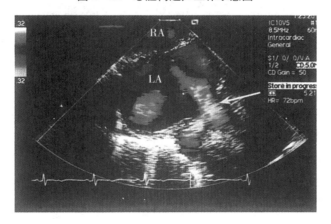

探头位于右心房，向左心房扫查：可清晰显示左心房及左肺上、下静脉的二维血流图像

图2-22　心腔内超声的肺静脉切面

四、超声内镜

超声内镜（EUS）是将内镜和超声相结合的消化道检查技术，将微型高频超声探头安置在内镜顶端，当内镜插入体腔后，一方面通过内镜直接观察腔内的形态改变，同时又可进行实时超声扫描，以获得管道层次的组织学特征及周围邻近脏器的超声图像。微型超声探头细小，可经鼻胃管将微型超声探头导入胃内进行超声扫查；也可经十二指肠乳头按内镜下逆行性胰胆管造影术（ERCP）将微型超声探头插入胰管、胆总管或胆囊内行超声检查上述器官的病变。

（一）分类

超声内镜分为专用超声内镜、电视超声内镜、彩色多普勒超声内镜及经内镜的微型超声探头等。超声探头具有 5 MHz、7.5 MHz、12 MHz 和 20 MHz 的宽频切换探头，更有利于清晰地显示病灶。

（二）适应证与禁忌证

1. 适应证

（1）判断消化系统肿瘤的浸润范围及外科手术切除的可能性，确定消化道黏膜下肿瘤的起源与性质，判断消化性溃疡的愈合与复发。

（2）显示纵隔病变，判断食管静脉曲张程度与栓塞治疗的效果，判断是否有淋巴结转移。

（3）胆囊、胆总管中下段及胰腺良恶性病变的诊断及治疗，诊断十二指肠壶腹肿瘤（图 2 - 23）。

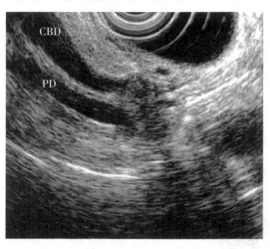

图 2 - 23　壶腹癌的腔内超声检查

2. 禁忌证

（1）严重心、肺疾病不能耐受镜检查者，处于休克等危重状态或疑有胃穿孔者，胸主动脉瘤、脑出血者等。

（2）口腔、咽喉、食管及胃部的急性炎症，特别是腐蚀性炎症。

（三）新近应用

1. 超声内镜引导下细针穿刺活检术　用于诊断胃肠黏膜下及其邻近器官的肿瘤，尤其使胰腺癌得以早期检出。

2. 超声内镜引导下细针注射技术　可以应用 CDFI 了解病变周围的血管和肿瘤的血运情况，超声引导定位准确，可以减少血管损伤和药物外漏。

五、经阴道超声

（一）经阴道超声探头

有机械扫描和电子扫描。经阴道超声探头频率有 5 MHz、6.5 MHz、7.5 MHz，大多数最大探测深度在 10 cm 以内。扫描角度有 60°、70°、90°、110°、120°、140°、240°不等。进行经阴道介入性超声使用的穿刺附属器一般安装在探头组合的边缘，以供组织活检或针吸细胞学检查时使用。

（二）适应证

阴道超声可用于子宫、附件各种病变的检测，可用于监测卵泡、卵泡穿刺取卵、早孕，以及诊断早期异位妊娠等病变。

（许锦富）

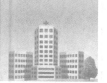

第三章 浅表淋巴结超声

自 1984 年 Bruneton 等率先使用高频超声探测颈部浅表淋巴结转移癌以来，国内外学者对超声这一无创性诊断手段在浅表淋巴结病变的应用研究已经进行了近 40 年，并取得一系列的研究进展。目前，超声对浅表淋巴结的评估手段已经得到很大程度的扩展，这些评估手段包括灰阶超声、彩色/能量多普勒超声、频谱多普勒超声、超声造影及超声弹性成像等。这些手段的综合使用极大地促进了浅表淋巴结超声诊断的发展。

第一节　解剖与正常声像图

一、淋巴结结构的超声解剖

淋巴结形态呈圆形或豆形，大小不一，其表面粗糙，有许多淋巴输入管穿入，在结的另一侧向内凹陷，该处结缔组织较多，有血管、神经穿入，并有淋巴输出管穿出。超声上正常淋巴结表现类似肾脏，外形呈长条状或卵圆形的"靶样"结构。然而，正常的下颌下淋巴结及腮腺淋巴结及一些腋窝趋向于呈圆形，腹股沟区淋巴结较饱满，淋巴门相对较大。淋巴结的表面包有结缔组织的被膜，被膜由致密的纤维性结缔组织和少量散在的平滑肌组成，被膜的纤维伸入结内，形成网状的支架，称为小梁。被膜的超声显示为线状的中高回声，位于淋巴结门的一侧凹陷，对侧膨凸。内部的实质分为皮质和髓质。皮质位于被膜下面，为淋巴结实质的周围部分，由密集的淋巴小结组成，超声表现为低回声，皮质从声学上属于均匀性组织，故可以解释淋巴结皮质为什么呈低回声。由于皮质的淋巴小结为生发中心，儿童的淋巴小结还不稳定，故儿童颌下腺区的淋巴结皮质通常较厚，而且易变。在髓质的深部，为淋巴结的中心部分，淋巴细胞密集成索，并且彼此相成网状，称为髓索。在髓索的周围有淋巴窦围绕，淋巴窦为淋巴管腔在结内扩大而成的结构，它将髓索与小梁分开。髓质内的小梁很不规则，也交织成网，其中有血管通行，故髓质是由髓索、小梁和淋巴窦 3 种结构共同组成。淋巴结中央见到的与周围软组织相连续的高回声结构，主要就是有髓质所形成，当然其内的结缔组织、脂肪及出入淋巴结门的动静脉也是形成高回声的原因。在淋巴结超声学上，将这一高回声结构统称为淋巴结门。

正常淋巴结由 1 支或 2 支淋巴门动脉供血，管径平均 0.14 mm，其在淋巴门分支出微动脉，通过淋巴结髓质并在其内分支。通过小梁到达皮质的微动脉较少。一些分支最后到达包膜下皮质的毛细动脉弓。静脉血流始于副皮质区的后微静脉，这些微静脉组成较大的微静脉，向心性汇入淋巴门的静脉主干，管径平均 0.14 mm。动脉和静脉通常相互平行。淋巴结的这些血管结构正常情况下灰阶超声一般难以显示，但在腹股沟较大淋巴结有可能被高分辨率超声所显示。彩色多普勒超声上正常淋巴结动脉血供显示为门部纵行的、对称放射状分布的结构，而不显示边缘血供。这和淋巴结的上述血供结构是对应的。淋巴门动脉多为 1 支，偶可见 2 支。多普勒超声显示血管内血流信号不仅与流速有关还与管径有关，因而其可以显示淋巴门血管或是淋巴门血管的第一级分支。淋巴结静脉的显示率要低于动脉，这与其流速较低有关。在正常淋巴结，多普勒超声一般无法非常清楚显示淋巴结血管的空间分布，但当淋巴结发生炎症，其血管扩张则血管结构就易于被多普勒超声显示。目前普遍认为淋巴结血流速度测量的临床意义不大。淋巴结血流的 PI、RI 值在淋巴结疾病鉴别诊断中有一定价值。正常淋巴结的 PI＜1.6，RI＜0.8（图 3 - 1）。

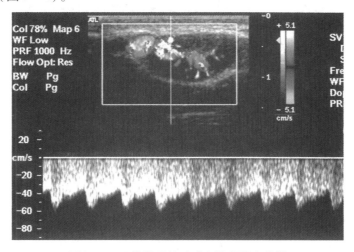

图 3 - 1 正常淋巴结动脉血流频谱多普勒

以上的淋巴结一切构造，都可因不同的生理或病理情况而有所改变，而且机体内不同部位的淋巴结，其构造亦不尽相同。在不同的解剖区域，正常浅表淋巴结的形态和内部结构有较大差异。一般颈部Ⅲ区、Ⅳ区淋巴结较为细长，淋巴门较细小，呈细线状或条索状，也可缺如（图 3 - 2）。但颈部的Ⅰ区、Ⅵ区淋巴结外形较为饱满，部分淋巴结趋于圆形，淋巴门变窄，甚至消失（图 3 - 3）。

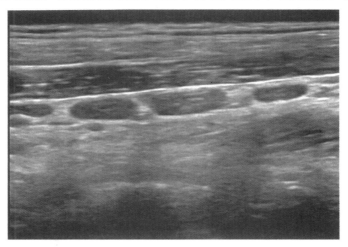

形态狭长，淋巴门较细小，呈细线状或条索状

图 3 - 2 颈部Ⅲ区、Ⅳ区淋巴结

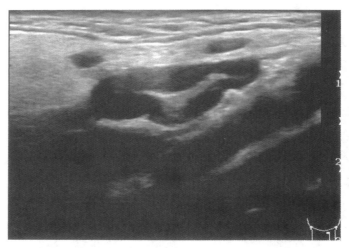

形态较饱满，趋于圆形，淋巴门变窄，甚至消失

图3－3 颈部的Ⅰ区、Ⅵ区淋巴结

二、淋巴结部位的超声解剖

（一）颈部

目前在国际外科学和肿瘤学上被普遍应用的颈部淋巴结分区法是美国癌症联合委员会（AJCC）的分区。依据颈部淋巴结被肿瘤转移累及的范围和水平，AJCC将颈部可扪及的淋巴结分为7个水平，或称为7个区。

Ⅰ区，包括颏下和下颌下淋巴结，由二腹肌前腹与后腹围绕，上界为下颌骨，下界为舌骨。

Ⅱ区，包含颈内静脉上组淋巴结，上界为颅底，下界为舌骨。

Ⅲ区，包含颈内静脉中组淋巴结，上界为舌骨，下界为环状软骨下缘。

Ⅳ区，包含颈内静脉下组淋巴结，上界为环状软骨，下界为锁骨。

Ⅴ区，为颈后三角淋巴结，含淋巴结副神经淋巴结和颈横淋巴结，锁骨上淋巴结包括在内。其后界为斜方肌前缘，前界为胸锁乳突肌后缘，下界为锁骨，为了描述上的方便，Ⅴ区可进一步分为上、中、下三区，分别以舌骨水平和环状软骨下缘水平为界。

Ⅵ区，为颈前中央区淋巴结，包括喉前淋巴结、气管前淋巴结和气管旁淋巴结，上界为舌骨，下界为胸骨上切迹，外侧界为颈动脉鞘内侧缘。

Ⅶ区，为位于胸骨上切迹下方的上纵隔淋巴结。

尽管AJCC分组现已广泛应用于确定颈部淋巴结的位置，但有一些重要的淋巴结，如腮腺和咽后淋巴结没被纳入分区。

（二）腋窝

腋窝是手臂和胸壁之间的一个锥状凹陷，它的前界为腋前襞，为胸大肌下缘所构成，后界为腋后襞，为大圆肌及背阔肌下缘构成，此二襞外侧端在臂部的连线为腋窝的外界，二襞的内侧端在胸壁的连线为其内界。

腋窝淋巴结位于腋窝内，20～30个，可分为5个群。

1. 外侧淋巴结群 沿腋静脉排列，收纳上肢浅、深淋巴管。

2. 胸肌淋巴结群 沿胸外侧血管排列，收纳胸、脐以上腹前外侧壁浅淋巴管和乳房外侧的淋巴管。

3. 肩胛下淋巴结群 在腋窝后壁沿肩胛下血管排列，收纳项、背部淋巴管。

4. 中央淋巴结群 位于腋窝中央脂肪组织内，收纳上述3群淋巴结的输出管。

5. 腋尖淋巴结群 沿腋静脉近端排列，收纳中央淋巴结的输出管，伴头静脉走行的淋巴管和乳房上部淋巴管。

（三）腹股沟区

腹股沟区淋巴结可分为腹股沟浅淋巴结和腹股沟深淋巴结两组。

腹股沟浅淋巴结有上、下两群：上群排列于腹股沟韧带下方并与其平行，收纳会阴部、外生殖器、臀部和腹壁下部的浅淋巴结；下群沿大隐静脉末端纵行排列，收集下腿前内侧以及大腿的浅淋巴管，其输出管注入腹股沟深淋巴结。

腹股沟深淋巴结位于股静脉根部，收纳腹股沟浅淋巴结和腘淋巴结的输出管以及大腿的深淋巴管，其输出管注入髂外淋巴结。

（刘　辉）

第二节　仪器调节和检查方法

一、仪器调节

超声仪器最好选择具备良好空间分辨率和时间分辨率，彩色/能量多普勒具有良好的血流敏感性。如具备灰阶超声造影功能、弹性成像功能则更有助于淋巴结的评估。用7.5 MHz以上的线阵探头，极为表浅的淋巴结可选用高至20 MHz的探头。

（一）灰阶

图像的调节应做到因人、因需而异。可根据需要来改变探头频率，皮下脂肪较厚者需适当调低，同一患者，目标区域距探头较近用较高频率，较远则可调低。除改变探头频率外，还可通过改变聚焦区域的位置和数量、增益以及帧频来改善图像质量。单个聚焦虽可提高帧频，使图像更接近实时，但是淋巴结组织受呼吸移动较小，故宜采用多点聚焦以提高分辨率。高增益的二维图像可抑制血流信息，低增益的二维图像则相反。

（二）多普勒

多普勒超声检查应包括彩色和频谱分析，合理的参数调节将获得良好的多普勒显示效果。因为淋巴结血流速度偏低，多普勒脉冲重复频率通常调至低值，对于炎症、淋巴瘤等病变时可适当调高；同样为了避免低速血流信号的丢失，壁滤波设置也应调到较低的程度；对于增益调节，通常上调到尚未出现噪声程度；彩色取样框的大小在保证取样框涵盖目标区域的前提下，应尽量减小其大小，以迅速捕捉目标血流信息。脉冲多普勒取样容积的大小实际中很难实现正好包括目标血管的整个管腔；θ角度的调整应使声束与血流尽量平行，如无法判断其血流方向时，θ角度调整为零度。

（三）超声造影

超声造影技术只要管腔内有血液的流动或位移，就能清楚显示血流灌注充盈情况，合理调节各项参数以获得良好的显示效果，不同的超声仪器所带的造影成像技术虽然不同，都需调低机械指数以稳定微泡，保证成像的时间，不同的超声仪器的调节略有所不同，例如 ESAOTE 设置为 0.06 ~ 0.10；适当调整探头频率，获得足够的组织抑制并保持合适的穿透深度；图像的聚焦点通常调整到所需观察的水平稍下方；增益方面需要适当调低，不能过高，过大的背景噪声会影响观察造影剂的填充显示效果。

（四）弹性成像

弹性成像时，调节取样框大小，将病灶和周围组织包含在内，通常取样框范围大于病灶的 2 倍或以上，如病灶过大时，可将病灶的一部分置于取样框内。手动加压式超声弹性成像时手持探头在病灶部位垂直施压作微小振动，频率为 2 次/秒左右，解压施压深度为 1 ~ 2 mm；使用心脏的舒缩运动、血管的搏动和呼吸运动等内部力学激励进行弹性成像的仪器，只需将探头置于目标病灶处即可实现弹性成像。仪器内部具有感受振动压力和频率的装置，当压力和频率综合指数达到理想范围时，仪器会给予相应的提示，过大或过小均可使组织硬度的评估产生偏差，在理想的压力和频率振动下，取得较为稳定的图像方可进行弹性评估。

二、检查方法

患者取仰卧位扫查。

（一）颈部淋巴结

扫查颈部淋巴结时需颈下或肩下垫枕以充分暴露颈部，检查一侧颈部时嘱患者将头转向对侧以方便扫查。在颈部检查时为使检查全面而有系统性，可按照 Hajek 制订的颈部淋巴结超声分组，顺序扫查。但尚需补充颈前区的淋巴结扫查。首先将探头先置于下颌体下方扫查颏下和下颌下淋巴结，一般用横切，移动、侧动探头以全面扫查，向上侧动探头时需尽量使声束朝颅骨方向倾斜以显示被下颌体掩盖的一些下颌下淋巴结，可配合使用斜切和纵切；而后沿下颌支横切和纵切显示腮腺淋巴结；从腮腺下方开始，沿颈内静脉和颈总动脉自上而下横切，直至颈内静脉和锁骨下静脉的汇合处，以次显示颈内静脉淋巴链的颈上、颈中和颈下淋巴结，配合使用纵切和斜切，精确地评估任何一处的淋巴结与颈总动脉和颈内静脉之间的关系；探头向后侧移，横切锁骨上淋巴结；在胸锁乳突肌和斜方肌间，即沿副神经走行方向自下而上横切，直至乳突，显示颈后三角淋巴结。位于甲状腺下极尾部和深面的淋巴结检查常需作吞咽试验，应用这种声像图的动态观察法有助于淋巴结的检出及鉴别诊断。

（二）腋窝淋巴结

扫查腋窝淋巴结时嘱患者手臂自然置于头部上方，充分暴露腋窝。按照五组腋窝淋巴结的顺序依次全面地作横切及纵切扫查。探头置于上臂内侧，沿腋静脉向腋窝顶部移动扫查外侧淋巴结和腋尖淋巴结，再由顶部移动至腋窝内侧壁扫查中央淋巴结。探头转为纵切，以腋窝顶部为轴线侧向扫查腋窝前壁的胸肌淋巴结和后壁的肩胛下淋巴结。

（三）腹股沟淋巴结

扫查腹股沟淋巴结时嘱患者双腿伸直略分开，充分暴露腹股沟区。分别沿腹股沟韧带和大隐静脉横向和纵向扫查，对淋巴结分别作横切和纵切检查。

（刘　辉）

第三节　淋巴结的超声评估指标及临床意义

一、灰阶超声

（一）解剖区域

正常淋巴结常见于下颌下、腮腺、上颈部、颈后三角、腋窝、腹股沟区域。非特异性感染的淋巴结一般出现在同一解剖区域；特异性感染的淋巴结结核及恶性淋巴瘤多累及整个解剖区域甚至相邻解剖区域。转移性淋巴结的分布区域有特征性（表3-1）。对于已知有原发肿瘤的病例，转移性淋巴结的分布有助于肿瘤分级。而对于原发灶未能确定的病例，已证实的转移性淋巴结可能为原发肿瘤的确定提供线索。

表3-1　转移性淋巴结的一般分布

原发病	通常累及的淋巴结群
口咽、喉癌	颈内静脉淋巴链
口腔癌	颌下、上颈部
鼻咽癌	上颈部、颈后三角
甲状腺乳头状癌	颈内静脉淋巴链
外阴癌、阴囊恶性肿瘤	腹股沟区
乳腺癌	腋窝、胸骨旁
胃癌、食管癌、胸腺癌	锁骨上区（左侧为主）

（二）淋巴结大小

淋巴结纵切面的纵、横径线。在同一切面测量淋巴结的最大纵径 L 和横径 T。横径的长短较纵径有价值。正常淋巴结大小的上限尚有争论，临床上通常以横径 10 mm 为界值。

颌下淋巴结和上颈部淋巴结通常较其他区域淋巴结大，这可能与口腔炎症有关。如果在二腹肌区域的淋巴结，其横径 >8 mm、在颈部其他区域横径 >7 mm 时，应考虑为恶性淋巴结，特别是怀疑有鼻咽喉的肿瘤时。非特异性炎性，淋巴结通常是纵横径均匀性增大。转移性淋巴结和感染性淋巴结可以较大。临床上，若已经明确有原发性肿瘤的患者出现淋巴结进行性增大，则高度提示转移。

（三）纵横比（L/T）

纵横比也称圆形指数（L/T），在长轴切面上淋巴结的纵径（L）除以横径（T），它是声像图鉴别肿大淋巴结的最重要的指标。良性淋巴结多趋于梭形、长椭圆形、长卵圆形，L/T≥2。但正常的颌下及腮腺淋巴结趋于圆形，约95%的颌下淋巴结和59%的腮腺淋巴结 L/T≤2。恶性淋巴结多趋于圆形，L/T≤2（图3-4），但早期可能呈卵圆形。如果以 L/T 值2为界，超声区别正常反应性淋巴结和病理性淋巴结的敏感性为81%～95%，特异性为67%～96%。

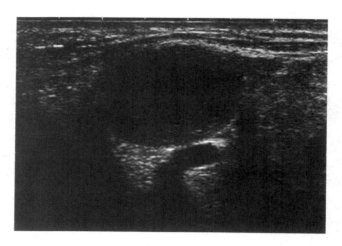

外形趋圆，边界锐利，内回声尚均，淋巴门回声消失

图3-4　恶性淋巴结

（四）淋巴结边界

转移性淋巴结和淋巴瘤趋于有锐利边界（图3-5），这归因于淋巴结内肿瘤浸润和脂肪沉积的减少，这种改变增大了淋巴结和周围组织的声阻抗差。而严重反应性和结核性淋巴结由于结周软组织水肿和感染（腺周围炎）（图3-6），使得淋巴结的边界通常较模糊。边界的锐利度无助于鉴别诊断。但如已确诊的恶性淋巴结出现不锐利的边界，则提示包膜外蔓延的可能，有助于患者预后的评估。

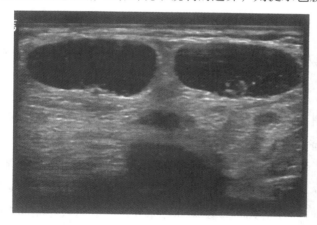

边缘锐利，边界清晰

图3-5　淋巴瘤淋巴结

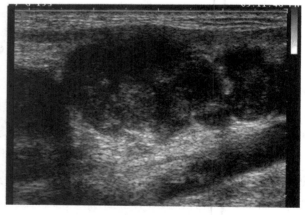

边界不清，边界模糊，结内回声不均

图3-6　结核性淋巴结

（五）淋巴结门

淋巴门结构是淋巴结鉴别诊断的重要线索。淋巴结门可分为3种类型：①宽阔型，淋巴结门在长轴切面上呈椭圆形。②狭窄型，淋巴结门呈裂缝样。③缺失型，淋巴结中心的高回声带消失。

正常情况下，85%~90%的淋巴结有宽阔的淋巴结门。淋巴结门增大主要是淋巴管和血管数量增加，这与慢性炎症时的增生有关。淋巴结门回声的减低常与淋巴结的皮质受的浸润有关。炎症活跃和恶性淋巴结可导致淋巴结门狭窄（裂隙样改变），甚至完全消失（图3-7，图3-8）。尽管转移性淋巴结、淋巴瘤和结核性淋巴结可导致淋巴门消失，但在早期，髓窦还没有被完全破坏时也可显示淋巴门回声（图3-9）。值得注意的是甲状腺弥漫性疾病如甲状腺功能亢进、桥本病等第6组淋巴结常常表现为

68

淋巴门的消失，另一种淋巴结门消失的情况是由于大量脂肪浸润而使得整个淋巴结显示为高回声。

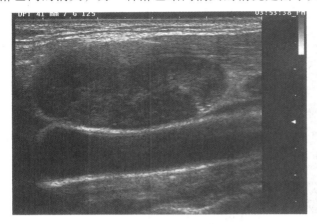

淋巴门回声虽然存在，但已发生裂隙样改变

图3-7　结核性淋巴结淋巴门

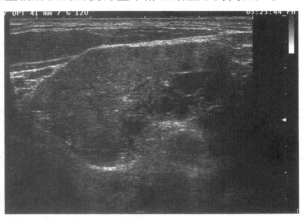

甲状腺乳头状癌颈部淋巴结转移，淋巴门结构消失

图3-8　转移性淋巴结淋巴门

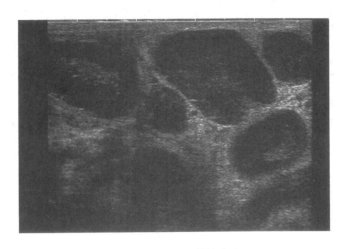

病变早期淋巴门结构存在

图3-9　淋巴瘤淋巴结淋巴门

（六）淋巴结皮质

在淋巴门回声可见的基础上，皮质也可分为3种类型：①狭窄型，长轴切面上，最宽处的皮质厚度小于淋巴门直径的1/2。②向心性宽阔型，皮质厚度大于淋巴门直径的1/2。③偏心性宽阔型，当皮质局限性增厚至少100%，即最厚处皮质至少是最薄处的2倍。

狭窄型皮质几乎均见于良性淋巴结，只有9%的恶性淋巴结有狭窄的皮质，后者通常伴有转移所致的扩大的高回声淋巴门。向心性宽阔型的淋巴结皮质多见于恶性淋巴结，但也可见于良性淋巴结，尤其是儿童的2、3区尤其明显，此时的淋巴结常有周边淋巴小结的肥大。偏心性宽阔型的皮质绝大多数见于恶性淋巴结，有时也可因皮质内的肉芽肿或局灶性的滤泡增生所致，这在转移性淋巴结中经常可见。

国内学者吴芳等沿淋巴结门寻找髓质，采用轨迹法测量每一受检淋巴结的最大髓质面积与整个淋巴结面积，并计算其比值（Am/At）的ROC曲线得出Am/At鉴别良、恶性淋巴结最佳界值为0.20，敏感度为81.4%，特异度为75.7%。

（七）内部回声

一般与毗邻肌肉相比较而定义淋巴结回声水平。回声强度有高低之分，而分布情况有均匀和不均匀之分，不均匀又分灶性液性无回声区和强回声点两类。正常淋巴结、反应性淋巴结、淋巴瘤和结核性淋巴结与毗邻肌肉比较呈显著的低回声。

淋巴瘤具有假囊性表现，但随着超声分辨率的提高，淋巴瘤表现为淋巴结内出现微小结节灶。淋巴瘤的回声强度常因化疗后纤维化而增强。恶性和结核性淋巴结的内部回声多变。除了甲状腺乳头状癌的转移趋向于呈高回声，转移性淋巴结通常呈低回声，因而高回声是判断甲状腺乳头状癌淋巴结转移的有效标志。无回声区常由转移的鳞状细胞癌液化坏死或由甲状腺的囊性乳头状癌、鼻咽部癌的转移性淋巴结的囊性变所致。皮质部的大块钙化灶可发生在肉芽肿疾病或以放疗或化疗转移的淋巴结中。而在以甲状腺乳头状癌或髓样癌转移的淋巴结中可有微小钙化点（图3-10）。

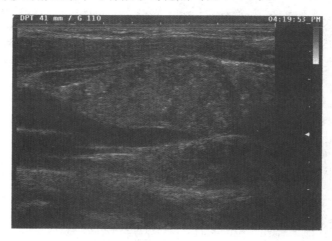

淋巴结内可见较多点状钙化

图3-10 甲状腺乳头状癌淋巴结转移

（八）辅助特征

毗邻软组织水肿和淋巴结相互融合是结核性淋巴结的常见特征，在转移性淋巴结和淋巴瘤相对少见，可能是由于淋巴结周围炎性反应（腺周围炎）所致。此时淋巴结周围软组织水肿表现为弥漫的低回声区，筋膜回声缺失（图3-11）；异常淋巴结相互融合，其间为异常的软组织（图3-12）。该表现还可见于以前接受过颈部放疗的患者。

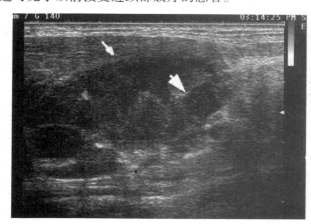

图3-11 结核性淋巴结周围软组织水肿

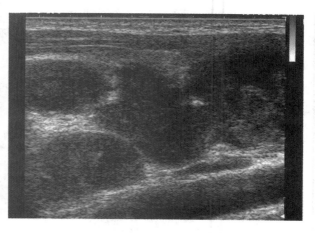

图3-12 结核性淋巴结相互融合

（九）与邻近血管的关系

淋巴结肿大往往对周围血管有所影响，当肿大的淋巴结压迫血管时，可造成血管变形（图 3 – 13），动脉波动减弱。如转移性淋巴结浸润到血管内时，直接征象为血管壁回声带被低回声所间隔，甚至波动消失。间接征象为淋巴结与血管接触的长度大于 3.5 cm 或淋巴结包绕血管大于 180°。超声诊断静脉浸润比较困难，但一旦颈内静脉内见到有血栓形成时，不管淋巴结有无增大，均应考虑为转移性淋巴结，而炎性淋巴结在排除颈内静脉内膜炎的情况下一般是不会引起血栓的。

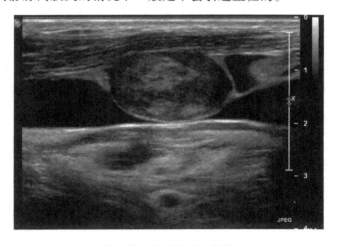

肿大淋巴结压迫颈内静脉

图 3 – 13 转移性淋巴结血管变形

二、多普勒超声

（一）淋巴结血流形式

主要观察淋巴结内彩色血流信号的分布形式，对淋巴结疾病的鉴别有重要价值。综合各种文献报道的分类法，笔者将淋巴结血流分布分为以下 4 种类型：

1. 淋巴门型血供 在淋巴门高回声显示的前提下，血流信号沿淋巴门分布；不能显示淋巴门的情况下，血流信号从相当于淋巴结门的位置放射状分出。淋巴门型血供多见于良性淋巴结，但淋巴瘤的出现率也很高。

2. 中央型血供 血流信号位于淋巴结中央，多切面追踪均证实该血流信号不是来源于淋巴结门部。中央型血供，尤其是紊乱的中央型血供可见于恶性淋巴结。

3. 边缘型血供 血流信号位于淋巴结边缘，多切面追踪证实该血流信号不是来源于淋巴结门部，但可能证实其来源于淋巴结外周穿过包膜进入淋巴结，也有可能无法显示来源。边缘型血供对恶性淋巴结的诊断最有价值，但结核性淋巴结炎也见本型血供。

4. 混合型血供 同时显示上述 3 种血流类型的 2 种或 3 种。混合型血供可见于恶性淋巴结和结核性淋巴结炎。

本分型法虽综合了多家之长，但并非无懈可击，主要体现在对灰阶超声不能显示淋巴门回声的"淋巴门型血供"的判定上，因为判断"相当于淋巴结门的位置"相对容易产生分歧。相对而言，源于淋巴门的血管其起源部较粗，血管有一定的长度或放射状分支。外周穿入的边缘型血供血管相对较细、较短、扭曲、不易见到分支，而且在邻近部位可见到多支相似的血流分布。

（二）血管阻力

尽管目前尚有一些争议，但多数观点认为 RI 和 PI 值对淋巴结疾病的鉴别有一定意义。一般认为转移性淋巴结比反应性淋巴结的 RI 和 PI 值高。但甲状腺乳头状癌颈部淋巴结转移的 RI 和 PI 值与其他转移性淋巴结相比相对较低。

RI 和 PI 正确测量的方法学很重要。测量淋巴结内血管阻力在方法上和血管取样上充满争议。第一个争议在于淋巴结的选择。一般认为应评估血管分布最丰富的淋巴结。但血供最丰富的淋巴结的血流情况能否代表该疾病的特征尚属疑问。第二个争议是 RI 和 PI 值的测量方法。国内外的报道中常用的方法有同一根血管多次取样、不同部位多次取样（3 ~ 8 处）等，然后取所得参数的平均值或取最高值、最低值进行分析。方法不同，得到的同一病变的 RI、PI 值也有很大差异。后国外学者 S. S. HO 在 2001 年对不同的测量方法进行了比较分析，指出，考虑到淋巴结可能只是部分被肿瘤组织取代，我们必须意识到在取样的时候可能会遗漏具有特征性血流动力学的血管；此外，测量多根血管并取其平均值或选择性的测量都可能模糊原本有判断意义的数值。由此可见将淋巴结多普勒超声检查方法标准化的重要性，这尚有待于广大超声工作者的共同努力。笔者根据多年的淋巴结超声研究经验，推荐如采取多点测量，即在 3 个或 3 个以上不同的部位取样，选择最高 RI 和 PI 作分析。

淋巴结内血管阻力 RI 和 PI 测量的另一个难点是检查耗时长，需 10 ~ 15 分钟，在日常工作中不容易作为常规检查方法。淋巴结内血管很细，频谱多普勒的评估较困难，不但对仪器的要求较高，还要取得患者的理解与配合。

三、淋巴结弹性图

（一）淋巴结弹性图分级

根据不同颜色（即不同相对硬度）将弹性图分为 0 ~ Ⅳ级。Ⅰ级，病灶区与周围组织呈均匀的绿色；Ⅱ级，病灶区以绿色为主（绿色区域面积 50% ~ 90%）；Ⅲ级，病灶区呈杂乱的蓝绿相间或病灶区以蓝色为主（蓝色区域面积 50% ~ 90%）；Ⅳ级，病灶区几乎为蓝色（蓝色区域面积 > 90%）。以 ≥ Ⅲ级作为判断淋巴结恶性的分界线。转移性淋巴结弹性分级通常较高。淋巴瘤性淋巴结弹性分级通常较低。

（二）应变指数

通过测量肌肉 – 淋巴应变比，即应变指数，可获得最佳的诊断准确性，尽管不同仪器计算所得数值有所不同，但对于鉴别转移性淋巴结和良性淋巴结，其平均应变指数的总体趋势仍有显著差异。转移性淋巴结的应变指数高于淋巴瘤淋巴结和反应性淋巴结，转移性淋巴结内转移灶的应变指数也大于残余正常淋巴组织。

四、超声造影

（一）浅表淋巴结的微循环灌注形态学

1. 淋巴门灌注血管的显示 将灌注时淋巴结内显示条索状增强区定义为淋巴门血管（图 3 – 14）分为显示淋巴门和不显示淋巴门灌注血管。一部分的良性病变和淋巴瘤早期超声造影时淋巴门血流显示率相对较高。超声造影如未显示淋巴门血管，则首先要考虑转移性淋巴结和结核性淋巴结，因为这两种病变可对正常淋巴门血管造成破坏。

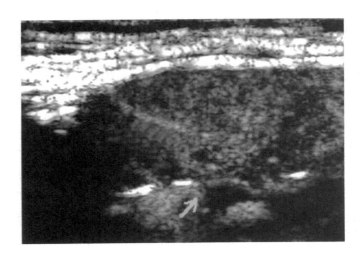

表现为从淋巴结边缘向中央延伸的条索状高回声

图 3-14　淋巴门血管

2. 灌注模式　将淋巴结灌注的模式分为 3 型：①整体灌注型，即淋巴结的整体同时出现灌注。②中央－边缘型，即淋巴结中央先出现灌注，随后在边缘出现灌注。③边缘－中央型，即淋巴结边缘灌注早于中央灌注。

上海瑞金医院的研究显示有灌注的淋巴结大多数的灌注模式为整体灌注型，少部分为中央－边缘型，淋巴结的灌注模式对于鉴别良恶性淋巴结病变无价值。在理论上，转移性或结核性淋巴结的淋巴门血供系统可被破坏，形成边缘血供。

3. 灌注的均匀性　主要是观察有灌注区域增强的回声分布是否均匀一致。均匀性灌注常见于良性淋巴结病变和一部分淋巴瘤淋巴结。灌注不均常见于转移性淋巴结、结核性淋巴结、经过放化疗的淋巴结等。

4. 灌注缺损　定义为同一淋巴结内出现局部无灌注的区域（图 3-15）。灌注缺损常见于转移性淋巴结、结核性淋巴结、经过放化疗的淋巴结等。放化疗可以造成使淋巴门血管显示率明显下降，甚至无灌注。

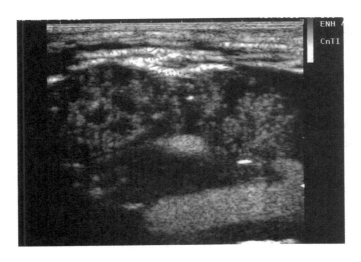

淋巴结内出现斑片状无灌注区

图 3-15　灌注缺损

（二）浅表淋巴结的微循环灌注血流动力学

微循环灌注动力学的指标包括造影的显影时间、达峰时间、降半时间及峰值强度等。

1. 达峰时间　时间强度曲线开始出现上升支到曲线达到峰值所需的时间，即曲线的上升支所占的时间；达峰时间可反映造影时间强度曲线灌注的速率，达峰时间越长意味着灌注受到的阻力越大。瑞金医院的初步研究发现达峰时间是可鉴别不同淋巴结病变的有效指标。转移性淋巴结造影剂灌注的达峰时间较长。感染性或传染性疾病侵袭的淋巴结（如结核性淋巴结炎）达峰时间较短。从淋巴结血管的病理学或可解释上述的达峰时间的差异。

2. 降半时间　从曲线峰值下降到峰值和基础值之和一半所需的时间。瑞金医院的初步研究发现降半时间在转移性淋巴结和淋巴瘤淋巴结虽然有显著性差异，但是经过 ROC 曲线分析发现其用于鉴别转移性淋巴结和淋巴瘤淋巴结无显著性意义。

3. 显影时间　从注射造影剂即刻到时间强度曲线开始出现上升支的时间。

4. 峰值强度　曲线峰值时回声强度的灰阶值，理论上其分布的范围为 0 ~ 255。

（刘　辉）

第四节　淋巴结疾病

异常淋巴结通常有恶性和良性之分。早期研究认为超声可以区别正常与异常的淋巴结，但不能区别良、恶性淋巴结。近年来的研究表明，高分辨率成像和彩色血流显像有助于良恶性淋巴结的鉴别。

一、恶性淋巴结

恶性淋巴结主要有转移性和原发性两大类，后者又可分为霍奇金病（HD）和非霍奇金淋巴瘤（NHL）两大类。

（一）转移性淋巴结

转移性淋巴结在颈部肿块中，发病率仅次于慢性淋巴结炎和甲状腺疾病，约占颈部肿块的 3/4。原发灶绝大多数在头颈部，尤以鼻咽癌和甲状腺癌的转移最为多见。锁骨上窝转移性肿瘤的原发灶多在胸腹部，在胃肠道、胰腺肿瘤的颈部淋巴结转移，经胸导管多发生在左锁骨上窝。在颈部，60% 以上位于锁骨上区的淋巴结病为恶性淋巴结。

临床上出现质硬的肿大淋巴结，初起常为单发、无痛，可被推动，以后很快出现多个淋巴结，并侵及周围组织。此时，肿块呈结节状、固定，有局部或放射性疼痛。晚期溃破后，可出现感染、出血，分泌物带有恶臭。

1. 超声表现　转移性淋巴结外形趋于圆形或不规则形，增大，长径常达 10 mm 或以上。85% 纵横比（L/T）＜2。如有多个结节，一般不相互融合。77% ~ 100% 转移性淋巴结边界清晰（图 3 – 16）。如有包膜外浸润，则与周围组织无明确分界，可造成软组织水肿。

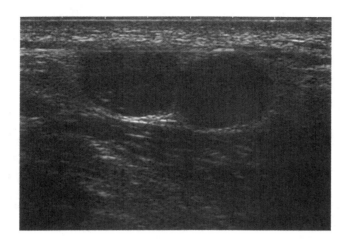

肺腺癌颈部淋巴结转移，淋巴结边界清晰，相互紧贴但未融合

图 3 - 16　转移性淋巴结

　　转移性淋巴结的皮质可不规则局限性增厚，导致淋巴结外形失常。皮质回声较正常强，但与邻近肌肉回声相比仍为低回声。转移性淋巴结内部回声常不均，这常为结节内凝固性或液化性坏死所致。转移性淋巴结内可发生钙化。结内出现液性坏死常提示鳞癌或甲状腺乳头状癌的转移。淋巴门回声存在主要见于转移的早期，髓质淋巴窦还没有被完全破坏而消失。此时的淋巴结门多呈狭窄形，偏心，结构紊乱，形态不规则。后期 69% ~ 95% 转移性淋巴结其高回声淋巴门消失。应当注意淋巴结内发生钙化、凝固性坏死时回声表现可能类似于淋巴门。

　　如甲状腺乳头状癌颈部淋巴结转移的超声特征与其他转移性淋巴结有不同之处。72% 与肌肉相比其表现为高回声，这是由于结节内胶质的沉积所致。甲状腺乳头状癌转移回声不均的发生率尤其高，达47%，这归因于液性坏死、出血和钙化，其钙化发生率达 50% ~ 69%，较细小或呈点状，病理通常证实为淋巴结内的细砂粒样钙化或囊性变区的胶体析出，因此淋巴结内出现特征性钙化是确定甲状腺乳头状癌的有用特征（图 3 - 17）。甲状腺乳头状癌的转移性淋巴结可出现囊性变完全或部分囊性变，通常表现为囊变区透声差，壁厚，壁结节，内部粗细不均分隔，内见点状高回声。

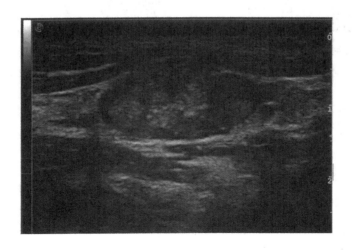

甲状腺乳头状癌颈部淋巴结转移，淋巴结内见微钙化及粗钙化强回声

图 3 - 17　转移性淋巴结内钙化

淋巴结的转移是个动态的病理过程。恶性肿瘤是经过输入淋巴管到达淋巴结包膜下区域的局部边缘淋巴窦，因而淋巴结的形态大小回声完全可能正常，或仅表现为皮质的局限性增厚。随着大量的肿瘤浸润、坏死和结缔组织增生反应，淋巴结的结构变形。病变后来再蔓延至淋巴门，淋巴门受侵袭变窄或消失。中央坏死也可导致淋巴门回声消失。另外，浸润性肿瘤的占位效应在淋巴结的每个地方并不一致，这就导致淋巴结外形的改变（L/T比值改变）。

放疗、化疗对转移性淋巴结的超声特征也会造成一定影响。根据上海瑞金医院的资料，未经放化疗的转移性淋巴结与经过放化疗的转移性淋巴结在体积上无显著性差异。未经过放化疗的转移性淋巴结大多边界清晰，边缘规则，淋巴结间不出现融合；经过放化疗淋巴结则趋向于边界模糊，边缘不规则，约50%出现相互融合，淋巴门消失的比例更高，回声更为不均。边界模糊可能是由于放化疗造成的慢性炎细胞浸润所致，而放化疗后瘤床内纤维组织增生或局限性瘢痕形成而导致的牵拉可能造成病变淋巴结边缘不规则。经过放化疗和未经过放化疗的转移性淋巴结的淋巴门结构特征、皮质回声、回声的均匀性均无显著性差异，这说明尽管经过了放化疗，但淋巴结的恶性特征依然存在。

2. 彩色血流显像　一般认为，恶性淋巴结具有以下4种血管模式中的至少1种：①血管移位，以弯曲走行的结内血管为特征。②血管迷行，特征性地表现为一根或数根中央血管，其与淋巴结的长轴或皮肤表面的夹角大于30°。③局灶性无灌注，表现为结内无血流信号区，而其余区域为高血供区（图3-18）。④包膜下血管（即边缘血管），主要以淋巴结边缘短节段血管为特征，这些短血管不是发自于淋巴门血管或淋巴结纵行血管（图3-19）。

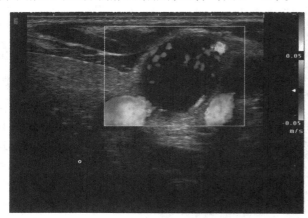

淋巴结内出现大片无灌注区

图3-18　转移性淋巴结血流灌注

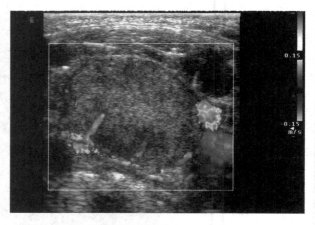

甲状腺乳头状癌颈部淋巴结转移，显示典型的边缘血管

图3-19　转移性淋巴结包膜下血管

从血流的空间分布形式来看，一般认为转移性淋巴结特征性地表现为边缘型血供或混合型血供（即同时有中央和边缘血管）。淋巴门血管消失或偏心。三维能量多普勒超声可用来进一步证实上述血供分类。在三维能量多普勒超声上，血供模式很容易判定和得到一致认可。

根据上海瑞金医院的资料，有血供的转移性淋巴结100%出现边缘血管，57.8%出现淋巴结中央血管，44.4%出现淋巴门血管，但这些淋巴门血管大多出现偏移、扭曲。21.7%的转移性淋巴结表现为边缘型血管，76.1%表现为混合型血管（图3-20）。

彩色血流显像上转移性淋巴结的上述血流特点是有其病理学基础的。在肿瘤微小浸润的早期阶段，淋巴结结构破坏较少，故可以表现为正常淋巴门血管。随着癌细胞的浸润，肿瘤细胞产生血管生成因子，诱导在肿瘤间隙的边缘、在肿瘤间隙内形成肿瘤血管，在超声上即表现为边缘血管。边缘区血供增多的另一个原因是晚期肿瘤浸润将破坏淋巴门血流供应系统，结果导致从先前存在的淋巴结边缘血管或淋巴结周围相连组织的血管获得血液供应。当肿瘤巢取代淋巴结组织时，先前存在的淋巴结血管也可能增生，在淋巴结中央形成与淋巴门无明确联系的中央血管，大部分中央血管来源于肿瘤巢间隔的动脉和静脉。淋巴结血管系统破坏也导致超声无法显示淋巴门血管。上海瑞金医院的研究还发现，与反应性淋巴结相比，恶性淋巴结的血管往往粗细不均，血管外形扭曲，走行不规则，有受压移位现象，其放射状分支往往不对称。这些征象与淋巴结血管的空间结构受破坏有关。

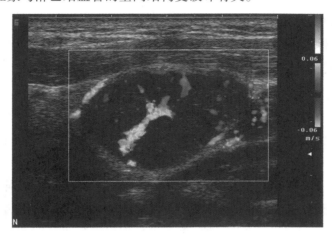

混合型血管模式，可同时见到边缘血管和中央血管

图 3-20　转移性淋巴结混合型血管

3. 频谱多普勒　淋巴结内微血管的过于细小，超出了多普勒超声的分辨率，但这些不可见的微血管床的信息可通过研究多普勒信号的波形，特别是阻力指数获得。

多数作者认为转移性淋巴结的血流阻力比良性淋巴结高。以 RI 0.7~0.8 为界值，其诊断敏感性为 47%~80%，特异性为 94%~100%；以 PI 1.5~1.6 为界值，其敏感性为 55%~94%，特异性为 97%~100%。多普勒血流指数取决于肿瘤新生血管的生物学性质。许多因素，比如肿瘤细胞的组织学类型、淋巴结的受侵程度和新生血管的动静脉系统都可影响肿瘤新生血管的生物学性质。因此不同恶性疾病的转移性淋巴结可能表现不同，而相同恶性疾病的转移性淋巴结的不同部位可能显示不同的血流特征。根据组织学类型的不同，转移性淋巴结的 PI 和 RI 值有差异。转移性淋巴结的血流阻力还有一个特点，即在同一结节内，通过分析最高和最低血流阻力值，可发现血流阻力差异较之以良性淋巴结病明显较大。

转移性淋巴结的高血流阻力可能是因为肿瘤组织压迫、浸润和包裹血管。通过比较可以发现，在淋巴门探及最高阻力血管的机会增加，可能的原因是在淋巴结包膜的限制下，肿瘤对先前存在的门部血管施加了压力。而在淋巴结内部实质内探及最小血流阻力血管的机会较大，这是因为该区域的肿瘤新生血管形成过程或是对局部免疫反应的血管舒张反应导致血管阻力下降，组织学发现低血流阻力和高血流阻力的转移性淋巴结的微动脉结构无区别。这些发现提示是肿瘤血管形成和肿瘤压迫影响了转移性淋巴结的血管阻力。转移性淋巴结血管密度与血管最低阻力指数呈负相关，这可能也是血管舒张反应所导致。

至于淋巴结血流的速度，普遍的共识是其对于诊断和鉴别诊断的价值都不大。

4. 超声造影　理论上，转移性或结核性淋巴结可破坏淋巴结的正常淋巴门血管供应系统，使得淋巴结从周围的其他血管系统获得血液供应，故应该有可能先出现边缘灌注，再中央充盈。国外 Rubaltelli 等研究表明，78%转移性淋巴结表现为从周边开始显著增强，但分布不均，内可见低或无灌注区；22%转移性淋巴结表现为增强微弱或缺乏。上海瑞金医院的研究显示，转移性淋巴结有 2.2%表现为完全无灌注。导致这种情况的原因包括淋巴结血管阻塞造成淋巴结梗死、放化疗造成淋巴结内部完全坏死、化脓性炎症导致淋巴结完全液化坏死。淋巴结的灌注模式对于鉴别良恶性淋巴结病变无价值。同造影前传统超声技术诊断相比，鉴别诊断良恶性淋巴结的敏感性从约 80%提高到约 92%，特异性从约 76%提高到约 93%，准确性从约 78%提高到约 93%。

未经过放化疗的转移性淋巴结 80%造影时未显示淋巴门血管，经过放化疗淋巴结则皆未显示淋巴门血管。未经过放化疗的转移性淋巴结 56.3%造影时显示淋巴门血管，经过放化疗淋巴结则 75%未显示淋巴门血管。

转移性和结核性淋巴结病变对正常淋巴门血管系统的扭曲和破坏可解释超声造影发现这两者淋巴门血流显示率较低的现象。放化疗可以造成肿瘤床内中小动脉的血管内膜炎和血管周围炎，管腔狭窄或闭塞，使得淋巴门血管显示率下降。

我们的研究显示，82.2%转移性淋巴结的灌注不均，且有较高的灌注缺损发生率（57.8%），这和 Rubaltelli 等的研究结论相似。这可能是由于转移性淋巴结的肿瘤细胞对淋巴结各个部位浸润的程度和对微血管系统的破坏不一，加之淋巴结内肿瘤浸润灶发生坏死所造成的。而当坏死灶比较大时，超声造影则可显示为灌注缺损。放化疗破坏肿瘤的血管后，可以导致该血管的局部供血区域发生凝固性坏死和缺血性坏死，造成灌注缺损。上海瑞金医院的初步研究发现，达峰时间是可鉴别不同淋巴结病变的有效指标。降半时间在转移性淋巴结和淋巴瘤淋巴结虽然有显著性差异，但是经过 ROC 曲线分析发现其用于鉴别转移性淋巴结和淋巴瘤淋巴结无显著性意义。

达峰时间可反映造影时间强度曲线灌注的速率。达峰时间越长意味着造影剂灌注的速率越慢，造影剂灌注受到的阻力越大。从淋巴结血管的病理学或可解释上述的达峰时间的差异。转移性淋巴结破坏了先前的淋巴结血管结构，为了获取营养肿瘤诱导肿瘤巢内形成窦状新生血管，这些肿瘤巢内小的窦状新生血管管径小、流速低。换句话说，肿瘤新生血管的功能低下，因而在任何时间点，有血流通行的血管百分比较低。另外，肿瘤组织还会压迫和包裹血管。这些改变无疑加大了淋巴结的血流灌注阻力，因而造影剂灌注的达峰时间延长。

林清萍等研究乳腺癌患者的腋窝淋巴结的超声造影表现，通过 QontraXt 软件对腋窝淋巴结进行时间强度曲线分析。乳腺癌腋窝淋巴结转移癌患者淋巴结内高灌注区与低灌注区的差值（$SI_{max} - SI_{min}$）明显大于淋巴结无转移组，说明有转移组淋巴结内血流灌注的空间差异很大，而无转移组淋巴结各个区域灌注较均匀一致。这可能是淋巴结转移癌内形成大量的脆弱的新生血管，并易形成动静脉瘘，因而易形成快速、高灌注血流。但另一方面，由于肿瘤细胞的克隆性增殖、淋巴循环受阻或静脉回流障碍，导致淋巴结实质压力增大，故在淋巴结内形成速度减慢、低灌注区域。$SI_{max} - SI_{min}$ 反映淋巴结实质内不同区域血流灌注的离散度。

5. 超声弹性成像 日本学者 Lyshchik 等研究发现，颈部转移性淋巴结 63%硬度明显高于周围肌肉组织，37%硬度轻度高于周围肌肉组织，或和颈部肌肉相同，或低于颈部肌肉。日本学者 Furukawa 等进行的另一项研究得出相似的结论。研究者将淋巴结的弹性图分为 4 种类型：1 型或 2 型代表组织较软，3 型或 4 型代表组织较硬。研究结果显示，94.1%转移性淋巴结表现为 3 型或 4 型弹性图，100%良性淋巴结表现为 1 型或 2 型弹性图。

转移性淋巴结和良性淋巴结的平均应变指数有显著差异，转移性淋巴结为（4.4±3.6），良性者为（0.8±0.5），以1.5作为界值，可以取得鉴别转移性淋巴结和良性淋巴结最佳效果。85%转移性淋巴结的硬度和周围肌肉相比大于1.5倍，而98%的良性淋巴结的硬度和周围肌肉相比小于1.5倍（P<0.01）。以应变指数大于1.5为界值，诊断的灵敏度为85%，特异度为98%，阳性预测值96%，阴性预测值92%，准确性92%。

上海瑞金医院的初步研究也发现转移可导致淋巴结的硬度增加，转移性淋巴结的应变指数高于淋巴瘤淋巴结和反应性淋巴结，转移性淋巴结内转移灶的应变指数也大于残余正常淋巴组织，但应变指数的具体值和 Lyshchik 等的数据有相当大的差异，这可能是所采用的仪器的不同所导致。

根据 Lyshchik 等的研究，转移性淋巴结的93%显示良好，这可能是由于和周围肌肉和其他结构相比，转移性淋巴结相对较硬，弹性特征差异较大。另外，和良性淋巴结相比，弹性图上转移性淋巴结65%边缘不规则，52%边界模糊，这可能反映了转移性淋巴结和周围组织的弹性特征的巨大差异，或是纤维形成反应导致在转移性淋巴结周围形成僵硬的环。

6. 要点

（1）在已知或未知原发病灶的前提下，颈部、锁骨上窝、腋窝、腹股沟等处出现无痛、质硬、固定的肿大淋巴结。

（2）超声上，转移性淋巴结增大，外形趋圆，纵横比（L/T）<2，一般不相互融合，大部分边界锐利，皮质回声增高、不均匀。早期淋巴门可存在，后期大多消失。与未经放化疗的转移性淋巴结相比，经过放化疗淋巴结则趋于边界模糊，边缘不规则，相互融合，淋巴门消失的比例更高，回声更为不均匀。边缘区血供是转移性淋巴结最具特异性的血供形式。频谱多普勒显示阻力指数高。

（3）甲状腺乳头状癌转移的淋巴结可出现特征性钙化。囊性的转移淋巴结变通常提示肺鳞癌、甲状腺乳头状癌和鼻咽癌。

（二）恶性淋巴瘤

恶性淋巴瘤包括霍奇金淋巴瘤（HL）和非霍奇金淋巴瘤（non-Hodgkin lymphoma，NHL）。目前普遍将恶性淋巴瘤分为3个主要亚型，即 HL、低度恶性 NHL、高度恶性 NHL。恶性淋巴瘤是原发于淋巴结和淋巴结以外的淋巴组织以及单核巨噬细胞系统的恶性肿瘤，多见于男性青壮年。临床上，肿大的淋巴结常首先出现于一侧或两侧的颈侧区，散在、稍硬、无压痛、尚活动；以后，肿大淋巴结互相粘连成团，生长迅速。腋窝、腹股沟淋巴结和肝、脾均肿大，并有不规则的高热。国内最常见的是非霍奇金淋巴瘤，占全部恶性淋巴瘤的70%～80%。

1. 超声表现 颈部淋巴结最易被淋巴瘤所累及。主要发生于颈后三角、上颈部和下颌下三角。表现为淋巴结肿大，平均为3 cm，较大者可≥5 cm，形态趋向于圆形，L/T<2。淋巴结边界清晰。大多数淋巴结淋巴门消失（图3-21）。

同转移性淋巴结相似，淋巴门回声存在主要见于疾病的早期，髓质淋巴窦还没有被完全破坏而消失。

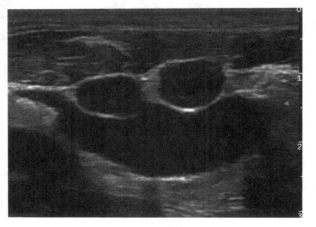

颈部淋巴结肿大，淋巴结趋向于呈圆形，边界清晰，淋巴门消失

图3-21 非霍奇金淋巴瘤淋巴结

此时的淋巴门就可被显示，多呈不规则偏心狭窄型。中央坏死可导致淋巴门回声消失。5%~8% 淋巴瘤的结节内见囊性坏死，中央坏死是中心母细胞和（或）中心细胞性淋巴瘤的特征性表现。淋巴瘤可先起源于淋巴结的局部，故皮质呈不规则增厚。Ahuja 等发现多数的淋巴结显示为不均匀的微小结节图像（图 3 - 22）。在 NHL 的滤泡型和弥漫型大细胞型间回声也没有显著区别。不论何种病理类型，大部分的淋巴结后方无增强效应。

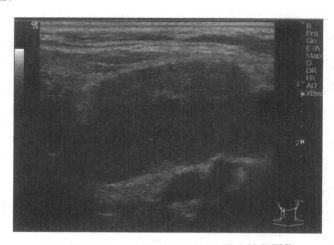

颈部淋巴结肿大，淋巴结内可见呈微小结节图像

图 3 - 22　非霍奇金淋巴瘤淋巴结结节

放化疗可以对淋巴瘤淋巴结的结构造成影响。根据上海瑞金医院的资料，经过放化疗淋巴结则可能出现边界不清晰、回声不均匀及淋巴结相互融合的比例增高，甚至出现钙化。也有研究发现，化疗后，超声淋巴结显示率降低，淋巴结皮质变薄，L/T 变大（图 3 - 23）。

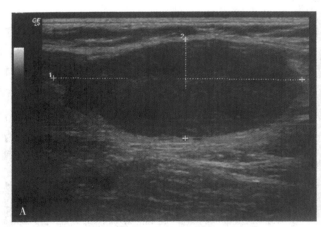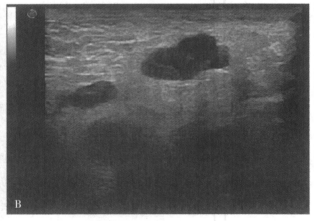

A. 化疗前；B. 化疗后；化疗后，左侧腹股沟区淋巴结体积较治疗前明显缩小，形态趋于不规则，边界模糊

图 3 - 23　非霍奇金淋巴瘤

2. 彩色血流显像　恶性淋巴瘤是所有淋巴结中血流最丰富的。恶性淋巴瘤虽然是恶性病变，但其血流分布既有恶性淋巴结病变的特征，又和良性病变相类似，大部分的淋巴瘤有存在淋巴门血供和（或）边缘血管（图 3 - 24）。当然，由于为恶性病变，肿瘤细胞的压迫、浸润也使淋巴瘤的血管形态学具有恶性病变的基本特征（图 3 - 25），即具有以下 4 种血管模式中的至少 1 种：血管移位、血管迷行、局灶性无灌注、包膜下血管（即边缘血管）。

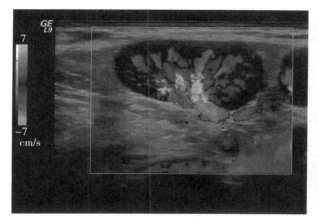

颈部受累淋巴结显示典型淋巴门血管

图 3－24　非霍奇金淋巴瘤淋巴结淋巴门血管

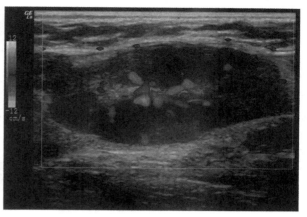

颈部受累淋巴结同时显示典型淋巴门血管和边缘血管

图 3－25　非霍奇金淋巴瘤淋巴结混合血管

淋巴瘤血管系统的彩色血流显像和良性淋巴结病的相似，可能的原因是与转移性淋巴结相比，其变性过程和结缔组织增生改变较不明显。淋巴瘤血供还有一个特征，即与转移淋巴结和反应性淋巴结相比几乎都是高血供。淋巴瘤淋巴门血供和高灌注血供的特点使其不易发生结节内坏死，这一点与转移性淋巴结不同。恶性淋巴瘤仅有 5% ~8% 发生结节内坏死，而在 29% 的鼻咽癌转移性淋巴结可见结节内坏死。上海瑞金医院的资料显示淋巴瘤淋巴结 72.5% 呈淋巴门型血管，17.6% 呈混合型血管，3.9% 呈边缘型血管，5.9% 则未见血供。有血供淋巴结 93.8% 可显示淋巴门血管，22.9% 显示边缘血管，这说明虽然肿瘤细胞对淋巴结血管结构的破坏较不明显，但一些淋巴瘤还是具备一些恶性淋巴结血供的特点。

经过放化疗后，淋巴瘤的彩色血流信号较未治疗时明显减少，这可能与化疗直接作用于血管内皮细胞引起肿瘤血管变细或闭塞有关。

3. 频谱多普勒　淋巴瘤淋巴结的 RI 0.70 ~ 0.84，PI 1.20 ~ 2.20，稍低于转移性淋巴结。这可能是由于虽然同为恶性肿瘤，但淋巴瘤趋向于和反应性淋巴结相似，能较好地诱导结节内新生血管形成，因而阻力稍低于转移性淋巴结。

根据上海瑞金医院资料，未放化疗淋巴瘤淋巴结 PI（1.18 ±0.32），RI（0.67 ±0.10），经放化疗淋巴结 PI（1.31 ±0.44），RI（0.70 ±0.11），虽然经放化疗淋巴结的阻力有增加趋势，但无统计学意义。但也有研究证明，化疗后 NHL 淋巴结内动脉的 RI、PI 高于化疗前。

4. 超声造影　上海瑞金医院的研究显示淋巴瘤淋巴结 75% 灌注均匀，21.4% 出现灌注缺损。

大多数淋巴结的灌注模式为整体灌注型。约 9.7% 的淋巴瘤表现为完全无灌注，导致这种情况的原因包括淋巴结血管阻塞造成淋巴结梗死、放化疗造成淋巴结内部完全坏死、化脓性炎症导致淋巴结完全液化坏死。

淋巴瘤淋巴结对血管系统的影响和反应性良性淋巴结病变有相似之处，使得灰阶超声造影时有相对较高的淋巴门血流显示率。放化疗破坏肿瘤的血管后，可以导致该血管的局部供血区域发生凝固性坏死和缺血性坏死，因而经过放化疗的淋巴瘤淋巴结回声不均、灌注缺损及完全性无灌注的发生率增高，淋巴门血管显示率下降。

5. 超声弹性成像　上海瑞金医院的初步研究发现淋巴瘤淋巴结应变指数低于转移性淋巴结，但其诊断的可靠性有待进一步证实。

6. 要点

（1）临床上患者出现多部位无痛性、较硬的淋巴结肿大，生长迅速，伴有不规则的发热、肝脾肿大或血常规的改变。

（2）超声检查，淋巴瘤通常表现为肿大、趋圆的低弱回声，L/T < 2，边界锐利，淋巴门消失，或呈不规则偏心狭窄型，少数可出现囊性坏死，彩色血流信号丰富。经治疗后，淋巴瘤淋巴结血供减少，可发生钙化。

二、良性淋巴结

良性淋巴结肿大主要有淋巴结反应性增生和结核性淋巴结炎两大类。

（一）淋巴结反应性增生

急性和慢性感染皆可引起淋巴结反应性增生。淋巴结由所属部位的某些急慢性炎症可引起淋巴结出现急性和慢性炎性反应，如化脓性扁桃体炎、牙龈炎可引起颈部淋巴结肿大，初期淋巴结柔软、有压痛、表面光滑、无粘连，肿大到一定程度即停止。慢性较硬、能推动，最终仍可缩小或消失。

1. 超声表现　超过 50% 的肿大淋巴结可能是炎症所致。在颈部，良性淋巴结主要分布在颏下区、下颌下区和腮腺区。表现为淋巴结呈长圆形、椭圆形均匀性肿大，长径 > 5 mm，通常为 10 mm 左右，85% 的淋巴结 L/T > 2。通常可见淋巴门（图 3 - 26）。仅 8% 淋巴门回声消失，常出现于颈部及颌下。

皮质的回声强度低于毗邻肌肉回声，呈实质低回声，分布较均匀（图 3 - 27）。部分淋巴结可有液性暗区，通常无钙化的强回声。

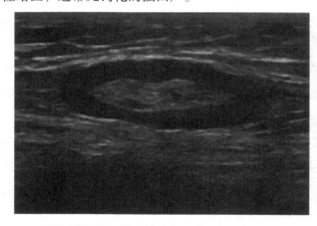

颈部受累淋巴结呈低回声，淋巴门正常可见

图 3 - 26　反应性淋巴结淋巴门

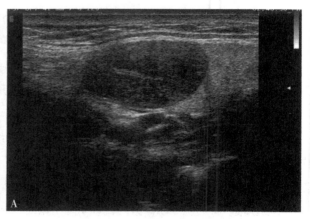

颈部受累淋巴结呈低回声，分布均匀，淋巴门狭窄

图 3 - 27　反应性淋巴结

同转移性肿瘤一样，感染性因子经过输入淋巴管到达淋巴结，这些输入淋巴管引流入位于淋巴结包膜下区域的边缘淋巴窦，因而良性病变的早期也首先累及皮质，后来则蔓延至淋巴门。与转移性淋巴结不同的是，有害因子在早期就到达整个淋巴结，在淋巴结的各个部分同时导致反应性改变。病原体诱导淋巴滤泡内的淋巴细胞增生、淋巴窦扩张等，这些病理改变导致淋巴结皮质增厚。这个征象见于 65% 的良性淋巴结。上述病理过程弥漫性的特征保存了淋巴结的外形（L/T > 2）和高回声的淋巴门结构，尽管淋巴结的体积变大。淋巴门主要由引流淋巴窦和淋巴管组成，由疏松的结缔组织支架所支持，如果感染持续，在淋巴门将形成新的生发中心，组成新的淋巴滤泡。这些因素可能解释超声上淋巴门回声的改变。

2. 彩色血流显像　反应性淋巴结在淋巴门血流的显示较佳，这代表了血管进入淋巴结的正常人口，因此可见到放射性对称的淋巴门型血供，淋巴门血管不发生移位。有报道指出，96%的反应性淋巴结可见淋巴门血供。在良性反应性淋巴结，弥漫性的病理过程特征保存了淋巴结的正常血管结构，在组织学上显示有完整的淋巴结结构、血管沿淋巴门分布。淋巴结的动脉和静脉血管主干从门部进入淋巴结，分出多束微动脉和微静脉，沿淋巴结长轴排列（图3-28）。有4%反应性淋巴结表现为混合型血供（即同时出现淋巴门血供和边缘血供）。

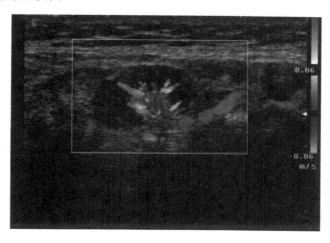

颈部受累淋巴结出现典型淋巴门型血管模式

图3-28　反应性淋巴结淋巴门血管

出现边缘血流可能是炎症导致周围相连组织血供增加，淋巴结包膜正常微动脉扩张或是正常微动脉的末梢分支增生。这些边缘血流可能被误判为恶性病变的血流。

也有报道指出，部分良性淋巴结表现为无血流信号，这可能是由于组织的退行性变导致低灌注所致。一般而言，急性反应性淋巴结出现血流速度加快，血管径增宽，超声显示的血供就增加；在慢性淋巴结炎出现结节内纤维化导致血管阻力增加，血流减少，超声显示的血流也就减少。淋巴结的血管密度和淋巴结的大小呈正相关，可能代表炎性反应的强度。

如以无血流型和淋巴门血流型作为良性病变特征，以混合血流型、点状血流型和边缘血流型作为恶性病变特征，将转移性淋巴结与良性反应性淋巴结病鉴别开来的准确率为88%，敏感性为89%，特异性为87%。

3. 频谱多普勒　反应性淋巴结的血流阻力较低，PI 0.85~1.10，RI 0.57~0.66，上海瑞金医院资料显示，反应性淋巴结 PI（1.05±0.74），RI（0.59±0.13）。由此可见，反应性淋巴结的血管一般呈低阻力状态，这是由于水肿和血管舒张导致毛细血管网的血流明显增加。

4. 超声弹性成像　Lyshchik 在其研究过程中主要观测淋巴结是否部分或完全能被显示，淋巴结是否比周围肌肉暗，边缘是否规则或中度不规则，边界清楚是否超过50%，张力系数是否大于1.5 等5项指标。结果发现，多数的良性淋巴结和周围肌肉结构的硬度相似，弹性特征差异微小，因而在以灰阶方式显示时有相似的亮度，在弹性图上出现67%淋巴结不能清晰显示的现象。肌肉的张力系数较淋巴结的张力系数更准确。良性结节的平均张力系数为 0.8±0.5。98%的良性淋巴结的张力系数小于1.5，而85%的转移淋巴结的张力系数大于1.5。

5. 要点

（1）常有局部的急慢性炎症引起，引流区域触及单个或多个柔软、光滑的肿块，可有压痛，活动度好。

（2）超声上表现为淋巴结椭圆形均匀性肿大，L/T＞2，淋巴门宽阔。彩色多普勒可见到放射性对称的淋巴门型血供，淋巴门血管不发生移位，RI 在 0.6 左右。

（二）结核性淋巴结炎

此病多见于儿童和青年。结核杆菌大多经扁桃体、龋齿入侵，少数继发于肺或支气管的结核病变。但只有在人体抗病能力低下时，才能引起发病。表现为低热、盗汗、食欲不振、消瘦等全身中毒症状，局部可触及多个大小不等的肿大淋巴结。初期，肿大的淋巴结较硬，无痛，可推动。病变继续发展，可发生淋巴结周围炎，使淋巴结与皮肤和周围组织发生粘连；各个淋巴结也可互相粘连，融合成团，形成不易推动的结节性肿块。晚期，淋巴结发生干酪样坏死、液化，形成寒性脓肿。脓肿破溃后，流出豆渣样或稀米汤样脓肿，最后形成一经久不愈的窦道或慢性溃疡；溃疡边缘皮肤暗红、潜行，肉芽组织苍白、水肿。

1. 超声表现 多累及整个解剖区域及相邻解剖区域。在颈部，结核性淋巴结炎最常发生于颈上组、颈中组、颈下组和锁骨上窝组，另外颌下、颈后三角区也较为多见。淋巴结肿大，其程度较非特异性淋巴结炎重。外形也通常呈圆形，L/T＜2，平均 1.16。根据受累淋巴结内部的超声表现，可以将其分为均质型、粗大光点型、网状结构型和混杂型四类，其中混杂型占大多数。由于淋巴结周围水肿和炎性反应，导致结核性淋巴结炎的边界模糊，但病变早期或治疗后淋巴结边界较为清晰（图 3 - 29）。病变淋巴结大多同时出现两种及两种以上多种类型的声像图表现，表明淋巴结内同时存在不同病理时期的结核病变。病变早期，淋巴结以炎性渗出为主，故包膜光整，内部结构无明显破坏，皮髓质分界清晰，皮质呈低回声，分布均匀，表现为匀质型。随着淋巴结组织增生和结核结节形成，髓质逐渐受压形成偏心窄带状或树枝状高回声，甚至消失，而皮质回声增粗，分布不均。当发生干酪液化坏死可形成囊性无回声区，淋巴结内囊性坏死的出现可高度提示结核性淋巴结炎。晚期或抗结核治疗后，凝固性坏死及纤维化可形成粗糙的高回声区，钙化可形成斑片状或团状强回声（图 3 - 30）。76%～78% 的淋巴结由于髓质的破坏，淋巴门消失。23% 的结核性淋巴结炎伴有后方回声增强，这也归因于结内的囊性坏死，且坏死面积较大。

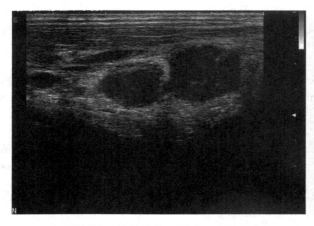

颈部受累淋巴结外形趋于圆形，边界尚清晰

图 3 - 29　结核性淋巴结炎

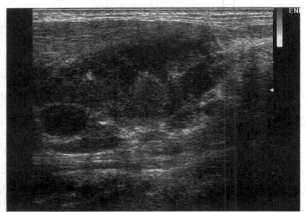

颈部受累淋巴结外形不规则，边界模糊，内部可见大片液化坏死区及斑片状钙化强回声区

图 3 - 30　结核性淋巴结炎钙化灶

从淋巴结的分布、外形、大小和内部结构这些特征，不能将结核性淋巴结炎与转移性淋巴结相鉴

别。能将两者鉴别开来的超声特征是结节融合及毗邻软组织水肿。毗邻软组织水肿和淋巴结融合是结核性淋巴结的常见特征，约半数结核性淋巴结伴软组织水肿，约60%发生融合，这些在转移性淋巴结和淋巴瘤相对少见。这可能是由于淋巴结周围炎性反应（腺周围炎）所致。但必须注意的是毗邻软组织水肿和淋巴结融合也可见于以前接受过颈部放疗的患者。另外，干酪样坏死物可穿破淋巴结至周围软组织内形成脓肿或窦道，表现为低回声或无回声。

2. 彩色血流显像　尽管结核性淋巴结炎为良性病变，但其血管分布模式，如淋巴门血管移位、混合型血供、无血供区和边缘血供，同转移性淋巴结的特征相似。12%~24%只显示边缘血管而中央部位血管缺失（图3-31）。41%~50%的结核性淋巴结炎表现为只有淋巴门血供，淋巴门血管多数偏心移位（注意源自淋巴门的偏心变形血管可与边缘型血管相似）（图3-32）。76%显示异常的淋巴结中央血管（变形放射状或迷行的多灶血管）。19%~76%的结核性淋巴结炎显示混合型血供，即同时有边缘血管和中央或淋巴门血管（图3-33）。6%~41%的结核性淋巴结炎不能探及血流信号。

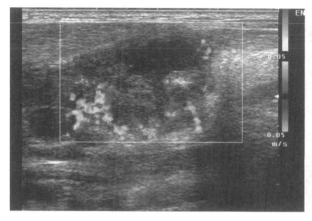

淋巴结只显示边缘血管，而中央部位血管缺失

图3-31　结核性淋巴结炎血管表现

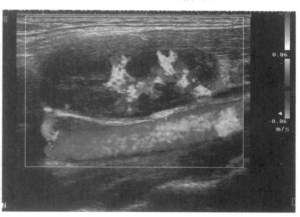

淋巴门血管受压移位，注意与边缘血管相鉴别

图3-32　结核性淋巴结淋巴门血管

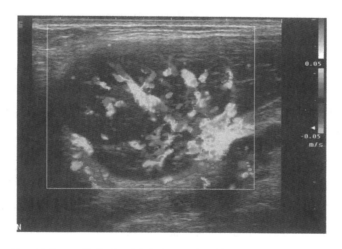

淋巴结呈混合型血管模式，同时可见边缘血管、中央血管和淋巴门血管

图3-33　结核性淋巴结混合血供

多普勒超声能显示偏心性的门部血流灌注。81%的结核性淋巴结炎有明显的占位效应和淋巴门血管移位，而在反应性淋巴结不见此征象。在所有的病例，这些血管移位是由于局灶性坏死区，在灰阶超声上，这些坏死区可以显示。因此，淋巴门血管移位是一个将结核性淋巴结炎和转移性淋巴结鉴别开的

特征。

结核性淋巴结炎的血管形成过程与恶性淋巴结的形成过程类似。组织学提示结核性淋巴结炎和恶性淋巴结的微动脉无区别。结核破坏淋巴结组织时，先前存在的淋巴结血管可能增生，结果导致淋巴结中央形成迷行血管。结核破坏淋巴门血流供应系统，导致从先前存在的淋巴结边缘血管或淋巴结周围相连组织的血管获得血液供应。在结核性淋巴结炎的淋巴结边缘实质和包膜处可观察到微动脉。彩色血流图上有时可见从淋巴结边缘发出向心性迷行血流信号，这种征象支持上述推论。

6%～41%的结核性淋巴结炎不能探及血流信号。无血供区可能是由于肉芽肿性坏死，肉芽肿性坏死可能导致淋巴结内血管的消失。无血供区可能也反映了疾病的后期阶段。当治疗开始，纤维变性和透明样变性可压迫和闭塞结节内血管。其中的88%可见淋巴结内大面积囊性坏死（横切面上＞50%的面积囊性坏死）和结节内坏死相关联的淋巴结内无血供有助于将结核性淋巴结与恶性淋巴结、反应性淋巴结相鉴别。

3. 频谱多普勒　通过 PI 和 RI 的测量，结核性淋巴结炎可以与恶性淋巴结相鉴别。由于感染导致血管舒张，结核性淋巴结炎 RI（0.64～0.71）±0.4，通常＜0.8，PI 1.03～1.34，低于转移性淋巴结。

4. 要点

（1）浅表淋巴结结核占肺外结核病的首位，临床上颈部等处出现融合、固定、无痛性肿块，晚期可破溃流脓。患者可有其他部位的结核病灶或结核感染病史，伴有乏力、盗汗、午后低热、消瘦等全身中毒症状，结核菌素试验（PPD）和（或）结核抗体阳性。

（2）超声上表现为多部位的、成串的淋巴结肿大，外形趋圆；内部回声不均匀，表现为低回声、无回声、强回声混杂；淋巴门偏移、狭窄或消失；淋巴结边界模糊，互相融合；彩色血流信号常显示为混合型；RI＜0.8。淋巴结内部出现囊性无回声及钙化粗大强回声、边界模糊、相互融合是本病的特征性表现。

（三）组织细胞坏死性淋巴结炎（HNL）

组织细胞坏死性淋巴结炎是一种良性自限性疾病，1972 年由日本学者 Kikuchi 和 Fujimoto 首先报道，故本病又称 Kikuchi - Fujimoto 病（KFD）。HNL 主要累及颈部淋巴结，在病理上表现为特征性的坏死性淋巴结炎。HNL 好发于年轻女性，亚洲地区是高发区。本病可能和病毒感染及免疫异常有关，临床上大多表现为颈部淋巴结肿痛，发热，周围血白细胞下降。组织病理学主要表现为副皮质区片状或融合的坏死灶，有大量的核碎片，有淋巴网状内皮细胞浸润，但不出现粒细胞浸润现象。

1. 超声表现　病变多发生在颈部，常为单侧累及，有文献报道 88.5% 患者为颈后三角淋巴结异常。颈部同一解剖区域淋巴结常多发受累，这些受累的淋巴结体积明显增大，相互之间未见融合征象，淋巴结周围软组织声像图无改变，组织病理学显示这些淋巴结皆有完整而较薄的包膜结构，这说明 HNL 基本局限于淋巴结内。多数淋巴结 T/L 大于 0.5，因而有恶性淋巴结病变的外形特征。淋巴结边界回声皆锐利、清晰，这和组织病理学显示淋巴结具备完整而较薄的包膜结构有关。在回声方面，病变淋巴结一般表现为均匀低回声，这说明受累淋巴结内坏死造成的声学界面的改变尚不能为目前的灰阶超声技术所显示。多数淋巴结可见淋巴门回声，组织病理学上可见这些淋巴结有正常的淋巴门结构（图 3 - 34）。

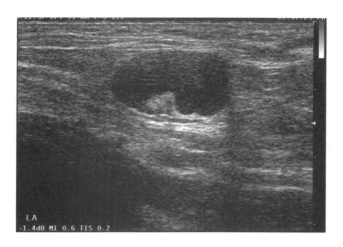

颈部受累淋巴结边缘规则，边界清晰，内部呈低回声，淋巴门可见

图 3-34　组织细胞坏死性淋巴结炎

2. 彩色血流显像　淋巴结多显示为丰富淋巴门型血管。在组织病理学研究中，病变淋巴结的血管结构多正常，淋巴门部位可见较宽的血管结构，未见血管受压、管腔闭塞等征象，这说明 HNL 淋巴结血管结构基本未受影响，但炎症过程可导致血管的扩张，故彩色多普勒上 HNL 淋巴结的血管模式的改变和反应性淋巴结、淋巴瘤淋巴结的血管模式相似（图 3-35）。

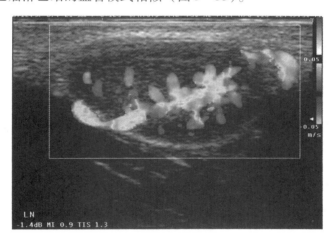

淋巴结呈淋巴门型血管模式

图 3-35　组织细胞坏死性淋巴结炎血管模式

3. 频谱多普勒　淋巴结的 RI、PI 值和反应性淋巴结相似，而低于淋巴瘤及转移性淋巴结，这是由于和反应性淋巴结一样，HNL 淋巴结也是一种炎性的病理过程，炎症反应导致血管扩张而造成血流阻力下降。根据上海瑞金医院资料，HNL 淋巴结血管的 RI 平均（0.59±0.05），PI 平均（0.91±0.11）。

4. 要点

（1）本病可能和病毒感染及免疫异常有关，临床上大多表现为颈部淋巴结肿痛，发热，周围血白细胞下降。

（2）超声上发现同一解剖区域淋巴结常多发受累，一般表现为趋圆的均匀低回声，L/T＜2，淋巴结体积增大，边界光整，无融合，淋巴门清晰，血供呈低阻型，较丰富。

(四) 猫抓病

猫抓病是由猫抓伤或咬伤导致巴尔通体感染引起的以皮肤原发病变和局部淋巴结肿大为特征的一种自限性传染病。本病以青少年多见。人被猫抓伤约2周后，在抓伤的皮肤周围可出现红色丘疹。约4周后，在抓伤部位的近端出现淋巴结肿大，约1/3的患者出现多个部位的淋巴结受累。淋巴结肿大最常见的部位是颈前、腋窝、腹股沟、股部和关节周围，4~8周后消失。在疾病晚期，显微镜下可见形成特征性的肉芽肿性微脓肿。用Warthin–Starry银染色显示在淋巴窦内及微脓肿周围的巨噬细胞质中，可见黑色的颗粒状或杆状细菌，这对于诊断至关重要，有助于与淋巴结核、组织细胞坏死性淋巴结炎、淋巴结肉芽肿和霍奇金淋巴瘤等病变鉴别。

1. 超声表现　受累淋巴结主要位于颈部、耳后、肘部、腋下及腹股沟等部位，如果颈部受累，肿大淋巴结可出现于颈中、颈上、颈后三角、颈前区、颌下区及腮腺区。据Ridder等报道，86%表现为单个淋巴结肿大，受累淋巴结56% T/L≥0.5，100%为低回声，59%回声均匀，25%淋巴门存在，20%出现囊性坏死，59%出现后方回声增强，97%周围软组织正常（图3-36）。当发生化脓时，淋巴结常发生融合，边界模糊，后方出现回声增强。Garcia等报道在淋巴结100%为低回声，89%后方回声增强，这些特征和Ridder等的报道相似，但Garcia等发现91%呈多发淋巴结肿大，100%周围软组织回声增强，这和前者的报道有相当大的差异。国内学者报道受累淋巴结L/T>2，皮质回声减低，后方可有回声增强效应，淋巴门结构多存在。

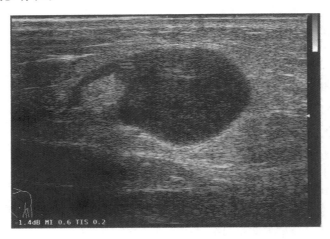

腋窝受累淋巴结边缘规则，边界清晰，内部呈低回声，淋巴结可见，后方伴增强效应

图3-36　猫抓病

2. 彩色血流显像　据Ridder等报道，在彩色和能量多普勒超声上，多数的猫抓病淋巴结不能显示内部血供，这可能是由于猫抓病淋巴结的病理特征所决定的，因为在病变发展过程中，淋巴结内先后出现微脓肿和脓肿，因此，只有在病变的早期阶段才有可能探及血流信号。但Garcia等则得出截然不同的结论，该研究者发现100%的淋巴结出现血流信号，并指出这是由于巴尔通体感染导致淋巴结内新生血管形成所致。国内有报道59.78%~70%受累淋巴结内可显示彩色血流信号（图3-37），且较丰富，多数呈树枝状，血管走行规则且无扭曲。

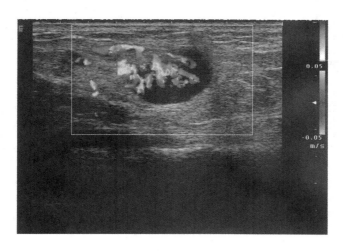

淋巴结呈淋巴门型血管模式

图 3 – 37　猫抓病血管模式

3. 频谱多普勒　作为一种炎性病理过程，猫抓病淋巴结的血流阻力较低，据报道其 RI 平均 < 0.6，PSV < 26 cm/s。

4. 要点

（1）有猫、狗等动物抓伤史，数周后出现颈部、肘部、腋窝、腹股沟等处淋巴结肿大，伴或不伴压痛。

（2）超声显示单个或多个肿大淋巴结，椭圆形，淋巴门结构多存在，淋巴结皮质呈低回声，后方回声可有增强效应，彩色血流信号丰富且较规则。周围软组织回声基本正常。

（刘　辉）

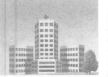

第四章　甲状腺及甲状旁腺超声

第一节　甲状腺超声检查方法与正常声像图

一、解剖概要

（一）甲状腺

甲状腺是成年人体内最大的内分泌腺，位于颈前部，由左右两侧叶和连接两侧叶的峡部组成，呈 H 形横跨于气管上段。有 30%~50% 的人在峡部上缘有一尖端向上的锥体叶。甲状腺前方为胸骨舌骨肌及胸骨甲状肌，外前方为胸锁乳突肌，两侧叶后方为颈长肌。两侧叶的后内侧与喉和气管、咽和食管，以及喉返神经等相邻，后外侧为颈总动脉和颈内静脉。甲状腺表面覆有两层被膜，外层称甲状腺假被膜，覆盖甲状腺的前面和两侧；内层称甲状腺真被膜，贴于腺体组织表面，并深入腺体实质内，将腺体组织分隔为若干小叶。

甲状腺的血供非常丰富，主要由双侧的甲状腺上、下动脉及少数人存在的甲状腺最下动脉构成。甲状腺的静脉起自甲状腺腺体的表面和气管前面的静脉丛，分为上、中、下三对静脉。

甲状腺主要分泌甲状腺激素和降钙素，生理功能十分广泛，主要是促进人体的能量代谢和物质代谢，促进生长和发育。

（二）甲状旁腺

甲状旁腺位于甲状腺两侧叶的背面，为黄褐色圆形小体，有薄层结缔组织被膜。成人每个腺体重约 30~50 mg；长 3~6 mm，宽 2~4 mm，厚 0.5~2 mm。甲状旁腺的数目和位置变化较大。约 90% 人群有 4 个甲状旁腺，每侧上、下两个，有的人为 3 个或 5 个腺体。上一对甲状旁腺位置比较恒定，多位于甲状腺侧叶后缘上中 1/3 交界处。下一对甲状旁腺位置变化较大，约 60% 位于甲状腺侧叶下极的后缘（正常位置），可异位于甲状腺胸腺韧带内、纵隔和颈动脉鞘内。

上一对甲状旁腺由甲状腺上动脉或甲状腺下动脉或两者的吻合支供应，下一对甲状旁腺由甲状腺下动脉发出的分支供应。甲状旁腺的静脉回流同甲状腺，分别回流至颈内静脉和头臂静脉。

甲状旁腺主细胞分泌甲状旁腺素，具有升高血钙、降低血磷的作用。甲状旁腺素的分泌主要受血钙浓度的负反馈调节，并与甲状腺 C 细胞分泌的降钙素以及 $1,25-(OH)_2$ 维生素 D_3 共同调节钙磷代谢，控制血浆中钙、磷水平。

二、超声检查方法和正常声像图

（一）仪器条件

一般使用具有高频线阵探头（5～10 MHz）的彩色多普勒血流显像（CDFI）仪对甲状腺和甲状旁腺进行扫查。必要时采用扇形探头结合吞咽动作对锁骨后或胸骨后甲状腺肿或异位甲状旁腺病变进行观察。

（二）体位

患者取仰卧位，在肩及颈后垫枕，头向后仰充分暴露颈前区域。如果甲状腺肿物较大，可嘱患者头偏向对侧或调整为侧卧位。

（三）检查方法

1. 甲状腺

（1）测量甲状腺大小：沿侧叶纵切扫查，取最大切面测量上下径，横切扫查时取最大横切面测量横径和前后径；用同样的方法测量峡部各径。

（2）从上至下、从外向内做一系列横切和纵切扫查，观察甲状腺实质及结节的灰阶超声表现。

（3）CDFI 检查：观察腺体和结节的血流信号的分布和丰富程度，测量结节内动脉血流的峰值流速和阻力指数。必要时，测量甲状腺上、下动脉的内径、峰值流速和阻力指数。

2. 甲状旁腺

（1）正常位置甲状旁腺的超声检查方法与甲状腺相似。由于甲状旁腺位置更深，使用的探头频率更低，特别是甲状旁腺明显增大时。

（2）甲状旁腺常见异位于甲状腺内、颈动脉鞘内、食管后和胸骨上窝，应仔细扫查。

（3）嘱患者做吞咽动作，使病灶提升，同时采用扇形探头（扫查方向朝向足侧）在胸骨上窝和锁骨上方进行探测，有可能发现异位于锁骨或胸骨后方的病灶。

（四）正常声像图

1. 甲状腺

（1）正常甲状腺左右侧叶上下径 4～6 cm，左右径 1.5～2 cm；峡部前后径 0.2～0.4 cm。正常甲状腺大小存在较大个体差异，但侧叶前后径的个体差异相对较小，若侧叶前后径大于 2 cm，可诊断甲状腺肿大。

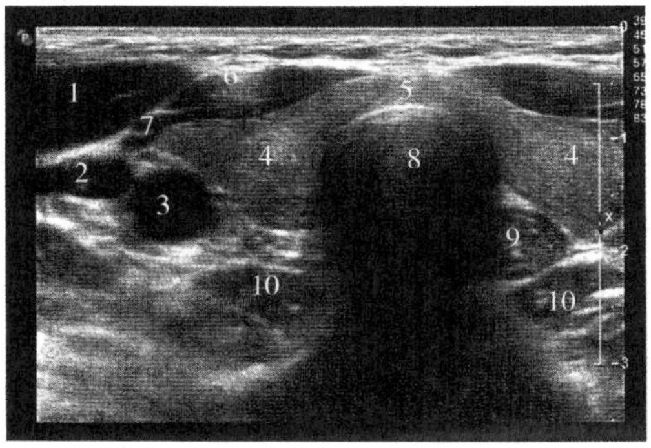

（2）甲状腺被膜为一薄而规整的高回声带，实质为分布均匀的细而密集的中等回声，回声水平明显高于邻近的胸锁乳突肌回声（图 4-1）。高档彩色多普勒血流显像（CDFI）仪显示腺体内弥漫性分布的较为丰富的点状、条状血流信号。

1. 胸锁乳突肌；2. 颈内静脉；3. 颈总动脉；4. 甲状腺左、右叶；5. 甲状腺峡部；6、7. 颈前肌肉；8. 气管；9. 食管；10. 颈长肌

图 4-1 正常甲状腺及其周围关系的灰阶图像

（3）甲状腺上、下动脉的平均内径约 2 mm，为搏动性动脉血流频谱，收缩期峰值流速为 30～50 cm/s。甲状腺的三对静脉为连续性低振幅频谱。

2. 甲状旁腺 由于正常甲状旁腺体积过小（平均大小 5 mm×3 mm×1 mm），且与周围组织不能形成良好的反射界面，超声很难显示。偶尔超声可以显示年轻人正常的甲状旁腺，多为卵圆形边界清楚的均匀低回声，内部一般无明显的血流信号。超声诊断甲状旁腺增大的标准是甲状旁腺前后径超过 2 mm。

（郭 强）

第二节 甲状腺疾病超声诊断

为了便于超声鉴别诊断，将甲状腺疾病大致分为两大类：甲状腺弥漫性肿大和甲状腺结节。前者包括毒性弥漫性甲状腺肿、单纯性甲状腺肿、亚急性甲状腺炎、慢性自身免疫性甲状腺炎及甲状腺原发性恶性淋巴瘤；临床上甲状腺结节被描述为正常大小或弥漫性肿大的腺体内单发或多发结节，包括结节性甲状腺肿、甲状腺瘤、甲状腺癌、局限性炎性结节。

一、毒性弥漫性甲状腺肿

毒性弥漫性甲状腺肿又称原发性甲状腺功能亢进症、突眼性甲状腺肿或 Graves 病，是一种伴甲状腺激素分泌增多的特异性自身免疫病。本病多见于 20～40 岁青年女性，男女比例约 1：5。

（一）临床表现

多器官受累和高代谢状态，主要表现有：心悸、怕热、多汗、食欲亢进、大便次数增多、消瘦、情绪激动等，约1/3 的患者伴有眼球突出。

（二）超声检查

1. 灰阶超声图像 甲状腺弥散性对称性肿大，被膜规整。甲状腺上、下动脉内径增宽，腺体回声明显受病程和治疗的影响。对于未经治疗的初发者，腺体表现可分为弥散回声减低型或散在回声减低型。病程较长或反复发作者，腺体回声水平可与正常腺体相当，不均匀，部分病例因形成纤维分隔而出现条状高回声。

2. 多普勒超声 CDFI 表现为"火海征"，血流信号丰富。多数病例甲状腺上、下动脉流速明显加快，阻力减低。

（三）鉴别诊断

1. 单纯性甲状腺肿 本病系地方性缺碘引起的疾病，也有散发性病例。超声表现为甲状腺增大，但回声正常或不均，CDFI 示血流信号及流速无明显增加。甲状腺功能正常或减低。

2. 结节性甲状腺肿 部分毒性弥散性甲状腺肿可表现为腺体散在的回声减低，从声像图上与结节性甲状腺肿不易区分。后者开始时似单纯性甲状腺肿，但随着病情的发展，各部分组织反复增生与复旧，形成纤维间隔及多个结节。甲状腺两侧叶不对称增大是其特征。CDFI 检查缺乏血流信号，其流速 <30 cm/s，与甲状腺功能亢进"火海征"截然不同。

3. 慢性自身免疫性甲状腺炎 病情动态发展，声像图随之动态变化。甲状腺增大多以前后径改变为明显，而甲状腺功能亢进的腺体增大以长径改变为明显，而且桥本氏甲状腺炎血中抗甲状腺球蛋白和抗微粒体抗体增高。

4. 甲状腺瘤 部分患者并发甲状腺功能亢进，从声像图上易与甲状腺功能亢进相鉴别。

二、单纯性弥漫性甲状腺肿

单纯性弥漫性甲状腺肿是单纯性甲状腺肿的早期阶段，甲状腺两侧叶呈对称性弥漫性肿大，一般不伴有甲状腺的功能变化和全身症状。

（一）临床表现

甲状腺过度肿大者可压迫周围器官组织而产生相应的症状：①压迫气管造成呼吸困难。②压迫食管引起吞咽困难。③压迫颈静脉、上腔静脉造成头面部及上肢水肿。④压迫周围神经引起声音嘶哑或霍纳综合征。

（二）超声检查

1. 灰阶超声图像　甲状腺呈弥漫性、对称性肿大，表面平整。腺体肿大明显时可出现压迫气管、颈部血管等现象。病程早期腺体内部回声基本正常；病程后期除腺体实质回声普遍不均外，由于滤泡内充满胶质而高度扩张，腺体内显示弥漫分布的多发薄壁无回声区伴囊内点状强回声。

2. 多普勒超声　CDFI 显示腺体内血流信号无明显增多，甲状腺上动脉内径正常或稍增宽，频谱形态无异常改变，流速在正常范围内或轻度增高。

（三）鉴别诊断

1. 结节性甲状腺肿　腺体增大呈不对称性，表面不光滑，并伴有多个大小不等的结节。而单纯性甲状腺肿腺体呈弥漫性对称性增大，表面光滑，内无囊性结节以外的其他类型结节形成。

2. 毒性弥漫性甲状腺肿　见毒性弥漫性甲状腺肿。

三、单纯性结节性甲状腺肿

单纯性结节性甲状腺肿是单纯性甲状腺肿发展至后期的表现。

（一）临床表现

本病一般无明显症状，但肿大的甲状腺可压迫周围组织如气管和食管而产生相应的症状。

（二）超声检查

1. 灰阶超声图像　甲状腺正常大小或两侧叶不对称性增大，表面不平整。内见单个或多个回声不等的结节，边界清晰或模糊，可伴有形态不同的钙化。结节以外的腺体回声可能表现为均匀、不均或散在的点状或条状高回声。

2. 多普勒超声　CDFI 显示结节内血供状态不等，有的增生结节内部血流丰富，甚至呈彩球状；以退化为主（如囊性变、液化、坏死等）的结节内部无或少许血流信号。结节以外的腺体血供无明显增多。甲状腺上动脉内径正常或稍增宽，流速在正常范围内或稍加快。

（三）鉴别诊断

1. 与毒性弥漫性甲状腺肿、单纯性弥漫性甲状腺肿相鉴别　见毒性弥漫性甲状腺肿、单纯性弥漫性甲状腺肿。

2. 甲状腺瘤　多为单发，边界清晰，有完整包膜。内部回声均匀，可有晕环，甲状腺轮廓整齐、光滑。而结节性甲状腺肿结节常多发，大小不一，无包膜，周围甲状腺组织回声不均匀，甲状腺轮廓不平。

3. 甲状腺癌　结节有恶变的可能，如发现生长迅速，颈淋巴结增大，超声显示结节边界不整呈锯齿样改变，并发微钙化等恶性特征应想到恶变的可能，必要时进行穿刺活检。

四、亚急性甲状腺炎

亚急性甲状腺炎又称肉芽肿性或巨细胞性甲状腺炎，是一种自限性非化脓性炎性疾病。发病初期有上呼吸道感染的表现。一般认为是病毒感染或变态反应所致，多见于 20～50 岁女性。

（一）临床表现

早期可有发热、甲状腺肿大、疼痛，伴有上呼吸道感染的表现。开始时病变仅局限于甲状腺一侧或一叶的某一部分，不久累及另一侧或甲状腺全部。可出现甲状腺功能亢进；晚期如果甲状腺有严重的破坏乃至出现纤维化，可出现甲状腺功能低下。病程一般持续 2～3 个月，可自行缓解消失。

（二）超声检查

1. 灰阶超声图像 患侧甲状腺肿大，被膜下病灶常使甲状腺与颈前肌之间的间隙模糊或消失。甲状腺腺体内见边界模糊的散在性或融合性片状低回声，被称为"洗出征"（图 4-2），为本病的特征表现。病程初期低回声区常有压痛。病灶回声随病程而变化，炎症恢复期回声增强、不均，低回声区缩小甚至消失，恢复为正常腺体回声。

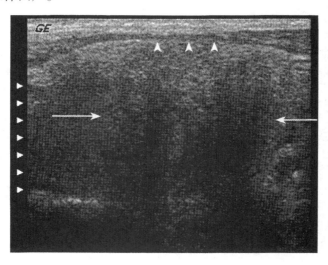

大箭头所示为融合性低回声带（"洗出征"），小箭头所示为甲状腺与颈前肌之间的间隙模糊

图 4-2　亚急性甲状腺炎声像图

2. 多普勒超声 CDFI 显示病灶内原有血管自如穿行，周边无明显环绕血管。

（三）鉴别诊断

1. 急性化脓性甲状腺炎 本病有高热、白细胞增高、血沉快、疼痛及压痛症状重。超声显示不均质低回声区，边界模糊、不清。形成脓肿时，可见不规则的无回声区。

2. 甲状腺癌 亚急性甲状腺炎如为单侧性，常形成 2～3 cm 大小结节，此时应与甲状腺癌相鉴别。前者的结节有触痛，形态不规则，后方无声衰减，周边无血管绕行，可见原有的甲状腺血管在病灶内穿行。动态观察可发现病灶开始位于一侧叶，不久累及另一侧叶，3～6 个月后，病灶逐渐缩小甚至完全恢复正常。后者的结节形态不规则，边缘可呈蟹足样改变，内部可有微小钙化，后方可有声衰减，周围血管移位、绕行。鉴别困难时，可行细针抽吸细胞学检查或组织学活检。

3. 慢性自身免疫性甲状腺炎 本病一般表现为双侧腺体弥散性回声减低，局限性慢性自身免疫性甲状腺炎少见。甲状腺无触痛，不发热，血中甲状腺球蛋白抗体和微粒体抗体滴度远高于亚急性甲状腺炎。亚急性甲状腺炎晚期在声像图上与慢性自身免疫性甲状腺炎难以鉴别。

五、慢性自身免疫性甲状腺炎

慢性自身免疫性甲状腺炎又称慢性淋巴细胞性甲状腺炎、桥本甲状腺炎，是一种自身免疫性疾病。好发于 30~50 岁青中年女性。

（一）临床表现

本病起病隐匿，常无特殊症状。体检触及甲状腺正常大小或中度弥漫性肿大，腺体质韧如橡皮。血甲状腺球蛋白抗体和抗微粒体抗体增高。

（二）超声检查

1. 灰阶超声图像 甲状腺两侧叶弥漫性肿大，以前后径改变最为明显，峡部也明显增厚；病程后期可表现为腺体萎缩。甲状腺包膜清晰，平整，病程后期可呈分叶状。双侧腺体回声弥漫性减低、不均，内有许多条状高回声，有时可见许多散在的细小低回声。

2. 多普勒超声 CDFI 显示在病程早期腺体内血流信号弥漫性增加，有的患者甚至与未经治疗的毒性弥漫性甲状腺肿的血供程度无明显差异；病程后期由于腺体纤维化，血流信号仅轻度增加或无明显增加。频谱多普勒表现为病程早期甲状腺上动脉流速明显加快，血流量增多。

（三）鉴别诊断

1. 亚急性甲状腺炎 见亚急性甲状腺炎。

2. 甲状腺癌 慢性自身免疫性甲状腺炎如为局限性病变，应与甲状腺癌相鉴别。声像图不典型时，可采用超声引导下穿刺细胞学检查或组织学活检明确诊断。

3. 结节性甲状腺肿 慢性自身免疫性甲状腺炎在甲状腺内偶尔可见多个小的高回声结节，由淋巴组织、残余滤泡和上皮组织形成。此时要与结节性甲状腺肿相鉴别。主要依靠血清学检查，必要时穿刺细胞学检查或组织学活检。

六、甲状腺瘤

甲状腺瘤系良性肿瘤，起自腺上皮组织，可分为滤泡型腺瘤、乳头状腺瘤和混合型三种。多见于中青年女性。

（一）临床表现

肿瘤生长缓慢，患者一般无明显自觉症状。若肿瘤内突然出血，则肿块迅速增大，伴局部疼痛。少数病例可发生功能自主性腺瘤，出现甲状腺功能亢进症状。10% 的腺瘤可以癌变。体检触及单个圆形或椭圆形肿块，质韧，表面光滑，无压痛，可随吞咽而活动。

（二）超声检查

1. 灰阶超声图像 腺瘤一般为单发，极少数为多发；呈圆形或椭圆形，肿物长轴常与腺体的长轴平行，如位于峡部的腺瘤长轴与矢状面垂直。肿物内部回声类似正常腺体实质回声，多数为均匀等回声，少数为低回声；较大者易并发囊性变、出血或坏死，内部有不规则无回声区、钙化灶或浓缩胶质。浓缩胶质表现为点状强回声后方伴"彗星尾"征，此为良性结节的特征性表现。肿物边界清楚、整齐，有高回声包膜，80% 肿瘤周边见规整的薄晕环；后壁及后方回声增强或无明显变化。

2. 多普勒超声 CDFI 显示腺瘤内部血供程度不等，多数腺瘤内部可见丰富血流信号，有的形成网状或彩球状；周边常见较为完整的环绕血管。

（三）鉴别诊断

1. 结节性甲状腺肿　见单纯性结节性甲状腺肿。

2. 甲状腺癌　甲状腺癌常表现为形态不规则、边界模糊、内部为实性不均质低回声，可有微小钙化，CDFI 显示血供可不规则。可伴有颈部淋巴结转移。甲状腺瘤常表现为形态规则、边界清晰，有完整规则晕。内部回声多为等或高回声，常有囊性变。CDFI 显示血供丰富，分布规则。

七、甲状腺癌

甲状腺癌通常分为乳头状癌、滤泡癌、髓样癌和未分化癌四种。乳头状癌占所有甲状腺癌的 75% ~ 90%。

（一）临床表现

甲状腺癌占头颈部恶性肿瘤的 1.5% ~ 2%，占所有恶性肿瘤的 1% ~ 4%，多见于年轻人或老年人，年轻人中女性多于男性，老年人中无性别差异。颈部放疗史、Graves 病患者、地方性甲状腺肿患者罹患甲状腺癌的危险性增高。由于甲状腺癌有多种不同的病理类型和生物学特征，其临床表现各异。一般来说，分化良好的甲状腺癌发展缓慢，尤其是乳头状癌，可多年缓慢生长而无任何症状。未分化癌和少数髓样癌发展迅速，很快浸润周围组织，出现晚期症状。

（二）超声检查

1. 灰阶超声图像

（1）边界：较大癌灶常表现为边界模糊，未分化癌可呈"蟹足样"改变，但髓样癌和微小癌（直径 <1 cm）表现为边界清晰。癌灶周边晕环常不完整或厚薄不均。

（2）内部回声：癌灶常表现为实性不均质低回声，较少出现囊性成分。微钙化（≤1 mm 的点状强回声）预测恶性的特异性较高，但敏感性低（图 4 – 3）。

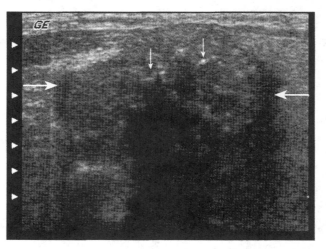

大箭头指向癌肿，其边界模糊、形态不规整，周边见宽窄不一的不完整"晕环"，内部见许多微小钙化（小箭头所示）

图 4 – 3　甲状腺乳头状癌声像图

（3）形态：较大癌灶常表现为形态不规则，前后径与横径比值≥1。

（4）颈部淋巴结肿大：转移性淋巴结的超声特征与甲状腺内原发病灶的超声特征类似。灰阶超声特征为淋巴结门消失或部分消失、出现囊性回声、钙化或局限性高回声。

2. 彩色多普勒血流显像（CDFI） CDFI 显示部分血流丰富或局限性丰富、分布杂乱，可见穿支血管。但部分恶性结节可出现周边部分环绕血流或无血流信号。转移性淋巴结彩超表现为血流杂乱，达皮质边缘或沿被膜走行。

（三）鉴别诊断

1. 甲状腺瘤 多形态规则，边界整齐，有完整包膜，内部回声均匀，后方回声无衰减，无微小钙化。无浸润周围组织表现及颈部淋巴结肿大。

2. 亚急性甲状腺炎（单侧性） 本病有低热，局部有压痛，血沉快等。肿大的甲状腺回声均匀，无浸润现象。抗炎对症治疗后，炎症区回声可恢复正常。

（四）临床价值

超声是甲状腺癌的首选影像学检查方法。但是，甲状腺癌具有多种不同病理类型和生物学特征，其复杂多样的声像图表现给超声检查带来困难，必要时，应与核素显像或 CT 成像结合起来应用。超声引导下穿刺活检安全、可靠，有很好的临床应用价值。

（郭　强）

第三节　甲状旁腺超声检查

1975 年 Arima 首先报告应用超声仪进行甲状旁腺腺瘤定位。北京协和医院 1983 年在国内首先开展此项工作。目前应用高频彩色多普勒血流显像（CDFI）可显示 5 mm 左右的甲状旁腺病灶，诊断敏感性达 90% 以上，已成为引起甲状旁腺功能亢进的肿物术前定位首选检查方法。

原发性甲状旁腺功能亢进的病因包括甲状旁腺腺瘤、甲状旁腺增生及甲状旁腺癌。这三种疾病均可由于钙、磷代谢障碍而引起骨质疏松、脱钙及骨折。另外，甲状旁腺癌还可以侵犯周围组织器官而引起相应的临床表现。

一、甲状旁腺腺瘤

在原发性甲状旁腺功能亢进患者中，80% 以上由腺瘤引起。腺瘤可以单发，也可以是多发性内分泌腺瘤的一部分。多见于 40~60 岁女性。

超声检查：

1. 肿瘤位于甲状腺与颈长肌、颈总动脉与气管之间，属正常位置。肿瘤为椭圆形、三角形或不规则形，其长轴与身体矢状面平行。

2. 肿瘤为均匀低回声，边界清晰、规则，可见包膜回声，少数可伴有钙化灶或囊性变。

3. 肿瘤与甲状腺之间可见双层中强回声带，可能为甲状腺被膜与腺瘤的包膜所致。

4. CDFI 显示肿瘤前缘常有明显的血管绕行，并可见多条动脉分支进入瘤体内，内部血供丰富，有时可显示肿瘤的蒂部。

二、甲状旁腺增生

约10%原发性甲状旁腺功能亢进是由原发性增生所致，而继发性增生，则多见于慢性肾脏疾病的患者。增生常累及多个甲状旁腺腺体。

超声检查：可显示数个甲状旁腺不同程度增大，形态呈椭圆形或不规则形，内部为均匀低或等回声，一般无囊性变或钙化灶，血供不如腺瘤丰富。

三、甲状旁腺癌

占原发性甲状旁腺功能亢进患者的2%~4%，发病年龄较腺瘤略低，平均44岁，发病率无性别差异。大多数甲状旁腺癌是功能性的，无功能性癌较少。

超声检查：

1. 肿瘤较大，形态不规则或呈分叶状。

2. 内部为不均匀低回声，可伴有囊性变或钙化灶。

3. 肿瘤可侵犯邻近的解剖结构。

4. CDFI显示癌灶内部及周边血供丰富，分布不规则。

5. 可发现同侧颈部淋巴结转移癌。

（郭　强）

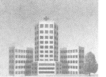

第五章

乳腺超声

第一节　乳腺超声检查方法

一、二维彩色多普勒常规检查

（一）了解病史及一般检查

1. 病史询问　乳腺超声扫查前，即使健康人亦需询问与乳病相关的病史，如月经期或两次经期间，乳房有无短时间的不适、隐痛、胀痛；或自觉乳房内有无高低不平、块物。育龄妇女分娩后哺乳期是否有足够乳汁及断乳方式等。

2. 视、触诊　两侧乳房常规视、触诊对比检查。乳房外形有无形态失常，皮肤表面呈橘皮样、牵拉；乳头有无凹陷、扭曲。内部质地有无异常肿块，部位、大小、边界、软硬、移动性及压痛等。正常乳房的能动性为突出的特征，触诊时易从手指下滑脱，很难诊断小肿块；故应取仰卧位以手掌平放在乳房上，把乳腺大部分压抵在坚硬的胸壁上，这样可准确发现小肿瘤或囊肿。

（二）超声仪器条件

1. 仪器调节　检查前将灵敏度调到最佳状态，获得乳房各层结构清晰的二维图像。

（1）组织谐波成像技术减少脂肪组织的噪声对图像的影响。

（2）发现病灶时调整焦点置于病灶水平；必要时可选用 2~3 个焦点使图像更加均匀柔和。

（3）像素优化技术对不规则图像重新计算排列，减低斑点噪声，可使组织血管的边界显像增强、清晰。

（4）梯形探头可扩大病变中、远场的范围，有利于病灶基底部浸润深度的观察。

（5）超声全景成像，较大病变梯形探头扫描不完整时选用，手执探头连续移动扫描的实时图像，经计算机处理后获得大面积、低噪声、高清晰度的宽景图像，能显示病灶完整形态与进行大小的测量。局部放大功能检查乳腺小病灶或 1 cm 以下的微小病灶，其内部的微细结构、钙化微粒、微细血管及边缘状态能清楚显示。

2. 探头频率　2D 彩色超声仪通常使用 5.0~17.0 MHz 高频探头。乳房硕大、乳腺肿块较大（4 cm 以上）或多发、弥漫性的病变，由于高频探头的有效长度多 <4 cm，不能显示病灶的完整形态与大小时，先用 3.5~4.0 MHz 线阵探头。扫描深度调至能看到乳腺深部胸大肌与肋骨的回声为宜，可观察病灶的全貌，提示病灶的位置、大小，尤其炎性病变血管充血水肿或乳腺深部较大的脓肿。3.5~4.0 MHz 有利于彩超显

示病变丰富的血管构架，整体与局部分布的疏密；然后再用高频探头详查局部情况（图5-1）。

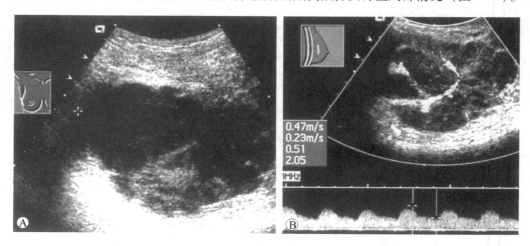

哺乳期多房性乳汁潴留囊肿；A. 4 MHz 探头检测右乳巨大囊腔 11 cm×8 cm，液性低回声有杂乱絮状条索，边缘不规则；B. 彩超显示腔内纤维间隔及周围组织血流信号丰富，动脉 RI 低，为 0.51

图 5-1　4 MHz 线阵探头检测乳房巨大囊腔显示病灶全貌

3. 血管彩超检查　需降低彩色速度标志，彩色增益灵敏度需适中以不产生彩色噪声为宜。乳房、乳腺病灶血管彩色显示的多少与仪器的质量有关。高档彩超仪血流彩色较容易看到，且无彩色溢出；血管形态清楚，动脉、静脉并行；可能检测直径 0.01 mm 左右的微细血管，多普勒显示相应的频谱形态，并能测出微小动脉的低速血流与 RI。中档彩超仪血流彩色显示的多少与检查者的耐心程度与花费的时间相关，快速检查仅能看到血流的某些段面，难以检测 1 mm 直径以下的血管或有彩色溢出。低档彩超仪显示血流彩色常有一定的难度。故看不到血流彩色不等于乳腺病变没有血管增生。

感兴趣区即彩色取样框，依据病灶大小形态与检测目的确定。观察病灶整体及其与周围组织血流的全貌，取样框应大于病灶，检测导管内微小结节的血流需局部放大，取样框缩小至导管内微小结节的周围。观察与增粗导管并行的血管长度取样框可呈长方形。

血流速度测量需降低壁滤波 50 Hz 以下；速度标志每小档 <1 cm/s。多普勒取样容积（取样门）调至 0.5 mm，置于血管彩色血流中心，声束与血流方向的夹角（θ 角）一般 <60°。取样容积或 θ 角过大可影响血流速度的测量。

4. 血管能量图　多普勒信号能量的强度不受血流方向和入射角的影响，提高了血流检测的敏感性并能显示低速血流。一般动静脉同时显示无方向性，但近年有的仪器用不同的彩色显示动静脉血流方向。

（三）乳腺超声检查方法

1. 检查体位　一般取平卧位，两上肢肘关节呈 90°，自然放在头的两侧。必要时可根据乳房病变情况侧卧位或坐位。

2. 常规检查方法　按乳腺解剖结构检查，探头长轴与乳管长轴平行或垂直，以乳头为中心从 1～12 时钟位，放射状顺/逆时针连续转动检查显示整个乳房内部结构、乳管系统与乳管间乳腺叶组织的回声。

（1）纵、横及冠状切面检查：探头横行扫查乳头外侧到内侧，从上（自胸骨角水平）向下（剑突水平）；探头纵行扫查自腋前线到胸骨旁线。较大乳房或大肿块（检查者用一手固定）从内、外侧或肿块最大长轴冠状切面检查。

（2）乳房血管：彩超检查各层组织内血管的长、短轴分布特征，以及病变血供来源、走向。

（3）两侧对比无论单或双乳病变，以及乳房普查，均应左右两侧对比检查，以防遗漏病变。

3. 图像基本要求 显示乳房各解剖层次、乳腺叶组织、乳管系统与周围组织图像。乳腺病灶内、外的正常、异常结构的声像图表现。

（1）乳管长切面：乳管长轴自乳腺边角至乳头间图像。乳管与乳腺叶组织分布的密度。

（2）乳管横切面：乳管断面与腺叶的图像。

（3）乳头：三方向扫查前后径、左右径及冠状斜切面，显示乳头外形与大导管的关系。

（4）血流图：乳房、乳腺正常异常病灶血流彩色显示后，应以多普勒频谱速度测量确定。

（5）乳汁动力学：哺乳期乳汁及动力学的图像特征。

4. 异常、病变回声标记与测量方法

（1）用时针定位：平卧位，1～12 时钟位置标记异常回声、病变所在部位。

（2）按乳腺解剖层次：标记异常回声属于脂肪层及乳腺内、外。乳腺病灶位浅层、基底部、中间或乳腺外区、近乳头中心区。多发性、回声多型性病灶，应逐一标记具体位置；特别是临床触诊难以扪及的小病灶，尽可能明确。

（3）乳腺分区测量：乳腺的形态近似馒头或山峰形，各部位形态、结构及厚度不同，不同生理阶段妊娠期与哺乳期大小形态及乳管内径均发生明显改变。为取得相对准确的检测方法，于乳管长切面将乳腺分为外区与中心区（图 5－2），分别测量定点部位腺体厚度与内部导管内径。自乳腺与周围脂肪分界的边缘至乳头 30 mm 处的三角形内为外区，该点前后径代表乳腺外区厚度。30 mm 至乳头之间范围为中心区，乳头下垂直距离为乳腺最大厚度。

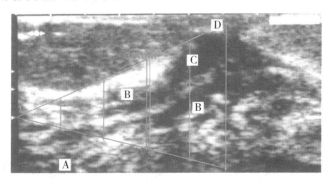

A. 小乳管；B. 中等乳管；C. 大乳管；D. 乳头。外区 1～30 mm
（垂直双线与 A 间）；中心区 30 mm 到乳头（双线与 D 间）

图 5－2 乳腺超声分区

注意事项：病变定位时体位与探头切面的方位相对固定，探头方位偏斜、随意转动体位、乳房位移，病灶亦随之变化，可造成小病灶难以准确定位；或出现假阳性或假阴性。

（四）腋窝区检查

腋窝区皮下脂肪丰富，除各肌群和腋动脉、静脉外，由乳腺的边缘淋巴网传出的淋巴管至腋窝部淋巴结、上肢回流的深、浅淋巴管均汇入腋淋巴群。

1. 腋淋巴结分为 5 群 肩胛下、外侧、胸肌、中央及尖群。后 3 群与乳腺有关。

（1）胸肌淋巴群：位于腋前皱襞深处，沿胸外静脉排列相当于第 3 肋浅面。

（2）中央淋巴群：位于腋窝上部脂肪组织中。肋间臂神经从中通过，淋巴结病变神经受压臂内侧痛。

（3）尖淋巴群（锁骨下淋巴结）：后为腋静脉，前为胸锁筋膜，位置深体表不易触及。

2. 超声检查 上臂外展，充分暴露腋窝区，探头沿腋动、静脉走行进行血管长轴和横切面扫查。仔细观察，皮肤、皮下脂肪组织、各肌群肌膜、肌纤维纹理及血管壁的回声是否清楚；有无异常高回声或低回声的结节、团块；其形态、大小以及内部血流。腋窝区的皮肤与皮下脂肪组织层中注意有无副乳的异常回声。结合病史考虑淋巴结增大、炎性、转移性，抑或副乳、脂肪瘤。对某些乳腺肿瘤手术切除术后，上肢肿胀者，注意静脉回流有无受阻，有无异常扩张的管腔。

二、乳腺灰阶容积 3D 成像、彩色血流、血管能量图、B – Flow 3/4 维成像

20 世纪 90 年代末 ATL – HDI 5000 型超声仪，用 2.5 MHz 及 L12 – 5 MHz 高频探头，在二维彩色多普勒超声的基础上进行血管三维超声成像。3D 图像重建方法：2D 彩超预检确定取样部位，探头沿血管树解剖分布，做长、短轴切面 30°~50° 间连续手动均匀扫描。成像后，电影回放在 5~15 帧图像中任选帧数，自动 3D 重建静态及实时动态图像。图像叠加重建过程，可直接观察识别血管增生与缺损区；或变换重建图像幅数、背景颜色。

（一）仪器方法

1. 仪器 根据乳腺病灶的大小，选用频率 8~12 MHz 或 3.5~4.0 MHz 探头，先行 2D 彩超常规检查，确定病灶的部位。测量乳腺肿块的大小、数目、形态、边缘及内部回声，钙化灶的大小及腋窝淋巴结有无增大与血流情况。

2. 三维成像 2D 彩超检查后 GE Voluson730 – expert 2D 高频方形探头 SP5 – 12 MHz，三维容积 RSP6 – 12 MHz 或 3.5 MHz 探头三维成像。选最大扫描角度 29°，启动仪器程序，自动扫描重建灰阶、彩色血流、血管能量图及 B – Flow 三维成像。全部存储静态、动态图像。

（二）乳腺容积 3/4D 图像

屏幕显示 4 幅图像 A 纵切、B 横切、C 冠状切面三平面的图像及 D 重建的三维空间立体图像（图 5 – 3）。3/4D 动态图像常用的两种重建方式如下。

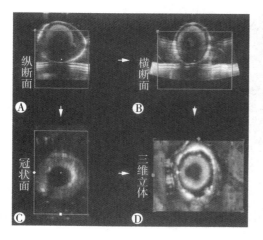
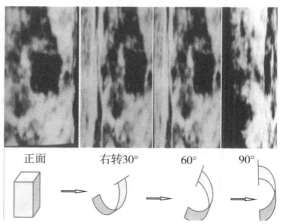

左图：鹌鹑蛋 3D 图像示意。A. 纵切；B. 横切；C. 冠状切面三方位图像；D. 叠加重建的三维空间立体图像。右图：乳腺灰阶容积三维成像电影回放从正面向右转动，不同方位边缘形态基底浸润深度及周围组织

图 5 – 3　乳腺灰阶容积 3/4D 超声成像的图方位与动态旋转角度

1. 移动 A 平面中绿色取样线的位置，其他 B、C 切面同步移动，3D 图像亦随之变化，可获病灶的不同部位的形态、内部结构及边缘的立体图像。

2. 电影回放 3D 立体图像，在 360°旋转中，按需调整旋转方向与角度；获得不同方位组织或病变的空间立体形态、边缘、基底浸润深度、周围组织及血管结构。

（三）彩色血流图、血管能量图 3/4 维成像

显示病灶内外血管增生程度的空间结构分布、粗细、局部扩大或狭窄、走行自然陡直或扭曲，提供一种直观的血流分布模式，对鉴别乳腺疾病性质有帮助。

（四）B – Flow（B – F）3/4 维成像

以往 2D 超声 B – Flow 血流成像仅用于较大动静脉，或某些内脏血管检查。2008 年后医务工作者将其用于甲状腺、乳腺等浅表器官血管检查。B – Flow 三维成像时不受血流方向及取样角大小的限制，没有血流溢出，形成的伪像，较彩色与能量图的显示更为真实。B – Flow 能显示微细血管的内径大小在 $100~\mu m$ 左右。尤其 4D 动态显示血管的空间立体构架，可了解肿块内外主供血管的来源、走向、分布范围、密集程度，病灶浸润方位。可作为彩色与能量图血管检查的补充。

方法：黑白图像显示病灶区，仪器的亮度与对比度调节适当，以能见血管内自然血流图为宜。2D 超声 B – Flow 显示血管进行三维成像后，动态旋转，获得病灶内血管结构的立体、空间图像。由于仪器分辨率的限制，对血流丰富的病变可取得较好图像（图 5 – 4），不适于少血管病变。

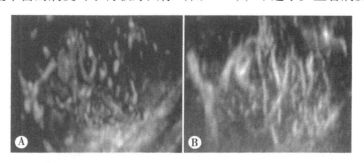

A. 乳腺癌血管能量图；B. "B – F"三维成像，均见肿瘤内血管密集纹理清楚

图 5 – 4　乳腺恶性肿瘤血管能量图及"B – F"3D 图像

提高血管 3D 成像的效果，经常在乳腺超声造影后扫描，原因是超声造影剂增加多普勒信号。恶性肿瘤血管粗细不等，扩张扭曲，边缘进入病灶内，构成紊乱的血管团、血管网，与良性肿瘤血管粗细均一，树枝状分布，易形成明显对比。

（五）乳腺病灶 3/4 维成像血管结构分析

病灶内血管结构的表现：包括肿块内、外血管的位置、形态、数量、功能与周围组织的关系。

1. 供血主干血管支数，分布在边缘或进入实质内。

2. 血管分支多少、长度达病灶的 1/3、1/2、2/3。

3. 血管形态，粗细不一、顺直、扭曲。

4. 微小血管纹理清楚、密集、缠绕成团、点状稀疏散在及彩色多普勒血流动力学参数。

5. 依据乳腺血管上述表现确定增生程度（图 5 – 5）　①血管明显增多：主干血管 2 ~ 3 支进入病灶，各有 2 ~ 3 个分支，长度达病灶的 1/2 ~ 2/3，微小血管多个；或形成较完整的血管包绕。②中度增多：主干血管 1 支以上，分支 2 个，长度 1/2、散在微小血管。③少许增生：周边或内部血管 1 ~ 2

支，长度 1/3 以下点状稀疏散在。④病灶周边血管：液性病灶内无血管，仅在周边或多或少微小血管。

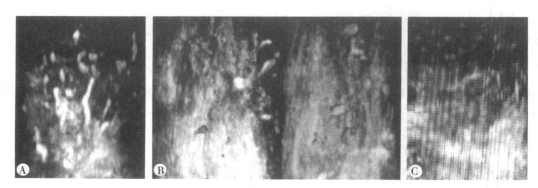

A. 血管明显增多；B. 血管中度增多；C. 少许增生

图 5 – 5　乳腺浸润性导管癌 3D 能量图血管结构增生程度

三、乳腺超声造影

超声造影曾被认为是医学发展的新里程碑，近年来进展极快。造影剂微泡经周围血管注入体内，迅速显示组织的血管灌注情况，用以诊断脏器病变。经临床研究证实超声造影微血管成像直观、动态显示的特征与 DSA 一致。因其对人体无毒无害，广泛用于多种病变的检查，尤其浅表组织乳腺、甲状腺或其他病变的研究。

（一）超声造影的组织学基础

血管是超声造影的组织学基础，不论良性、恶性肿瘤及炎性病变组织内的血管均有不同的变化。肿瘤生长依赖血管，实体瘤的发展分为无血管期和血管期。肿瘤早期间质内无血管，瘤组织难以超过 2 ~ 3 mm^3，吸收营养排泄代谢废物靠周围正常组织的扩散作用。实体瘤组织内一旦亚群细胞转化为促血管生成的表型，就开始形成新生血管进入血管期，为瘤组织提供营养物质和氧气，新生血管通过灌注效应和旁分泌方式促进生长。超声造影剂微泡平均直径 2.5 μm，不进入组织间隙，停留在血池中，能反映微血管密度的高低。其黏度与血液相似，不含蛋白基质成分，不影响血流速度。造影剂二次谐波信号比人体自然组织谐波信号强 1 000 ~ 4 000 倍，造影中微泡作为强散射体提高血流信号强度，使缺血供、低流速的血管、部位深在、体积较小病灶内的血流信号易见。微泡外膜薄软稳定性好，在低机械指数声波作用下"膨胀 – 压缩 – 再膨胀 – 再压缩"非线性振动而不破裂，在血池中存留时间长适于造影中实时观察。

（二）超声造影方法

1. 超声造影剂　当前使用的主要为意大利 Bracco 公司第 2 代超声造影剂 SonoVue（声诺维），国内广州、重庆等院校使用自制的全氟显等。

2. 超声造影仪器　应有能显示微泡在造影组织中实时充盈的动态过程，以及分析结果的特殊软件。多用 8 ~ 12 MHz 或 13 ~ 17 MHz 高频探头。乳腺肿块 4 cm 以上或巨大，高频探头不能扫查整个病灶，可用 4.0 MHz 线阵探头。

3. 造影方法　造影前调整仪器至造影模式，仪器设定在低机械指数状态。

iU22 L9 – 3 宽频线阵，脉冲反相谐波，MI 0.07。彩超检查后肘静脉注入造影剂全氟显 0.02 mL/kg，

3 分钟连续动态存储图像。

Acuson Sequoia 512 超声仪、CPS 造影模式和 ACQ 分析软件。图像调制 CPS 状态，探头输出功率 15 ～ 21dB，MI 为 0.18 ～ 0.35，启动自动优化键。造影时患者平静呼吸。造影剂 SonoVue 微泡为磷脂微囊的六氟化硫（SF_6）常规配制造影剂 5 mL。造影剂 2.4 mL，肘静脉团注，推注生理盐水快速冲洗。一般造影剂分 2 次进行，第一次注入后连续观察 4 ～ 5 分钟，同步记录动态图像。如效果不满意，第二次更换病灶不同部位，或对其他病灶及增大腋窝淋巴结造影。

（三）图像分析方法

1. 直接观察 造影剂注入后肉眼观察微泡在组织内外实时灌注的全过程（图 5 - 6A），进行初步判断：①微泡充盈的出现、增强时间，速度、部位，开始消退的时间。②微小血管灌注过程、分布形态范围，变化势态；病灶内残留微泡的表现。③与病灶周围或正常组织充盈、消退的表现比较。④血管多普勒频谱显示可听到微泡破裂的爆破声。⑤造影后病灶彩超、能量图及 B - Flow 3D 成像血管增强程度。

2. 时间 - 强度曲线分析 各仪器的分析软件采用的方法虽略有不同，但主要分析参数近似。造影录像回放，用不同颜色在 2D 图像病灶边缘、中心区及周围组织取样，形成时间 - 强度曲线，测量各参数进行定量分析（图 5 - 6B）。

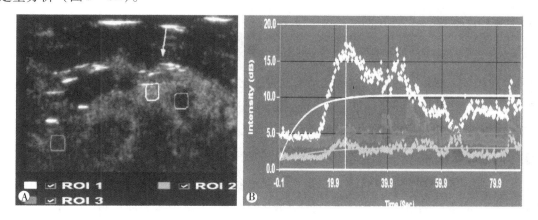

A. 直接观察：病灶内外微泡灌注出现时间、强度、部位及消失的全过程（ROI 1、2、3 彩色为图中各取样部位）；B. 时间强度曲线分析：图 A 中各颜色在 2D 图像取样区形成相同色彩时间 - 强度曲线测量各参数进行定量分析

图 5 - 6 超声造影图像分析方法

包括：①到达时间——AT，注入造影剂至病灶出现造影剂的时间。②达峰时间——TTP，造影剂注入至峰值所需时间。③峰值强度——PI，造影达到峰值的强度。④上升斜率——A、本底——BI、拟合曲线斜率——β 及拟合度——GOF。或用峰值强度达峰时间、曲线下面积、廓清时间；计算血流灌注参数及平均灌注参数，量化分析。为验证肿瘤内新生血管超声造影可靠性与光电镜观察及超微结构改变对照。

3. 乳腺超声造影灰阶图像彩色编码分析 Sono - Liver^{R}CAP 造影分析软件能将组织结构造影微泡的灰阶图像变化，转换为彩色强度的显示。即病灶内造影剂灌注的强度与周围组织强度比较，其差异用不同的彩色显示出来。灰阶强度定义为从 0 ～ 1 000dB，彩色编码显示为从黑色 - 深蓝 - 浅蓝 - 黄色 - 红色 - 紫红过渡。肿块内深红色区域为高增强，蓝黑色为低增强。另外，逐点分析病灶内各点参数（上升时间、达峰时间、峰值强度、平均渡越时间等）组成参数分布图，显示病灶内血管造影剂灌注状态。CAP 软件用于乳腺肿块的良性、恶性分析。

方法为常规彩超显示血流最丰富的切面后，转换为 CPS 条件状态，超声造影按常规进行，将获得的造影图像直接动态传入 CAP 工作站。

（1）CAP 软件分析方法

将造影图像常规选择 3 个感兴趣区（ROI）：①边界 ROI 描画整个被分析的区域的轮廓呈蓝色边框。②病灶 ROI，呈绿色边框。③参考对照 ROI，即蓝色边框区减去绿色边框区的范围。

CAP 软件自动显示时间强度曲线图和参考对照时间强度曲线图（黄色表示）的大小不同分为高增强组和低增强组。当绿色曲线大于黄色曲线为高增强，绿色曲线小于或等于黄色为低增强。

肿块内高增强区再次勾画呈紫红色区域自动算出高增强区域面积，用于计算高增强区与肿块总面积比值，取 3 次平均值进行比较。

（2）最后综合分析：2D、彩超、3D 成像及超声造影结果综合分析，提示诊断。造影剂充盈状态与二维彩色血流多少密切相关，借助超声造影微泡在乳腺血管的充盈速度、时间与强度，显示正常与病变组织血流动力学的特征。不同部位、不同回声性质及不同血流状态下取样所获得的时间 – 强度曲线参数有差异。从中找出正常组织中的造影微泡流动的规律，病变组织造影表现与其病理结构有关，目前主要用于乳腺良性、恶性肿瘤的鉴别诊断。

四、乳腺超声弹性成像

以往乳腺肿块多以触诊的软硬度估测病灶的良性、恶性。然而较小的早期肿块、位置深在、张力极大的囊性、囊实混合病灶以及皮下脂肪较厚的乳房，触诊检查则难以发现病灶。2D、彩超、3D 成像等现代诊断方法，对乳腺病变的诊断发挥了重要作用，但在良性、恶性的鉴别中仍需进一步提高。

（一）弹性成像技术

1991 年，有学者提出弹性超声概念，它是用于测量组织和病灶弹性硬度的新方法。利用超声探头向组织发射超声波信号激励组织，因应力产生的局部力学变化，提取压缩前后与组织弹性有关的超声回波信号间的时延参数，推算出组织的弹性系数，并用灰阶或伪彩图像反映出来，称为超声弹性成像。弹性系数的大小可反映组织的硬度。乳房中各组织成分弹性系数不同，脂肪组织最小，含纤维的腺体稍大于脂肪，而实质性增生肿瘤更大于脂肪。在 2D 和彩色多普勒的基础上超声弹性成像揭示乳腺肿块的弹性特征及参数。超声弹性移位用半静态的压缩或者组织的动态震动产生，继而发展了许多方法。3D 弹性图像为正确重建的静态经验资料声学和弹性移位资料的积分重建，在试验阶段已经得到成功。

（二）超声弹性成像方法

1. 仪器 目前有日立公司的 EUB – 8500 型超声仪，与 Acuson AntaresVFX13 – 5 高频探头超声仪。以彩色编码从红至蓝的变化，表示病变组织从"硬对应红色"到"软对应蓝色"的变化。感兴趣区中的平均硬度以绿色表示。

2. 方法 2D 和彩色多普勒超声检查乳腺病变后，切换为实时组织弹性成像，进行评分诊断。平静呼吸，显示最大切面并固定，双幅实时观察 2D 及弹性图像，判断病灶与周围组织应变程度的相对值。分别测量病灶直径 L0 和 L1，面积 A0、A1。

（1）计算直径变化率 ［（L0 - L1）/L0］、面积比 A0/A1。

（2）弹性图像定量参数：硬度分级，以图像中彩色编码代表组织弹性应变的大小为依据。绿色——组织编码的平均硬度，红、黄色——组织硬度大于平均硬度，紫、蓝色——组织硬度小于平均硬度。

（三）弹性硬度半定量分级

紫色（1 级），蓝色（2 级），绿色（3 级），黄色（4 级），红色（5 级）。

1. 硬度　恶性肿瘤 4 级以上 86.2%，3 级以下 13.8%；良性 3 级以下 37.8%，4 级以上 62.2%；4 ~ 5 级恶性高于良性。

2. 直径、面积　良性 2D 与弹性无统计学差异；恶性 2D 与弹性有统计学差异。

（李亚发）

第二节　乳腺炎

乳腺炎症性病变为常见病，占同期乳腺疾病的 1/4 左右，分为特殊性和非特殊性炎症两大类。非特殊性炎症多由化脓性球菌引起的乳头炎、急慢性乳腺炎，乳腺脓肿等较为常见；局部有红、肿、热、痛功能障碍。特殊性炎症由结核、真菌、寄生虫及理化因素所致，较少见。

一、乳头炎

乳头炎多见于哺乳期，初次哺乳妇女，亦见于糖尿病者。婴儿吮吸的机械刺激或局部病变裂损细菌侵入乳头；多为单侧，双侧少。重者可出现血性分泌物，影响哺乳。多为急性炎症，组织内有水肿，中性粒细胞浸润。治疗及时明显好转，否则迅速向乳腺蔓延形成乳腺炎。

超声图像：

1. 乳头增大，饱满周围有声晕内部不均匀相对低回声，探头下有压痛。肿胀的乳头周围的乳管受压排乳受阻，乳腺中心区导管增粗，乳管扩张，乳汁黏稠回声增强，或形成高回声团块。

2. 乳头及周围血管明显增多，粗细不等，彩色血流丰富动脉流速快 14/7.1（cm·s），RI 低，为 0.51。治疗后病灶仍存，增粗充血明显减退，流速减低 7/2（cm·s），RI 0.67（图 5 - 7）。

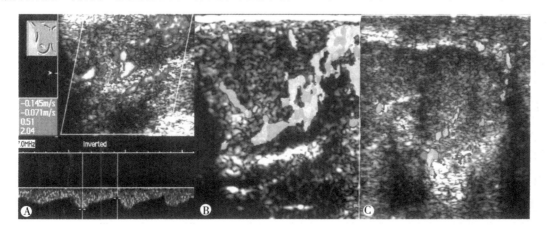

图 5 - 7　哺乳期乳头炎

3. 乳头炎蔓延形成乳腺炎，声像图显示乳头病变向下扩展成三角形低回声区，无明确边界。导管不规则扩张，内径 0.27 ~ 10.8 mm，并可延伸至周围皮下脂肪层。伴有粗细不等血管，血流丰富，动脉流速增快，为 18.9/9.2 (cm·s)，RI 0.52。左腋下窝淋巴结增大，内部血管微细，血流丰富。

二、急、慢性乳腺炎

（一）超声相关病因病理

1. 急性化脓性乳腺炎 最常见为产褥期乳腺炎，亦可见于妊娠期（图 5 - 8 Ⅰ）。90% 为哺乳期妇女，产后 2 ~ 4 周由革兰阳性球菌引起。

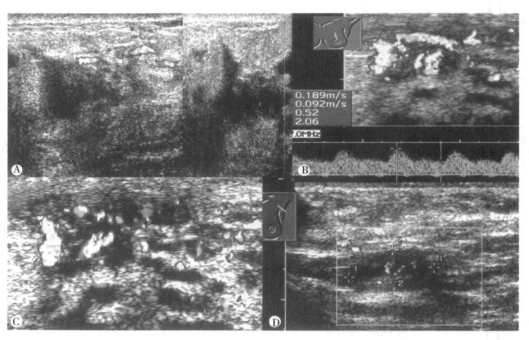

李××，21 岁妊娠 4 月左乳头肿大 15 天，痛，局部红、热。A. 12 时钟位乳头向下扩展成三角形低回声区，延伸至周围皮下脂肪层，导管不规则粗细不一（0.27 ~ 10.8 mm）；B. 乳头区血管粗细不等血流丰富动脉流速 18.9/9.2 (cm·s)，RI 0.52；C. 能量图显示病灶血流；D. 左腋窝淋巴结增大（1.4 cm×0.7 cm），内部血管微细血流丰富

图 5 - 8 Ⅰ 妊娠期乳头乳腺炎

具体为：①细菌侵入：由乳头微小损伤进入，迅速侵犯沿淋巴管蔓延至腺叶间和腺小叶间脂肪，纤维组织，形成化脓性淋巴管炎（乳房脓肿）；或婴儿口腔炎症细菌经乳头输乳管口侵入，逆行腺小叶停留乳汁中扩散到乳腺。②发炎组织充血水肿：细动脉先收缩，随后细动脉、毛细血管、细静脉扩张充血。细动脉扩张流入组织的血流量增多，流速加快。静脉扩张充血血流变慢、淤滞，液体成分渗出至组织间隙形成水肿，积聚物又压迫小静脉血液回流受阻。③乳汁淤积：乳头过小内陷，婴儿哺乳困难，或输乳管阻塞乳汁排出不畅而淤积；或乳汁过多，盈余乳汁积滞在腺小叶，细菌生长繁殖引起局限性累及一叶或多叶急性乳腺炎（图 5 - 8 Ⅱ），亦可形成脓肿。乳腺肿大，腺组织大量中性粒细胞浸润，可伴脓肿形成。

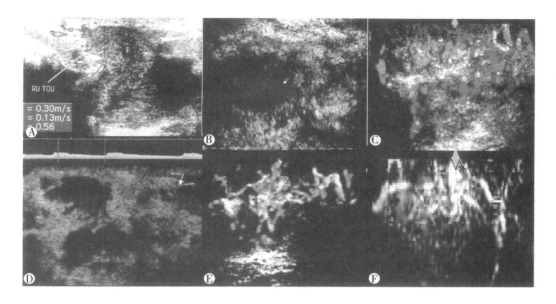

程×，36岁，女，右乳头肿块2 cm，碰撞后迅速长大，红、热、压痛，钼靶检查（－）。A. 2D：乳头旁9～2时钟位间6.5 cm×4.6 cm×3.3 cm不规则三角形液性混合低回声，边不清内有点状物流动。血流丰富，每秒30/13 cm，高速低阻RI 0.56；B. 容积3D边缘模糊的多层；C. 血流彩色3D；D. 造影病灶区微泡呈梧桐树叶样缺损周围组织29秒迅速充盈，快进快出，提示右乳乳汁淤积性炎症；E. 能量图；F. B－F图均见丰富的血管构架在液性区周围组织中

图5－8Ⅱ 乳汁淤积性乳腺炎

2. 乳汁淤积性乳腺炎 各种原因乳汁在乳腺内积存，胀痛，体温中度（38℃）升高，表面充血微红，轻压痛。吸出乳汁后炎症多消退。故一般认为不是真正炎症。

3. 慢性化脓性乳腺炎 炎症沿腺叶间组织从一小叶蔓延至另叶，形成数个脓肿。治疗不当重者向表面破溃，穿破输乳管自乳头向外排出脓汁。较深的脓肿缓慢向浅层蔓延在乳腺外上组织形成乳房前脓肿。向深处扩延，脓汁在乳腺和胸大肌间松弛蜂窝组织形成乳房后脓肿。

（二）临床表现

急性乳腺炎胀痛开始，乳腺明显肿大，乳头外下压痛性肿块，皮肤发红、发热；有波动性疼痛，哺乳时加重。可有高热、寒战，脉快，同侧淋巴结增大、质软。压痛性肿块短时间软化为脓肿形成。处理不当表面破溃，有脓汁流出。

（三）二维彩超图像

1. 急性乳腺炎

（1）乳腺肿大：哺乳期乳腺炎早期病变（图5－9Ⅰ，图5－9Ⅱ）局部外区或中心区腺体增厚肿大，多迅速进展呈弥漫性病变显著增大。

（2）肿块：病变区形成肿块，大小不一，开始边缘不清，病灶呈类圆形周边有声晕。弥漫性大片炎性病灶可达10 cm×5 cm。

（3）病灶回声：腺叶回声异常，乳腺结构与导管纹理紊乱。急性炎症早期出现不均匀低回声块边界不清，后方回声稍增强，探头加压有明显压痛。或斑片状、团块状中强回声。脓肿形成其低回声中出现小透声区，逐渐变成液性无回声，周边区模糊，散在的点状"岛状"强回声。

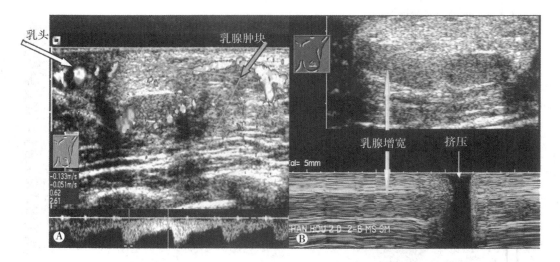

徐××，23岁，女，产后2天，左乳头肿块、痛、排乳困难。A. 乳头低回声血管粗细不等其下腺体肿块范围3.2 cm×2.0 cm，不均匀相对强回声周边有声晕及血管并进入块内，动脉流速每秒13.3/5 cm，RI 0.62；B. 乳管排出受阻增宽（↓），乳汁密集点状挤压时有移动

图5-9 Ⅰ 产后乳头乳腺炎早期

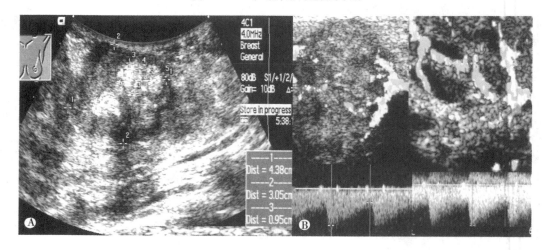

谢××，24岁，产后1个月。A. 左乳4.3 cm×3.1 cm及4.0 cm×3.4 cm不均匀低回声，有多个中高回声结节0.95 cm×0.92 cm，0.7 cm×1.1 cm内含强回声颗粒；B. 血管由边缘包绕团块并树枝样进入，与增粗的乳管并行，动脉流速（38.8～19）／（12～7.8）cm/s，RI 0.68～0.59

图5-9 Ⅱ 哺乳期乳腺炎

（4）病灶多沿乳管扩散：扩张的乳腺导管内有絮状团块。病灶周围腺体或邻近脂肪组织因受炎症的弥散，充血水肿渗透其回声呈模糊雾样，严重者渗液形成缝隙状无回声。

（5）彩超多普勒检查：炎症早期彩色血流不丰富，RI较高在0.7左右，病情进展或脓肿前期病灶周围彩色血流丰富，与乳管并行。粗细不等的血管进入病灶呈红、黄、蓝色血流明显增多，动脉流速高于正常（38.8～19）／（12～7.8）cm/s，阻力指数降低RI 0.57～0.68。

男性急性乳腺炎病变发展过程的超声表现与女性乳腺炎相同（图5-10）。

急性乳腺炎在积极有效治疗后病灶范围缩小，血管变细，血流明显减少、流速下降每秒7/2 cm，RI回升0.67。

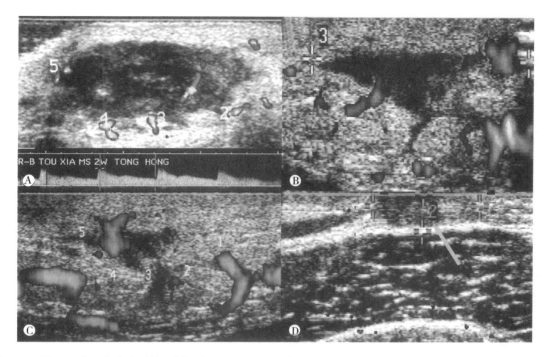

付××，男，25岁，右乳头肿块2周，痛、红。A. 梭形低回声块 3 cm×1.24 cm×2.45 cm 内条索状增强，周边 5 支导管均伴微细血管（内径 0.58～0.9 mm）与腺内血管相通（内径 0.4～1.2 mm），动脉流速高，为每秒 51/20 cm，RI 0.6；B. 中心液化；C. 周围软组织水肿充血；D. 左乳头大小回声正常

图 5－10　男性急性乳腺炎脓肿形成

（6）淋巴结：病侧腋窝淋巴结增大，炎症越重增大的淋巴结数目越多，内部血管微细，血流丰富。

2. 慢性乳腺炎与脓肿　患者以往多有数年前，乳腺肿块、炎症或乳腺脓肿的病史，由于治疗不彻底病灶被包裹，残留炎性组织潜伏在乳腺内。一旦机体抵抗力下降，乳腺内触及肿块，局部疼痛、发热，炎症或脓肿再发。病灶结缔组织增生形成肿块，出现不均匀的增强回声斑片或条索及低回声，有残存的液性暗区。急性发作的重症皮肤表面破溃流出脓液。脓肿壁可为周围组织包裹，或伴有肉芽增生，血管粗细不等，血流丰富。

（1）超声显示乳腺内肿块大小不定，大者 6～7 cm（图 5－11Ⅰ），一般 3.3 cm×2 cm，压痛。位置多在原有病灶处，或向更大范围扩展。

（2）肿块不均匀低回声区，腔内有杂乱中、高或絮状回声，其间有单个或数个大小不等的液性无回声区，后方略增强。慢性炎症早期肉芽组织形成以后变为纤维组织增生，多呈中高回声，注意与肿瘤鉴别。

（3）周边无包膜，边缘不整，多层高、低相间的回声，形成厚薄不一的"壁"。

（4）肿块边缘血管丰富形成血管包绕，并进入内部粗细不一，动脉低速低阻，每秒 7.1/4 cm，RI 0.433（图 5－11Ⅱ）。

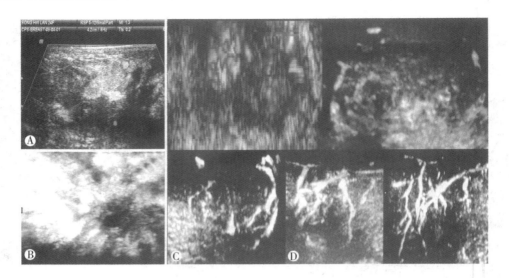

宋××，24岁，女，左乳块蚕豆大，近期增大，局部热，微痛。A. 左乳 10～2 时钟位 6.7 cm×4.0 cm×2.2 cm，低回声内不均匀絮状物，加压时有微弱移动。血流丰富，动脉直径 0.8 mm，RI 0.59。周围导管增粗 2.5～2.7 mm，脂肪层轻微水肿；B. 灰阶 3D 成像肿块周边汇聚征；C. 能量图显示血管；D. B－F 血流图多角度转动均见低回声周边血管显著增多

图 5－11 I　乳腺炎性肿块伴液化——脓肿初期

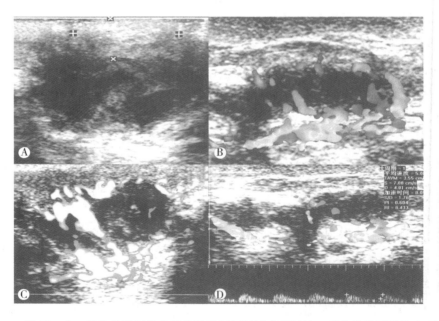

潘××，36 岁，女，以往曾数年前患乳腺脓肿经打针治疗后好转，现左乳头下肿块 3 天，轻痛、微热。A. 左乳头下 3.3 cm×1.65 cm 不均匀低回声区，腔内杂乱的回声中有数个液性无回声区，后方略增强；B. 周边无包膜，边缘不整，多层高低相间向腔内突出；C. 壁内血管丰富粗细不一；D. 动脉低速低阻，每秒 7.1/4 cm，RI 0.433

图 5－11 II　乳腺慢性脓肿

3. 乳汁淤积性乳腺炎

（1）乳管多形性扩张：淤积在各级乳管的乳汁内压升高管径增粗，呈单个或多个液性无回声区管腔，内径 1～2 cm，大者呈囊状、不规则扭曲，内径 3～5 cm。

（2）边界清楚整齐形态多样，圆形或椭圆形，2个或多个扩张的乳管融合囊内可残存隔膜呈花瓣样（图5-12）回声，后壁及后方回声增强。

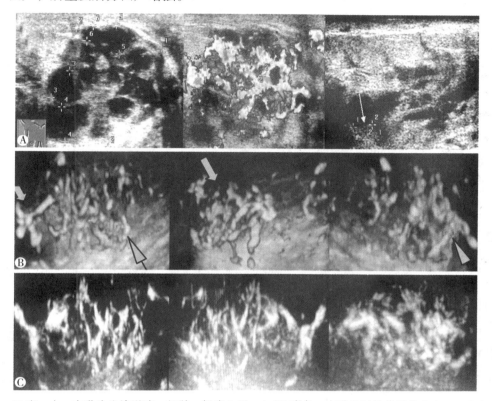

顾×，49岁，女，右乳头少许溢液，红肿，轻痛2天。A. 2D彩色：右乳3时钟位肿块3.4 cm×2.4 cm×2 cm分隔低回声花瓣样为扩张乳管横断面，瓣间隔膜与周围组织相通血流极丰富供血量32.1 mL/m，进入间隔成网状，皮下组织水肿；B. 血管能量图3D成像左右转动显示血管结构3支主干（三个箭头）向中心密集纹理清楚；C. B-F 3D成像血管中高回声空间分布走向

图5-12　急性乳汁淤积性乳腺炎的能量图与B-F血管3D结构明显增多

（3）囊腔内积存的乳汁呈点状、颗粒、云絮状或斑片状高回声。加压时可移动。

（4）管径内压过高机械压迫周围组织，并损伤管壁，乳汁及分解物渗到间质中，则液性无回声区边界模糊，周围组织呈炎性的不均匀低回声。

（5）乳汁淤积导管扩张的局部无血流，其周边血管中等增生，彩色血流增多。

4. 乳腺炎血管能量图及Blood-Flow（BF）的3D成像　哺乳期急性乳头、乳腺炎共同特点因发炎组织充血水肿，正常微细管腔构架充分扩大，构成3D彩超、血管能量图及B-F成像的组织学基础。急性炎症时微循环血管细动脉、毛细血管和细静脉扩张，炎性充血，流入组织的血流量增加，流速加快。炎症的组织渗出液进入组织间隙，水肿使其回流困难而瘀血，乳头可有少许溢液，红肿，轻痛。

（1）2D彩色图像：在炎性病灶的低回声中显示多支扩张乳管横断面呈花瓣样低回声，瓣间血管似分隔成网状，彩超见血流充盈并与周围组织相通，血流极丰富，供血量大。血管结构明显增生达80%，病灶主干动脉增粗，血流量可高达64 mL/s。皮下组织水肿呈缝隙样无回声。

（2）3/4D灰阶容积成像：乳腺急性炎症区非实质性团块呈不均匀的低回声，边缘不整。周边有多支扩大乳管时，亦成放射状低回声"汇聚征"，应注意与乳腺癌浸润的"汇聚征"鉴别。

（3）病灶血管3/4D成像：血管彩超、能量图及BF的3/4D成像以不同的模式直接显示病灶内部血管。通过正、侧位，不同角度左右转动，将各切面显示的血管片段连续起来，即形成相对完整的血管结构的空间立体形状。可见外侧、内侧与基底部的3支主干血管向中心密集，纹理清楚增多（图5-13Ⅰ），中度至明显主干血管2～3支进入病灶，各有2～3个分支，长度达病灶的1/2～2/3，微小血管多个；或形成较完整的血管包绕分布在边缘，进入实质内；主干血管扩张，导管周围血流极其丰富，分支密集成绒线团样。

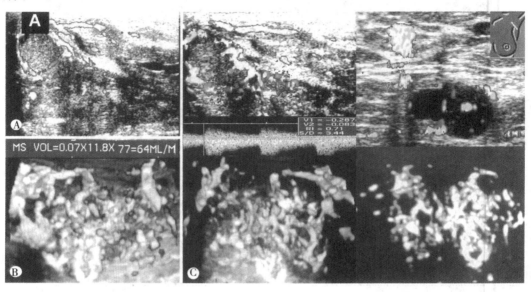

杨××，女，36岁，4年前哺乳期奶多不畅，左乳鸡蛋大肿块3年，硬、痛4天。A. 左乳外上10 cm×5 cm大片不均匀低回声，近乳头导管12 mm内有14 mm×9 mm絮状团块远端导管不规则增粗有增强斑片，导管周围动脉血流极丰富，供血量达64 mL/m；B. 3/4D能量图血管显著增多，正、侧位转动3主干血管从内、外、基底向中心分支，密集成绒线团；C. 腋窝淋巴增大，血流多

图5-13Ⅰ　乳腺多年积乳诱发急性炎症的2D及血管能量图3/4D成像

（4）B-F 3/4D灰阶图像：乳腺组织及病灶区有血液流动的血管结构，主干呈高回声，血管末梢呈长短不一，微细的短干状亮线或亮点，而不显示组织结构的回声。Blood-Flow三维成像时不受血流方向及取样角大小的限制，没有血流彩色溢出，及假性血管粗细不一的伪像，较彩色与能量图的显示更为真实。能显示内径在100 μm大小的微细血管。尤其4D动态显示血管的空间立体构架，可了解肿块内外主供血管的来源、走向、分布范围、密集点，病灶浸润方位。

（5）腋窝淋巴结增大的彩色血管能量图及B-F的3D图像：血管结构显著增多血流丰富。慢性炎症急性发作病灶部位3D成像血管增多，流速快，其特点随病情好转血管减少。

（6）乳腺炎超声造影：乳腺炎症时由于病灶部位动脉血管充血水肿，内径增粗，流速加快。超声造影时微泡多快进，迅速达到峰值，弥漫灌注分布广，缓慢下降，而坏死液化区无造影剂充盈。时间强度曲线可清楚显示具体参数（图5-13Ⅱ）。

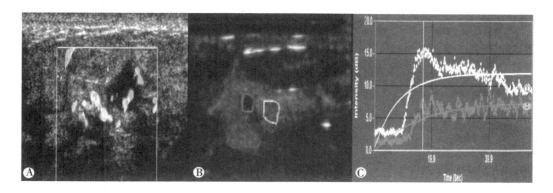

刘××，29 岁，女，右乳头下无痛性肿块，A.2D 超声显示形态不规则，中等回声，中心低至无回声，边界模糊，血管丰富，钼靶检查倾向恶性病灶超声造影；B. 微泡充盈病灶强弱不均，中央有小的缺损区，分别取样；C. 时间强度曲线分析：高充盈区取样曲线：①微泡 13 秒进入病灶，19.9 秒达峰，峰强 15dB 缓慢下降，为快进慢出型；微泡缺损取样曲线。②16 秒进入中心区峰强 5dB 但呈平缓抖动曲线，病理诊断为乳腺慢性炎症伴坏死

图 5－13 Ⅱ　乳腺慢性炎症伴坏死超声造影

三、乳腺特殊性炎症

结核、真菌、寄生虫及理化因素（过敏原、液状石蜡）等所引起的慢性肉芽肿属于乳腺特殊性炎症，但很少见。

（一）乳腺寄生虫病

乳腺的寄生虫包括乳腺丝虫病、棘球蚴病及肺吸虫病等，一般较为罕见。

1. 超声相关病因病理

（1）乳腺丝虫病：多由于班氏或马来丝虫引起，成虫寄生于乳腺的淋巴管中。虫体的机械作用及其死亡后分解产物强烈刺激，引起组织反映淋巴管水肿、嗜酸粒细胞浸润，淋巴管出现以虫体为核心的肉芽肿性淋巴管炎。

（2）乳腺肺吸虫：由于生食或未熟透含有肺吸虫囊蚴的溪蟹、蛄或野生动物的肉类，喝被污染的水，感染肺吸虫。蚴虫及成虫在组织内游走或定居，对局部组织造成机械性损伤；虫体代谢产物等抗原物质会导致人体的免疫病理反应。引起人体肠、肝、肺等局部出血坏死，形成脓肿或囊肿。肺吸虫卵在人体内不能发育成毛蚴，不分泌可溶性抗原，因此引起异物肉芽肿反应。由于成虫从腹腔穿入软组织，虫体移行皮下形成可呈游走性结节；虫囊肿构成大小为 1.5～2.5 cm 的结节，成群、成串出现。主要分布于腹、背、臀、阴囊及股部等处，乳腺皮下结节甚为少见。

2. 症状、体征　多为女性患者，男性罕见。病变只在浅表乳腺组织或皮下脂肪内，多数 1 个肿块，个别 2 个。早期肿块较软，推之可动；生长缓慢。晚期较硬。单侧多，偶可累及两侧乳腺。

3. 超声图像

（1）乳腺皮下或脂肪组织显示无包膜，可活动的肿块，直径 1～5 cm。肿块中央有小的液性无回声区的小囊，含不均匀的中强回声为干酪样，或胶冻状物或出血，虫体的残段呈高回声。小囊周围充血的肉芽组织呈低回声，再向外致密的纤维组织呈强回声。晚期虫体崩解被吸收，或呈钙化的强回声伴有声影。肉芽与增生纤维组织呈同心圆状排列。

（2）肿块结节呈相对低回声，结节约 2.1 cm×0.5 cm，仔细观察内部可见线状活动的虫体蠕动，再现性好，周围脂肪组织可见水肿带。

（3）患者有食生鱼虾史，或班氏或马来丝虫流行区生活史，有助于对声像图的确定。主要确诊临床血化验嗜酸粒细胞明显增高，寄生虫皮内试验为阳性。或痰查肺吸虫卵，乳腺的皮下结节切开检查有肺吸虫或丝虫的蚴虫和成虫。

（二）乳腺结核

本病可见于任何年龄，以中青年女性为主，发病年龄较乳腺癌早。多数为胸壁结核累及。

1. 超声相关病理

（1）感染途径：原发性乳腺结核少见，体内无其他组织器官结核病灶，病原菌经皮肤破损、乳头感染或经血道侵入乳腺。继发性乳腺结核可经：①肺门淋巴结核，结核性脓胸结核菌穿过胸壁进入乳腺。②由胸壁、肋骨、胸骨、胸膜的结核病变直接蔓延至乳腺，其他部位结核病灶经血行感染至乳腺。③腋淋巴结节结核沿淋巴管道蔓延，锁骨上、颈部或胸腔内结核灶的结核菌经淋巴管逆行感染。

（2）病理改变。临床表现分为3型：①局限型，乳腺内侧或外上1个至数个硬结表面光滑、活动、边界不清有轻压痛，右侧多见。深部硬结进展缓慢，增大成块出现痛、压痛及乳头溢液。硬结液化形成寒性脓肿。②播散型，输乳管被结核菌破坏，结核性脓汁自乳头溢出。穿破皮肤可形成窦道，经久不愈，与附近皮肤粘连成块，或结核性坏死性溃疡，与乳腺癌相似。常伴有同侧淋巴结增大与急性炎症。③硬化型，以增生性乳腺结核居多，乳腺内硬结使乳腺变形，皮肤橘皮样改变，乳头内陷，易误为乳腺癌。

总体特点为初期硬结光滑、可推动，进而硬结融合成肿块，中心干酪样坏死，液化成单个或多个相沟通的脓腔，穿破皮肤形成窦道经久不愈，流出豆腐渣样碎屑的稀薄脓汁，乳腺结构广泛破坏。中年人乳腺结核硬化型多见，剖面纤维组织增生性，中心干酪样坏死区不大。镜下特点为典型乳腺结核中心干酪样坏死区，外层淋巴样细胞包绕，中间上皮样细胞区中有郎汉斯巨细胞。有时仅见炎性浸润中有较多的上皮样细胞及多少不等的干酪样坏死区。

2. 超声图像　乳腺结核超声所见甚少，其声像图缺乏特异性，结合文献综合如下。

（1）乳腺内散在单个或多个大小不等，低回声或中高回声结节，边界可辨认，似结节性乳腺小叶增生，略有压痛，但与月经期无关。

（2）乳腺组织的导管与腺叶结构混乱不清，不规则的低回声团块2~4 cm，无明确边界，其中有回声增强的结节或斑块，彩色血流不多，超声难以提示明确诊断。文献报道1例42岁女性，右乳多个小硬块，不适感多年，曾于多个医院诊治疑为乳腺小叶增生。超声检查显示乳腺组织结构广泛破坏，多个大小不等的形态不定的结节融合成片状低回声，其间有杂乱纤维条索；经追问既往曾有结核性胸膜炎病史。后经手术切除病理诊断乳腺结核。

（3）乳腺结核性硬结液化形成寒性脓肿时，出现形态不规则大小不一的液性暗区，边缘模糊不清。

（4）乳头有稀薄脓汁样分泌物或皮肤有经久不愈窦道者，超声应仔细寻找邻近乳腺组织有无与其相通的管腔及混乱的回声，应考虑有否乳腺结核及分泌物抗酸染色查结核杆菌以防漏误。

（5）乳腺结核性肿块与皮肤粘连，皮肤橘皮样变，致乳头内陷，无痛，与乳腺癌相似。乳腺结核伴急性炎症，其腋窝淋巴结增大。肥胖中、老年女性乳腺脂肪坏死亦可出现液性无回声区（含脂肪组织油珠样回声）；均应注意与乳腺结核鉴别，如查找其他部位结核病灶，胸部X线、结核菌素试验及活组织病理检查等。但国内、外均曾报道乳腺癌与乳腺结核同时存在于一个乳腺，或一侧为结核另一侧为乳腺癌的病例，由于两种病变回声的混淆超声尚难辨认，需病理检查明确。

（李亚发）

第三节 乳腺结构不良及瘤样病变

因卵巢内分泌紊乱引起乳腺主质及间质不同程度的增生及复旧不全，致使乳腺结构在数量上和形态上异常，形成可触及的肿块。1948 年 Geschickter 称为乳腺结构不良，包括乳腺痛、腺病、囊性疾病。1956 年王德修等将本病分为腺病（主要波及腺小叶其次为导管），按进程分增生期、纤维腺病期、纤维化三期及囊肿病（当较小的末梢导管、盲端导管等扩张直径超过 500 ~ 700 μm 称囊肿）。

WHO 对乳腺疾病组织学采用乳腺结构不良命名，并提出分类：Ⅰ型为导管增生、Ⅱ型为小叶增生、Ⅲ型为囊肿、Ⅳ型为局灶性纤维化及Ⅴ型为纤维腺瘤性增生。有人通过数百例患者超声检查，认为 WHO 对乳腺结构不良的分类，有利于声像图与病理对照。国内、外一些外科、病理科将乳痛症称为乳腺组织增生，而与腺病及囊肿病一起列入乳腺结构不良症。故超声检查依据 WHO 标准将乳腺结构不良的超声所见分 5 型，按病理发展及结构分为乳腺组织增生症、腺病、囊肿病，并用"乳腺结构不良"提示诊断。

乳腺结构不良超声所见分型：乳腺结构不良以内分泌紊乱为基础的增生及复旧不全，形成可触及的肿块，是一组非炎性、非肿瘤性疾患。发病率高，青春期至绝经期均可发病，育龄女性最常见，35 ~ 40 岁为高峰。常在妊娠哺乳期消失，中断后又重现，内分泌紊乱、月经不调发病率高。绝经期应用雌激素可诱发。

声像图分 5 型。乳腺结构不良超声图像显示病变多发性，病灶形态及回声多样性，WHO 对乳腺结构不良的病理分类，为声像图的分型提供了病理依据。

导管增生型：中年妇女为主，除有经前期痛外，部分病例有乳头溢液史。组织结构主要变化为导管囊状扩张和导管内上皮的增生，当上皮细胞呈重度异型时，有癌变可能。超声表现在小叶增生的同时输乳导管扭曲变细，另处局限性扩张内径 3 ~ 4 mm，其近端和远端仍见正常走行的乳管，或相互沟通、融合成不规则扩大的管腔，长达 40 mm，内径 15 mm。需与导管内乳头状瘤、导管扩张症、浸润型导管癌相鉴别。

小叶增生型：临床表现以乳房的周期性疼痛为特征，经前加重，经后减轻或消失。乳腺肿胀局部增厚，有颗粒状硬结或条索状。组织学特征为小叶腺泡或导管上皮增生，小叶数目增多，体积增大、变形，彼此靠拢。超声表现为探头置于触诊"颗粒状硬结或条索"部位显示，乳腺导管之间增生小叶呈中强或相对低回声，部位、形态不定，大小不等，边缘不整，常为多个散在，单个较少。没有清晰的边界，包膜或"结节"的轮廓。与非病变区相比失去正常的蜂窝状或纹理清楚的乳管。

囊肿型：发病开始于 30 ~ 34 岁，40 ~ 55 岁为发病高峰。镜下主要是末梢导管上皮的异常增殖和导管高度扩张，常以乳腺肿块就诊，活动度好。超声表现为单个或多个肿块呈液性无回声区，透声好，近似球形、椭圆形、边界清，表面光滑，后壁及后方回声增强。在各期乳腺病变中均为常见。

局灶性纤维化型：常在体检时发现，于一侧或双侧乳腺触及体积较小、扁平状、边界不清、质地坚韧的肿块。病理结构改变主要是小叶内纤维组织过度增生、纤维化、玻璃样病，使腺泡萎缩致小叶轮廓消失，纤维组织包绕萎缩的导管所致。超声表现为"肿块"呈局限性增强的不均匀、高回声斑片、结节状，形态不规整，边界不清，无包膜。与相邻组织和导管无明显分界。

纤维腺瘤性增生型：较其他型发病年龄增大，病史较长，常有手术切除后复发，患者多以排除癌肿而就诊。组织学显示小叶萎缩，数目减少，轮廓不清，小叶内纤维组织明显增生、纤维化、玻璃样变；由于玻璃样变的纤维组织形成瘤样肿块。

超声表现为强弱不均的结节，不规则的近圆形团块状，似有边界，呈瘤体样增生病灶，无包膜形成。有无包膜是与纤维腺瘤的鉴别要点。

乳腺结构不良超声类型与年龄、乳腺质地的关系。赵玉华通过114例各型乳腺结构不良声像图分析结果见表5-1。发病年龄22~67岁，与乳腺质地的关系显示：小叶增生型、导管增生型年龄偏低，局灶纤维化与纤维腺瘤样增生型年龄略高。两种以上病变可多部位同时存在，随年龄增长病变类型变化。乳腺的质地与乳腺结构不良的发病亦有关系：间质型与中间型病变发生多，而导管增生型发病率偏低。小叶增生型61.5%见于中间型；导管增生型的发病以间质型与中间型多见，均为39.2%；囊肿型主要见于间质型与中间型。局灶性纤维化与纤维腺瘤性增生型的发病，间质型乳腺高达62.5%~83.3%。纤维瘤型属于乳腺的良性肿瘤病变，间质型乳腺的发生率72.7%。声像图显示发病年龄与病理过程相符，小叶增生型、导管增生型病变相对较早，年龄略低；局灶纤维化与纤维腺瘤样增生型相对略晚，年龄偏高。

表5-1　乳腺结构不良超声类型与年龄、乳腺质地的关系

超声分型	年龄（岁）	间质型	中间型	导管型
小叶增生型	37.5±8.4	23.0%	61.5%	15.4%
导管增生型	41.8±6.4	39.2%	39.2%	21.45%
囊肿型	42.8±11.9	50.0%	50.0%	00.0
局灶性纤维化型	44.7±10.5	62.5%	25.0%	9.0%
纤维腺瘤性增生型	46.5±4.0	83.3%	16.7%	00.0
纤维瘤	40.4±8.2	72.7%	9.0%	18.8%

一、乳腺组织增生

乳腺增生症是乳腺结构不良的早期病变，是临床最常见、困扰诸多妇女的乳腺疾病。该名称早在20世纪30年代由Cheafle提出并命名。本病表现多样，命名繁多，一直以来国内外的研究对其认识经过了复杂、曲折、深化的过程，多数学者主张将乳腺增生列入乳腺结构不良疾病中。Love认为临床乳腺增生表现50%，组织学为90%。

（一）病因病理

乳腺是性激素靶器官，与子宫内膜一样受卵巢内分泌周期性调节变化，包括乳腺组织主质的上皮、小叶间质的脂肪、结缔组织，均受内分泌影响周期性改变。

1. 增殖期　乳腺导管上皮增生、导管增长增多、管腔扩大，小叶内间质水肿、淋巴细胞浸润。

2. 分泌期　小叶内腺泡上皮肥大呈空泡状有轻度分泌。

3. 月经期　导管上皮萎缩脱落、管腔变小甚至消失，间质结缔组织增生、致密。

经期后腺管萎缩液体吸收复旧不全，分泌物残存为乳腺结构不良发生的基础。卵巢内分泌失调，雌激素分泌过度，孕酮减少刺激乳腺实质增生，小导管不规则扩张囊肿形成，间质结缔组织过度增生，胶原化及淋巴细胞浸润。但生理反应性乳腺组织增生与病理性乳腺结构不良两者间没有截然的界限，常需活检确定。

4. 超声相关病理

①乳腺组织增生，属乳腺结构不良症早期病变，轻微可恢复。病灶为质地坚韧的乳腺组织，无清楚的边界或包膜，切面灰色半透明、散在的小颗粒，偶见小囊。②镜下小叶内纤维组织中度增生纤维化与小叶间致密结缔组织融合，末梢导管不规则出芽，小管、导管扩张的小囊有分泌物。间质淋巴细胞浸润，偶并发腺纤维瘤。

（二）临床表现

乳腺疼痛为特征，未婚、已婚未育、已育未哺乳多见，生育期性功能旺盛的中年女性最多见。乳房周期性疼痛由隐渐重，行经前明显，经后减轻或消失。部分乳头溢液或溢血。乳房周期性肿块 2 cm 左右，较坚实界限不清，与皮肤无粘连。或乳腺肿胀、局部增厚、颗粒状硬结，散在分布单发或多发性结节。

（三）超声图像

1. 双侧、多发性　乳腺组织内异常回声可单侧单发，但多为双侧、多发性。当临床触诊仅发现一侧 1 个病灶时，超声检查且不可仅查见一侧一病灶就结束，应两侧乳腺各部位仔细寻找。以防明显的肿块手术切除，而被忽略的另侧，边角、深层或基底部隐藏的病灶，误认为术后再发或新生病灶。

2. 病灶位置、乳腺增大程度不定　可在乳腺任何部位，1 ~ 12 时钟位从边角到中心，从乳腺浅层到基底膜分布在乳头附近、外区边角或基底部。局部增厚，或轻度增大。多数乳腺外区，中心区厚度测值变化不大。

3. 回声多样、形态不一　可呈导管增生、实质性腺叶型，但多为混合多样回声。

输乳管局部扩大，粗细不等长管状，或形成黄豆、蚕豆大低回声内径 3 ~ 4 mm；或数个扩大输乳管相沟通，呈不规则低回声管腔，另端与周围的输乳管相通；或内径 > 0.5 cm 的无回声小囊肿。具有导管增生型的表现。

乳腺叶间质异常增生呈小叶增生型，表现相对低回声的结节、团块；形态多样，单个或多个散在，相互融合成较大的藕节样团块；或增强的斑片、颗粒状；无清楚的边界或包膜。大者 2 cm，小者不定。致使输乳管受压变细、扭曲，远端局限性扩张（图 5 - 14）。

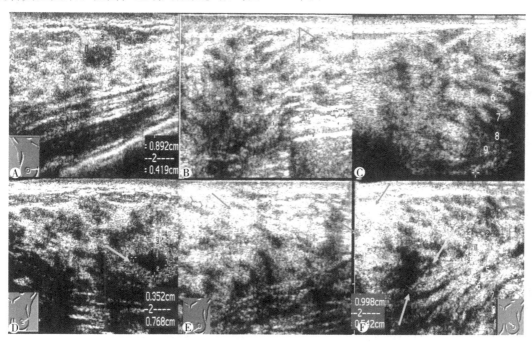

侯××，31 岁，女，双乳结节感 3 年，经期痛。右乳：A. 1 时钟位相对低回声 0.89 cm×0.41 cm；B. 外区高回声斑片；C. 3 时钟位近乳头不均匀高回声斑片远端乳管纹理清；左乳：D. 2 时钟位导管粗细不等多处局部扩张 0.35 cm×0.76 cm；E. 8 时钟位乳腺浅层间质多个高回声斑片远端乳管略粗；F. 11 时钟位高回声斑片，伴导管扩大，相互汇成不规则形低回声 0.99 cm×0.54 cm，邻近乳管受压变窄，彩色血流较少

图 5 - 14　乳腺结构不良双乳多发混合型病灶

4. 彩色血流 乳房内乳腺表面的脂肪层内可见血管的彩色血流，一般乳腺内病灶区彩色血流不多，血管细小。

5. 小叶增生 3/4D 图像重建 3D 容积成像病灶实质呈不均匀的中低回声，血管不多。供血动脉多在边缘进入，病灶内与周围组织仅有少许疏落的血管断面（图 5 – 15）。

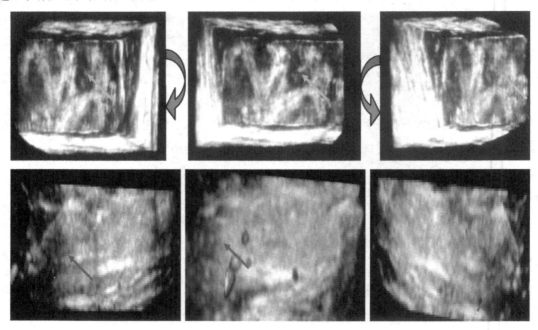

张××，39 岁，女，左乳 3 时钟位，相对低回声界清周边少许血流，有钙化点灰阶。上图：3D 梯形容积立体成像向左右两侧 15°（弯箭头）转动肿块（直箭头）甚小低回声中有散在斑片边缘尚清；下图：能量 3D 重建血管局部增生为少血管型

图 5 – 15　乳腺 3/4D 成像——小叶增生呈少血管型

二、乳腺腺病

（一）超声相关病理

乳腺腺病以小叶间导管及末梢导管均有不同程度增生，后期渐有结缔组织明显增生为特征，小叶结构基本保存。一般认为其发病与卵巢内分泌功能紊乱有关。发展阶段分 3 期，同一标本可见到各期病变共存及移行过渡。

1. 小叶增生期 切除的肿块呈灰白色、无包膜、边界不清，质坚韧、不均匀。小叶增生为主数目增多；小叶内导管或腺泡增生数量增多，体积大。腺泡型腺病主要为腺泡增生，数量多，此型与小叶癌鉴别。导管型腺病小叶内主要为导管增生，数量多，无腺泡；有的导管增生呈乳头状突入腔内。

2. 纤维腺病期 由上期发展而来，主要表现为：①早期小叶内导管继续增多，小叶增生增大纤维组织不同程度增生硬化，质坚韧为纤维组织及散在半透明颗粒，形状不规整或融合，结构混乱，伴小叶纤维化。②后期纤维组织明显增生，管泡萎缩，称硬化性腺病（需与硬癌鉴别）。局部触及实性界限分明乳腺肿块，小者 2 cm，最大 10 cm，孤立存在，由增生的管泡和纤维化组织组成似有包膜，小叶轮廓消失。实质性增生上皮位于纤维化组织内称为乳腺腺病瘤；很像浸润癌。

3. 纤维化期 为腺病晚期小叶内纤维组织过度增生，管泡萎缩至消失，残留少许萎缩的导管，偶可扩张成小囊。肿块质地坚实，2～5 cm 大小；无包膜，发病年龄大多在 50 岁以上，重度悬垂性；约有 1/3 的小叶原位癌与腺病小叶增生期伴发。

4. 局灶性纤维化 由细胞成分少的玻璃样变纤维组织形成的瘤样肿块。围绕萎缩的导管以及末梢导管。

5. 乳腺病伴纤维瘤样增生 腺病中有纤维瘤样病灶。

（二）临床表现

青、中年与月经周期相关的乳痛，经前期出现，经后减轻或消失。乳腺一侧或双侧坚韧不硬，界限不清。少数有浆液或血性乳头溢液。

（三）超声图像

1. 乳腺腺病声像图 小叶增生期与乳腺结构不良的小叶增生相同。乳腺腺病表现与局灶性纤维化型相同，主要局限性增强，不均匀、高回声斑片状结节，形态不规整，边界不清，无包膜。

2. 乳腺腺病伴纤维瘤样增生 声像图与纤维腺瘤性增生型相似，不均匀的强回声团块，与内部玻璃样变的低回声，形成混合性瘤样肿块，似有边界，后方可能有声影。

3. 无症状肿块声像图 表现为边缘不规则的低回声团块，病灶纵横比接近，后方有衰减，血流丰富，声像图疑恶性病变；而病理诊断为乳腺腺病与纤维腺瘤同时存在，伴导管扩张及乳腺增生病的良性病变。超声对乳腺腺病的诊断有一定的困难，通常仅能提示图像所见。

4. 乳腺腺病灰阶能量图 3D 成像 实质性低回声肿块周边不规整向深部扩展，呈不典型汇聚征（图 5－16 Ⅰ）。能量图显示肿块周边或内部血管轻到中度增生，从血管结构的分布可判断肿块主供血管的来源。

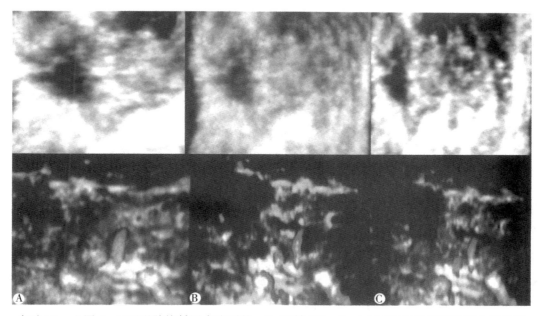

灰阶 3D：上图 A. 正面观肿块低回声边不整；B. 左转 30°；C. 左转 60°向深部扩展不典型汇聚征；下图能量图 3D 与上图 A、B、C 对应肿块左转 30°~60°，主要血供动脉来自内下，血管内径略粗，小分支形成肿块周边包绕，并进入病灶，血管呈轻至中度增生

图 5－16 Ⅰ　乳腺腺病灰阶与能量图 3D 成像

5. 超声造影检查 病灶微血管灌注，周边环形，内部高于外周，整体不均，时间－强度曲线达峰迟，峰值强度低于正常（图 5－16 Ⅱ）特征为平坦型曲线或慢进慢出型。

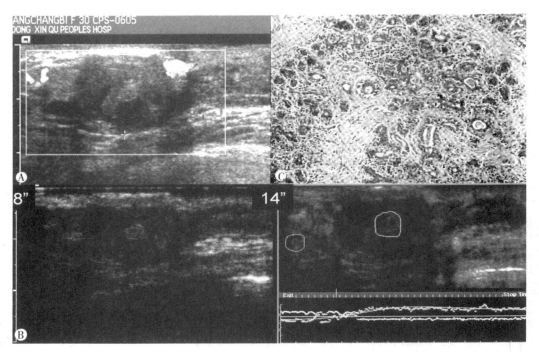

张××，30 岁，女。A. 低回声块内斑片状增强边界不清无包膜，血流来自两侧边缘内部少；B. 超声造影
左图周围正常组织 8 秒微泡进入 14 秒灌注较好，病灶增强较少而迟周围组织；C. 病理诊断为乳腺腺病

图 5 - 16 Ⅱ　乳腺腺病超声造影

乳腺腺病组织结构复杂，常与其他病变同时混杂声像图没有特征性，常具有恶性肿瘤的表现，超声
多难以正确诊断，往往疑为恶性病变。在手术病理证实的 203 例乳腺肿块中，有 56 例超声图像良、恶
性混淆，其中乳腺腺病伴导管扩张 5 例，呈低回声实质肿块（0.6 cm×0.7 cm ~ 2.4 cm×2.3 cm），边
缘不规则有衰减，血流丰富，RI 0.69 ~ 0.8 声像图疑恶性病变，病理证实为良性。

三、乳腺囊肿病

乳腺囊肿病在结构不良中极为常见，主要特征为乳腺小叶小管及末梢小管高度扩张形成囊肿，同时
伴有其他结构不良。直径 <2 mm 为微囊，>2 ~ 3 mm 为肉眼可见性囊，>0.5 ~ 0.7 mm 称囊肿病，大
囊肿直径达 4 ~ 5 cm。

（一）超声相关病理

1. 大体检查　乳腺囊肿数目不等，一般直径 2 ~ 3 cm，大者 4 ~ 5 cm。①囊壁较薄表面光滑，有折
光性顶部呈蓝色；有的可见颗粒或乳头状物突入腔内。②囊壁较厚，内容物多为淡黄色清液，棕褐色血
性液，或浑浊乳样。③大囊周围分布小囊，囊壁间乳腺间质明显增厚，其中有扩张的乳管。④乳腺组织
内散在含棕色内容物的小囊区及微囊，边界不清。

2. 镜下所见　囊肿病来自①导管扩张，因末梢导管上皮异常多处、多层向腔内乳头样、菌状增生。
②末梢导管高度扩张形成囊肿，巨大囊肿壁受压上皮萎缩，肉芽组织构成囊壁，上皮做乳头样生长称乳
头状囊肿。③上皮瘤样增生，若干扩张的导管及囊肿内上皮增生呈乳头状突起称乳头状瘤病。分支状乳
头顶部吻合成网状结构，称网状增生，进一步增生看不到囊腔时称腺瘤样增生。上皮间变可能发生癌。

（二）临床表现

中年女性多见，发病年龄 30 ~ 49 岁，40 ~ 49 岁为发病高峰，绝经期后下降。

肿物可见于单侧或双乳，近乳房周边，累及乳房一部分或整个乳房。可触及的单个囊肿，呈球形较光滑，活动度好，大囊、浅表者有波动感，深部边界不甚清楚，似实性肿块。多个囊性结节呈颗粒状，边界不清，其活动受限。

约 1/3 发病早期乳房轻刺痛、隐痛及触痛。乳痛周期性明显，月经期痛加重囊腔增大，来潮后减轻囊腔会缩小，但囊肿形成后痛可消失，就诊时无自觉症状。

偶有乳头溢液，呈浆液或含血性物，如为浆液血性或纯血性，囊内有乳头状瘤。而有溢液，无导管内乳头状瘤及导管扩张较常见，多于乳癌。

（三）超声图像

1. 两侧乳房增大或大小正常：直径为 0.5～0.7 mm 囊肿病；直径 2 mm 以下的微囊仅在高档、高频探头放大后能显示；一般仪器呈粗点或斑片状结构混乱的回声。

2. 导管扩张形成单发囊肿液性区明显易检出（图 5－17 Ⅰ），3～5 mm 以上的小囊肿呈绿豆至黄豆大无回声与周围输乳管比较界限清楚（图 5－17 Ⅱ）。直径 2～3 cm，大至 4～5 cm 的囊肿液性无回声透声性好，呈长梭形或椭圆形，囊壁薄，表面光滑，后方回声增强；大囊周围有小囊。邻近囊肿的乳腺组织受压乳管变细窄，或同时伴有小叶增生的高回声（图 5－18）。

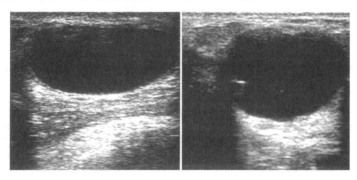

囊肿液性无回声，内有隔膜，边缘光整，后方回声增强

图 5－17 Ⅰ　乳腺单发孤立性囊肿

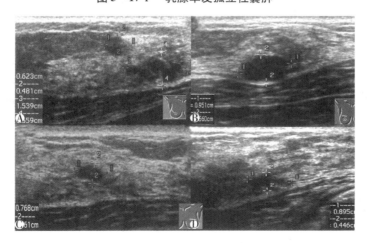

孙××，27 岁，女，经期乳痛数年。右乳：A. 10 时钟位乳腺表面 0.62 cm×0.48 cm 基底部 1.79 cm×0.65 cm 低回声；B. 12 时钟位基底部无回声 0.95 cm×0.56 cm；左乳 12 时钟位；C. 中心区 0.76 cm×0.36 cm；D. 基底 0.9 cm×0.5 cm 不规则低至无回声

图 5－17 Ⅱ　双乳多发性乳管局部扩大

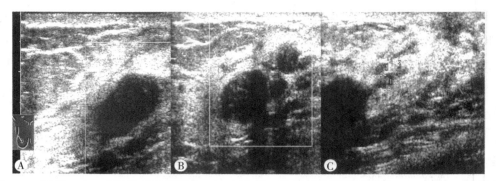

张××，36岁，女，右乳块多年经期痛。A. 右乳 10～12 时钟位近基底部 18 mm×10 mm 液性区；

B. 邻近有多个大小不一小囊，周围组织受压乳管变细；C. 其他部位增生组织成结节样高回声

图 5－18　乳腺囊肿病

3. 囊肿含浑浊点絮状中等回声，可能为乳汁、脂肪颗粒的沉积物。扩张导管及囊肿内的乳头状瘤呈中强回声，突入腔内。乳头状瘤病及囊腺瘤样增生，超声只能提示图像的形态，无法辨认病理性质的良性、恶性。

4. 彩超检查　显示正常皮下脂肪层及乳腺组织内原有血管的血流。乳腺组织增生、乳腺腺病及乳腺囊肿病一般彩色血流增多不明显，纤维化严重彩色血流减少，大囊肿仅在边缘有少许血流。

（四）乳腺结构不良与癌的关系

一般认为单纯性乳腺组织增生及乳腺腺病早期不癌变；但腺病中、晚期有癌变报道；癌变主要发生在囊肿病。研究报道 204 例乳癌旁组织间变率囊肿 10%，乳头状瘤及乳头状瘤病 22%，乳管上皮增生 7%，腺病 11%。而 31 例乳腺结构不良 11 例伴有癌。另有研究指出囊性增生伴高度上皮增生与癌的发生有关。故乳腺结构不良及囊肿病应提高警惕，特别是无月经期伴随的乳痛，一侧为多的结节性病变，可做病理活检。

（五）超声诊断价值

（1）乳腺病变极为常见：乳腺结构不良发病率最高，超声普查能及早发现。

（2）超声检查可明确病变部位、病变性质、提示诊断意见。

（3）乳腺结构不良性与内分泌关系密切，乳腺功能多变，病理基础复杂，声像图亦随不同状况之变化表现多样，为诊断带来鉴别困难。检查者必须询问有无痛经史。

（4）某些乳腺结构不良晚期有癌变报道，应提高警惕，特别是无月经期伴随的乳痛，结节性病变，需做病理活检确定。

（5）诊断报告书写：乳腺结构不良为一笼统的综合性名称，包括乳腺组织增生、乳腺腺病及乳腺囊肿病。超声检查提示乳腺结构不良各型表现简要参考性声像图。

导管增生型：输乳管不规则扩大增粗，局部散在或相互融合沟通，长达 15～40 mm。

小叶增生型：间质有实质性回声增强的斑片、小结节、团块，可相互融合。

囊肿型：液性无回声透声好，界清后方增强。

局灶纤维化：较大的结节，团块回声较强不均匀。

纤维腺瘤样增生型：回声增强或强弱不等似有边界，呈不规则圆形团块。

若超声图像显示特征明确，可提示具体疾病。报告书写时应明确病变部位。如：右乳7～9时钟位乳腺外区；左乳 3～5 时钟位中心区；右乳 3～4 时钟位乳腺外皮下脂肪层内。

病变性质：如局灶性单个、多个，低回声管状结构，液性囊肿实质性多个回声增强的斑片、小结节，提示双侧乳腺结构不良（右导管增生型、左小叶增生型）。

四、乳腺瘤样病变

（一）乳汁潴留囊肿

乳汁潴留囊肿又称乳汁淤积症，哺乳期妇女多见。临床表现为乳内肿块，治疗不当病情恶化可致无菌性脓肿，并可误诊为纤维腺瘤或癌肿。

1. 病因、病理　多因哺乳期妇女有乳腺结构不良、炎症、肿瘤，造成乳腺的小叶或导管上皮脱落或其他原因阻塞导管。导管受压乳汁积存，也可能授乳无定时乳汁不能排空淤滞导管内，使导管扩张形成囊肿，往往在断奶后发现乳腺内波动性肿物。

超声相关病理：圆或椭圆形肿块边界清楚，累及单个导管形成孤立囊肿，囊壁薄由薄层纤维构成，为单房累及多个导管形成蜂窝状囊肿。早期内容物为稀薄的乳汁；时间较久变得黏稠如炼乳，或似奶酪，甚至干燥成粉状，肿块质地坚实，囊壁增厚。囊内淡红色无定性的物质及吞噬乳汁的泡沫状细胞。囊肿周围多量炎细胞浸润，小导管扩张，如继发感染可致急性乳腺炎或脓肿形成。

2. 临床表现　哺乳期妇女单侧乳腺，双侧少。多在中心区乳晕外，1～2 cm 球形或橄榄形肿块。初期较软略有弹性，移动性，乳腺处于生理性肥大不易发现。哺乳期后乳腺复旧，增生的小叶小管萎陷，乳腺松软。囊内水分被吸收，囊壁纤维组织增生变硬，乳汁浓集成块，肿块更硬，甚至硬如纤维瘤。有断奶方式的不当历史，随月经周期变化长期积留的分泌物逐年增加，可达 20～30 年或以上，但与皮肤无粘连，腋淋巴结不增大。

3. 超声图像　超声显示乳汁潴留囊肿内部回声随乳汁潴留时间长短、囊腔大小、液体吸收内容物浓缩的程度不同，以及乳腺质地与导管的结构声像图表现多样。

（1）单纯乳汁潴留囊肿：哺乳期乳房内无痛性肿块，声像图显示输乳管扩张呈椭圆形、梭形或不规则形囊腔，近似无回声，囊壁薄边界清楚，后方回声增强；大小不等，较大者 2～5 cm，周围有小导管扩张。轻挤压排出乳汁 50～70 mL 后，囊腔明显缩小（图 5-19A）。

（2）乳汁潴留囊肿继发感染：哺乳期乳房内肿块，无痛，数月后乳房外观及肿块明显增大，皮肤微红。声像图显示位置较浅表甚大的椭圆形无回声区，可达 5 cm×5.5 cm×7 cm，有微细亮点或微小斑片，探头加压质点飘动及轻压痛。为乳汁潴留继发感染的表现，若不即时处理，数日内则可穿破流出脓液，见下述病例。

张××，20 岁，一胎顺产。产后 3 天右乳房有一硬结，6 个月乳房增大有块，但无痛及发热。超声首次检查右侧乳晕下方不规则低回声区 50 mm×14 mm×60 mm，内有点状、絮状及斑片状飘动强回声，界尚清。右侧腋下见数个低回声结节（14 mm×8 mm×12 mm，7 mm×5 mm×6 mm），内部少许彩色血流。超声提示：右侧乳腺乳汁淤积，腋下淋巴结增大，继发感染脓肿可能。9 天后超声复查乳房表面微红，液性暗区增大，为 53 mm×54 mm×61 mm 不均质透声差，形态不规则；内壁局部向腔内突出最大厚度 7 mm。探头加压轻痛。周边血流丰富。超声提示，右侧乳腺乳汁淤积，脓肿形成（较 1 周前增大）。给予抗感染治疗。3 天后右侧乳头下方破溃，患者挤出黏稠棕褐色脓液。1 个月后超声复查脓肿明显缩小至 17 mm×16 mm×4.6 mm，内部少许絮状回声，透声尚可。超声提示右乳腺乳汁淤积性脓肿自行破溃排脓后缩小。

（3）间质型乳腺：奶多输乳管细小乳汁排泄不畅，乳房丰满，胀感或触及不平块物。声像图表现末梢乳管残余乳汁呈大小不等点状、颗粒状强回声，小叶及间质组织呈不均匀不规则的斑片、结节样中强回声。

（4）晚期混合性潴留囊肿：扩张的大囊腔边缘外周多层强回声包围，内形成不规则实质性斑块含中强及液性混合性回声；囊腔内实质性斑块亦有彩色血流（图5-19B、C）。

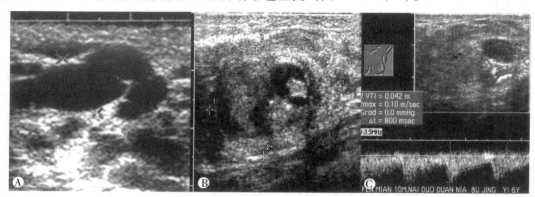

A. 哺乳期乳汁淤积导管扩张形成囊肿；B. 断奶6年后乳房高低不平有多个结节及波动性肿物，声像图显示扩张的大囊腔边缘不整，内部不规则实质性中强斑块及液性区混合性回声（为乳汁黏稠似炼乳或奶酪团块）；C. 外周多层强回声包围，并有彩色血流及速度频谱

图5-19 乳汁淤滞性囊肿

（5）乳汁干结性潴留：哺乳期乳汁多，有突然断奶史。哺乳期后数十年后双乳出现高低不平多个结节，逐渐增多。超声图像显示乳房饱满，乳腺回声不均匀，乳管中强回声，多条输乳管内含细小、密集的点状、颗粒状强回声，系乳汁干燥后呈粉状干结在乳管（图5-20）；伴乳头严重凹陷扭曲畸形。

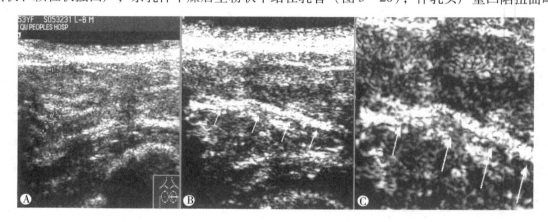

患者，53岁，于28岁时分娩，产后奶多，哺乳10个月突然断奶，左乳头严重凹陷，近年左乳高低不平多肿块。钼靶检查提示微小癌。声像图显示乳房饱满。A. 乳腺不均匀多条中强回声；B. 输乳管内含细小、密集点状颗粒状强回声（箭头）；C. 局部放大高回声的颗粒极其清楚，乳头严重凹陷，提示导管内陈旧性乳汁残存干结

图5-20 导管内陈旧性乳汁残存干结

（6）彩色血流：周围组织有彩色血流，囊腔内实质性斑块亦有彩色血流。

（7）3D容积成像：乳汁潴留性囊肿肿块长轴、短轴及冠状面3D容积成像显示囊肿呈低回声，底部点状淤积，边界清与周围形成高回声界面。血管能量图3D可见周围血流。3D容积成像向左右转动

均见后壁前沉积物中等回声（图 5 – 21）。

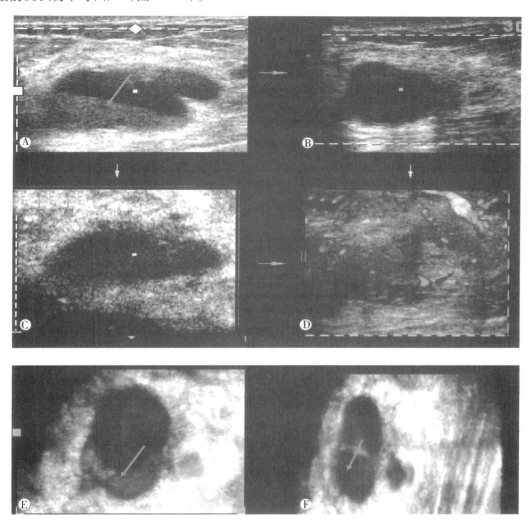

右乳 3 时钟位囊肿低回声底部点状淤积，边界清与周围形成高回声界面。A. 长轴；B. 横切；
C. 冠状切；D. 能量图 3D 周围血流；E. 3D 成像向左转 30°；F. 左转 90°均见后壁前沉积物中等
回声（箭头）

图 5 – 21　乳汁潴留性囊肿 3D 容积成像

（二）乳腺导管扩张症

乳腺导管扩张症好发经产妇的绝经期前后，多为单侧，病变团块常被误为乳癌或其他病，或划为闭塞性炎症范围。1956 年确切定名乳腺导管扩张症，实际病理变化既非感染性炎症，亦非肿瘤，为大导管的退行性变；后期炎性反映的瘤样病变。

1. 病因、病理

（1）乳晕区：输乳管上皮细胞萎缩，分泌功能丧失，使上皮细胞碎屑及含脂性分泌物集聚，充满乳晕下输乳管（终末集合管）而扩张。

（2）大体检查：见病变区与健康组织无明显界限，乳腺中心区多条扭曲扩张的输乳管，内径管径 3～5 mm，充满棕黄色糊状物。周围增生的纤维组织透明变性形成纤维性厚壁，并可相互粘连成 4～5 cm 大小、坚实边界不清的肿块。

（3）镜下所见：不同程度扩张的输乳管由乳晕区至皮下脂肪或间质内，上皮细胞萎缩、变薄，腔内淤积坏死物和脂类，分解后形成脂肪结晶体排成放射或菊花团状。后期渗出管外，周围的纤维组织增生，管壁增厚，腔内淤滞的脂类物质分解产物，由管内渗出刺激周围组织，引起多种炎细胞浸润，剧烈性炎性反应；纤维组织增生形成的异物反应的瘤样病变。

2. 临床表现　好发于生育过的绝经期前后女性，年龄 35～55 岁为多。乳晕下可触及多条绳索样扭曲增粗的导管，压迫时乳头有分泌物溢出。分为以下 3 期。

（1）急性期：导管淤积坏死物分解渗出炎细胞浸润反映，出现急性炎症样症状乳腺皮肤红肿、疼痛、发热、腋下淋巴结增大。历时 2 周。

（2）亚急性期：炎症样症状消退留下边界不清的肿块，硬结与皮肤粘连，历时约 3 周。

（3）慢性期：坚实边界不清的肿块缩小成硬结状，可残留数年，症状消失；乳头回缩。

3. 超声图像

（1）早期：乳腺中心区乳晕下 3～4 条，多至 10 条输乳管扩张、扭曲，内径管径 3～5 mm，甚至更大；内部低或无回声，透声性差。乳腺外区输乳管可能稍增粗。

（2）急性、亚急性炎症样期：扩张、扭曲的输乳管延及乳腺外区，内径大小不等，呈不规则块状。内部低或无回声内有点絮状、斑片状强回声，管壁增厚。周围组织回声强弱不均匀，边界不清。囊腔内实质性斑块可能有少许彩色血流，周围组织彩色血流无明显增多。

（3）慢性期：乳腺中心或外区，结构紊乱，大小不等结节团块与低或无回声的小囊腔，壁厚，周围强弱不均匀的回声，后方可能有衰减。彩色血流较少。

4. 鉴别诊断　乳腺瘤样病变本节包括乳汁潴留囊肿（乳汁淤积症）及乳腺导管扩张症；两病早期输乳管扩张似囊肿，以后的临床表现均可出现乳内肿块，可误诊为纤维腺瘤或癌肿，鉴别诊断中应了解病理发展过程，注意相应声像图变化。超声造影对鉴别诊断有很大价值。

（1）乳腺囊肿病：属乳腺结构不良，特征为乳腺小叶小管及末梢小管高度扩张形成囊肿，同时伴有其他结构不良，声像图表现囊肿液性无回声透声性好，呈长梭形或椭圆形，囊壁薄表面光滑后方回声增强。

（2）纤维腺瘤：临床表现相同，声像图纤维腺瘤为实质性，多单发有包膜，彩色血流较乳汁潴留囊肿为多。

（3）乳腺癌：乳汁潴留于囊肿，晚期不规则实质性斑块含中强及液性回声；乳腺癌开始为实性，血管增生明显，3D 容积成像及超声造影有特征性表现。

（三）乳腺脂肪坏死

乳腺脂肪坏死临床较少，患者多见于体型肥胖、皮下脂肪丰富、乳腺下垂的妇女。因外伤后无菌性脂肪坏死性炎症，或血液、组织液中脂肪酸酶使结节状脂肪发生无菌性皂化，其后出现坏死的一系列病理改变。44% 的患者有明确的外伤史，特别是乳房的钝挫伤，使脂肪组织受到挤压而坏死。另外，乳腺的化脓性感染、术后、肿瘤出血及导管扩张症均可引起乳腺脂肪坏死，临床表现很似乳腺癌。

1. 病因、病理　外伤后伤处皮肤出现黄、褐色、棕色瘀斑，3～4 周后，该处形成 2～4 cm 肿块。

（1）大体检查：乳腺脂肪坏死肿块呈圆形，坚韧或均质蜡样，与表皮粘连。块内有大小不等的油囊，充满液化脂肪或陈旧性血性液体，或灰黄色稠厚的坏死物。后期纤维组织高度增生，肿块纤维化，边缘放射状瘢痕组织内有含铁血黄素及钙盐沉积。

（2）镜下所见：脂肪细胞浑浊（皂化）、坏死崩解，融合成大脂滴，周围巨细胞围绕，坏死物或异物肉芽肿样结构，后期被纤维组织取代。

2. 临床表现　乳房有明确或不明确轻度钝挫、挤压伤或乳腺手术、化脓性感染等病史。早期乳腺外伤处黄褐色瘀血斑，脂肪坏死后炎性细胞浸润，肉芽肿样结构形成肿块。晚期纤维组织增生肿块变硬，与皮肤粘连，组织收缩肿块变小。与乳腺癌难以鉴别，应穿刺活检确诊。

3. 超声图像

（1）单侧乳腺内不规则低回声的肿块，近似圆形，1～2 cm 大小，大者 4～5 cm。与周围分界尚清楚。早期液化脂肪、陈旧血性液较稀薄为液性区。时间久黏稠，透声性差有不均匀的点、絮状回声。周围纤维组织及瘢痕包绕呈中高回声，可含有钙化强回声。

（2）晚期肿块大部分纤维化，体积可缩小，呈高回声，放射状向外延伸，内有不均匀的小低回声残腔。

（3）异常增生的肉芽肿组织可能少许彩色血流。

（4）超声表现实质性非均质性不均匀回声，边缘放射状向外延伸与乳腺癌难以区别。需活组织穿刺病理检查确定。

（四）乳腺错构瘤

乳腺错构瘤很少见，长期以来人们对其认识不足，X 线与病理易误为积乳囊肿、纤维腺瘤乳腺囊性增生。一些学者依据自己的发现给予许多病名，但不能反映本病真实性质。1971 年，Arrigoni 提出乳腺错构瘤的名称。由于乳腺内正常组织错乱组合，即残留的乳管胚芽混合着不同量纤维、脂肪、乳腺导管、小叶组成，有包膜的瘤样肿物，异常发育畸形生长，但长到一定程度自行停止或明显减慢长速。瘤内腺体成分仍有乳汁分泌功能为本病特征。

1. 病理　乳腺内肿块较癌和纤维瘤的硬度软，或半软半硬即纤维、腺体部分较硬，脂肪较软。瘤体巨大超过乳腺 1/4，表面凹凸不平，有囊性感。

（1）大体检查：圆形或椭圆形肿瘤，质软，包膜薄而完整，切面灰白或灰红不规则，腺体、纤维、脂肪、乳腺导管、小叶混乱集结一团，各成分多少不一，或各成团块，有小囊肿，囊壁钙化。

（2）镜下所见：纤维、脂肪、腺体导管腺泡异常增生构成，有的导管扩张成小囊肿。

2. 临床表现　发病年龄 15～88 岁，多见于哺乳期后及绝经期后。患者无意中发现乳腺内 2～8 cm 圆形或椭圆形肿块，有报道最大者达 17 cm，表皮无改变与皮肤无粘连可推动。有刺痛或触痛，生长缓慢，可自行停止生长。左乳内下或内上多见，右侧少。

X 线乳腺摄片肿物的特点为低密度基础上密度不均匀。其形态、边缘清楚，密度不均匀增加。脂肪为主在透光性好的瘤体中成致密小岛，腺体和纤维组织为主致密的瘤体中有小透声区。瘤体有小囊钙化或条索状钙化。

3. 超声图像

（1）乳腺内肿块呈圆形或椭圆形，一般 2～8 cm 大小，包膜完整，较薄。

（2）肿块内各种回声杂乱：脂肪组织呈低回声，纤维组织多呈条索状强回声，腺组织回声强弱不等，小囊肿透声好可能为液性。

肿瘤穿刺可能抽到乳汁，组织学检查可有腺体、纤维、脂肪等。

（李亚发）

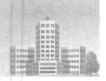

第六章

心脏超声

第一节 心脏正常超声检查

（一）原理

M 型超声心动图的扫描声束以固定位置和方向进行扫描。它利用快速取样技术，由换能器发出声束，并记录在此声束方向上组织回声。心脏各层组织反射在心动周期内形成运动－时间曲线。M 型曲线可显示心脏结构在一维空间上的界面厚度、距离、活动方向、运动速度及其在心动周期不同时相的变化。M 型超声心动图因其高速的取样帧频，能记录心脏结构在心动周期内的细微运动，可用于心腔和大血管内径的测定及特定心脏结构运动的细致观察，是现代超声心动图检查不可或缺的一部分。

（二）检查方法

1. 定点探测 将探头固定于身体某点，保持声束方向不变，观察心脏在某一径线上各界面活动的规律。此方法多用于测量心脏腔室大小、心室壁厚度及活动速度。须指出的是，因扫描声束固定，而心脏是运动的，故心动周期内不同时间点的回声并不完全是同一心脏结构的活动轨迹，探查时应注意以下事项。

（1）患者取平卧位或左侧卧位，必要时可采取坐位，嘱平静呼吸，尽量减少心脏位移幅度。

（2）探查某点时，应尽量使探头与胸壁垂直，如波形显示不够理想，可稍转动探头，以获得更满意的图像。

（3）全面观察，由内向外，从下到上，逐肋间进行探查，以了解心脏的全貌。

（4）探头位置及声束方向固定，借以了解不同心动周期中心脏界面活动有无变化。

2. 滑动探测 将探头置于肋间隙内，缓慢移动，声束方向亦稍转动，借以观察心脏水平切面上各个结构的相互连续关系。

3. 扇形扫查 探头位置维持不动，摆动探头改变声束扫查方向，使扫查范围为扇形。依据方向不同，可分为纵轴扇形扫描及横轴扇形扫描。

（三）常见波形

1. 心底波群 可于胸骨左缘第 3 肋间探及，在左心长轴观或心底短轴观上经由主动脉根部取样，其解剖结构自前至后依次为胸壁、右室流出道、主动脉根部及左房。以上结构均位于心底部，因而称心底波群。

（1）主动脉根部曲线：心底波群中有两条明亮且前后同步活动的曲线：上线代表右室流出道后壁与主动脉前壁，下线代表主动脉后壁与左房前壁。此两线在收缩期向前，舒张期向后，多数患者尚见重搏波。曲线上各点分别称为 U、V、W、V'。

U 波在心电图 R 波之后，为曲线的最低点。V 波为主波，在 T 波之后，为曲线的最高点。其后曲线下降至 W，再上升形成 V'，称为重搏波。UV 段是上升支，VW 段是下降支，分别代表心脏收缩时主动脉根部前移及舒张时主动脉根部后移（图 6-1）。

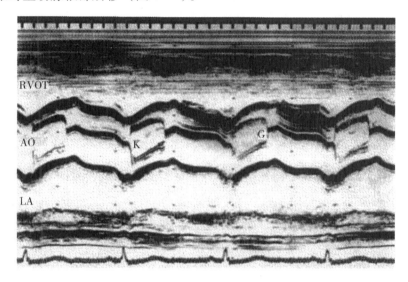

正常主动脉根部波群，自前至后依次为右室流出道（RVOT）、主动脉（AO）与左房（LA）。图中两条平行活动的光带为主动脉前后壁，随心动周期收缩期向前，舒张期向后，呈同向运动。主动脉瓣口收缩期开放（K），舒张期关闭（G）

图 6-1　主动脉根部波群

（2）主动脉瓣活动曲线：主动脉根部前、后两线间，有时可见一六边形盒样结构的主动脉瓣活动曲线。此曲线于收缩期分开，并分别靠近主动脉前、后壁；舒张期迅速闭合呈一单线，位于主动脉壁前、后线之间中心处。

经解剖证实，前方开放的主动脉瓣为右冠瓣，后方开放的主动脉瓣为无冠瓣。主动脉瓣于收缩期开放，曲线分开处称 K 点（开），位于心电图 R 波及第一心音后，相当于等容收缩期末。曲线闭合处称 G 点（关），位于心电图 T 波之后及第二心音处，相当于主动脉瓣关闭时。

2. 二尖瓣波群　可于胸骨左缘第 3~4 肋间探及，在左心长轴切面上，经过二尖瓣前叶取样时，可见一组较特异的波群，其内有一条活动迅速、幅度较大的曲线，经解剖定位与声学造影证实为二尖瓣前叶之反射。以此为标志，可以向前或向后逐层识别其他的解剖结构。由于二尖瓣在这些结构中特异性最强，故命名为二尖瓣波群。为便于了解时相的变化，将二尖瓣曲线波动周期各段标记为 A、B、C、D、E、F、G 七个时间点，并显示与心电图、心内压力曲线及心音图的关系（图 6-2）。

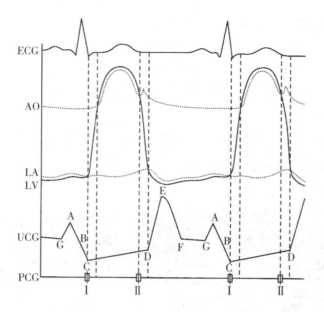

图 6-2 正常超声心动图二尖瓣前叶曲线（UCG）与心电图
（ECG）、心内压力曲线及心音图（PCG）关系示意图

（1）二尖瓣前叶曲线：正常二尖瓣前叶曲线呈舒张早期 E 波和舒张晚期 A 波特征性双峰曲线。其曲线与心律具有相同的周期性。A 点位于心电图 P 波之后，心房收缩，压力升高，推动二尖瓣开放形成 A 峰。而后心房舒张，心房内压力下降，二尖瓣复位，形成 B 点。心电图 R 波后，心室肌收缩，压力上升，此时二尖瓣关闭，产生第一心音，在曲线上形成 C 点。D 点在心电图 T 波与第二心音后等容舒张期之末，此时左室开始扩张，心室压力低于心房压力，二尖瓣开始开放，形成 D 点。当二尖瓣开放至最大时，形成 E 峰。由于房室压力梯度锐减，二尖瓣位置由 E 峰下降至 F 点，F 点至 G 点，心室缓慢充盈，曲线下降缓慢而平直，直至心房再次收缩，进入下一心动周期（图 6-3）。

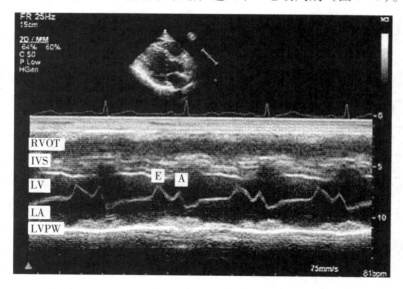

正常二尖瓣前叶活动曲线。自前向后可见胸壁与右室前壁，右室流出道（RV-OT），室间隔（IVS），左室（LV），二尖瓣前叶曲线，左房（LA），左房后壁（LVPW），二尖瓣舒张早期的 E 峰，舒张晚期的 A 峰

图 6-3 二尖瓣前叶曲线

（2）二尖瓣后叶曲线：正常的二尖瓣后叶与前叶在收缩期合拢，在曲线上形成共同之 CD 段。舒张期瓣口开放，后叶与前叶分离，形成幅度较小，方向相反，呈倒影样单独曲线，为二尖瓣后叶曲线。此曲线上与前叶上 A 峰、E 峰相对应处的下降点分别称为 A′峰与 E′峰（图 6 - 4）。

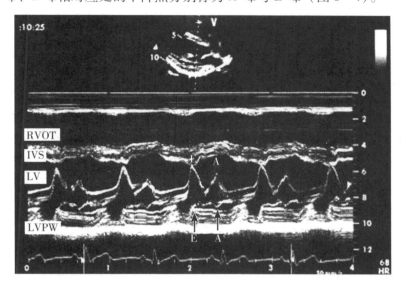

正常二尖瓣前、后叶曲线。自前向后可见胸壁与右室前壁，右室流出道（RVOT），室间隔（IVS），二尖瓣前、后叶曲线，邻近房室环区的左室后壁（LVPW）。二尖瓣前叶舒张早期 E 峰，舒张晚期 A 峰，二尖瓣后叶与之相对应的舒张早期 E′峰，舒张晚期 A′峰

图 6 - 4　二尖瓣波群

3. 心室波群　于胸骨左缘第 4 肋间探查，在左心长轴切面上，经由二尖瓣腱索水平取样时可见心室波群。自前至后，所代表的解剖结构分别为胸壁、右室前壁、右室腔、室间隔、左室（及其内的腱索）与左室后壁。此波群可测量心室腔大小与心室壁厚度等（图 6 - 5）。

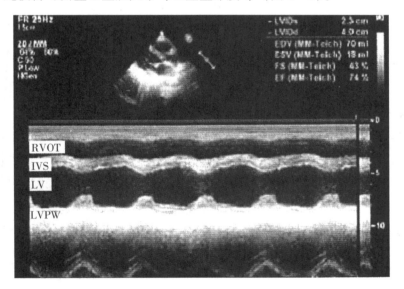

自前至后，主要结构有右室流出道（RVOT），室间隔（IVS），左室（LV），左室后壁（LVPW）；室间隔与左室后壁呈逆向运动

图 6 - 5　心室波群

（1）室间隔曲线：在二尖瓣波群中部，室间隔曲线位于二尖瓣前叶之前，其活动幅度较小。正常室间隔运动曲线于收缩期向后，舒张期向前，与左室后壁呈逆向运动。在右心容量负荷增加时，其曲线运动于收缩期向前，舒张期向后，与左室后壁呈同向运动。

（2）左室后壁曲线：正常左室M型图像收缩期室间隔朝后方、左室后壁朝前方运动，左室后壁的运动幅度稍大于室间隔的运动幅度；测量时相舒张末期为心电图R波的顶点，收缩末期为左室后壁前向运动的最高点。临床上，左室后壁厚度测量时，则应注意识别腱索、乳头肌等组织。

4. 三尖瓣波群　于胸骨旁四腔心切面检查，选择经过三尖瓣前叶取样线，可见一双峰曲线，活动幅度较大，距体表较近，此为三尖瓣前叶反射曲线。当声束向右上倾斜时，依次可见胸壁、右室前壁、右室腔、三尖瓣、右房、房间隔与左房。而当声束斜向左下时，在三尖瓣之后依次为室间隔、左室腔（有时其内可见二尖瓣）及左室后壁。

5. 肺动脉波群　于胸骨左缘第2、3肋间，右室流出道长轴切面基础上引导取样线记录M型曲线。肺动脉瓣叶于收缩期朝后移动，舒张期朝前移动。肺动脉瓣波群通常只能记录到一个瓣叶活动，常为后瓣曲线。

二、切面超声心动图

（一）原理

切面超声心动图与M型超声心动图相似，亦用灰度调制法显示回波信号，即将介质中由不同声阻所形成的界面反射，以光点形式排列在时基扫描线上，接收到的回波信号带有幅度与深度的信息。亮点的灰度（即灰阶）与回声波幅之间存在一定的函数关系。回波信号反射强，则光点亮；回波信号反射弱，则光点淡；如无反射，则扫描线上相应处为暗区。代表不同回波幅度的灰阶点，按其回波的空间位置，显示在与超声扫描线位置相对应的显示器扫描线上。切面超声的时基深度扫描线一般加在显示器的垂直方向上，并且声束必须进行重复扫查，与在显示器水平方向上的位移扫描相对应，当图像达到或超过每秒16帧图像时，则形成一幅实时的切面（即二维）超声图像，可被肉眼清晰观察。

（二）仪器类型

切面超声成像主要有相控阵扫描与机械扇扫成像两种方式。目前常规应用于心脏的检查仪为相控阵扫描成像仪，而机械扇扫主要用于小动物超声心动图成像。

1. 相控阵超声显示仪　采用雷达相控技术，通过等差时间延迟的电脉冲信号，使线阵排列的多个晶体片（换能器）依次被激发，将每一晶体片声束进行叠加，形成一个共同的波阵面。波阵面的方向与探头的法线方向相平行，其动态指向与各晶体片受激发的次序有关。按一定时差顺序先后激发各个晶体片所发射的超声波，其合成波的波阵面方向在一定范围内呈扇形发送。接收时，按各晶体片的时差对被接收到的回波信号进行时间补偿，再将其叠加在一起，当扫描速度达到20～30帧/秒，就可获得心脏解剖结构的实时切面图像。先进的经食管多平面探头是相控阵超声探头的进一步发展，其换能器晶体片的扫描方向可在360°的范围内旋转，能从任意角度来显示心脏结构。这一技术目前又有进一步的改进，微小的晶片应用在经血管内超声显像上，探头声束可显示血管某一横断面形态360°范围图像。

2. 机械扇形扫描仪　其探头与体表接触面积较小，可从很小的透声窗进行观察，特别适用于心脏检查。此类探头分为摆动式和转动式两种。小型单晶片扇扫目前主要用于血管内超声显像。

现代高档超声显像仪是将M型、切面超声以及多普勒超声等多种显像方式综合在一起，并匹配多种新的成像技术，如图像数字化处理、动态聚焦等。针对不同检查设计的特殊探头，可使二维超声图像更为完善。

（三）检查方法

1. 仪器调节

（1）发射功率：针对患者的不同年龄和体型，需对仪器的各种功能参数进行适当的设置。婴幼儿患者，胸壁较薄，应选用较小的发射功率。成人及体型较胖的患者因胸壁厚，则需提高发射功率。在使用过程中应尽量避免将能量开至最大，防止压电晶体片过热受损。

（2）灵敏度：主要受总增益和分段增益补偿等控制钮的调节，高灵敏度可获取符合诊断要求的图像。灵敏度调节应使心腔及大血管腔内呈现为无回声区；心内膜、瓣膜和大血管壁等各层结构反射清晰；心肌反射较弱，但可辨识；心脏的近区与远区结构均可显示，且反射强度大致相等。

（3）灰阶：调节灰度与对比度，使反射强度以适当的明暗度加以显示，以清晰显示所探测的结构。理论上，灰阶的动态范围越大，组织的层次越丰富，能分辨的组织结构越精细。

（4）频率：频率高低将影响图像的分辨力与声束的透入深度。成人检查探头频率一般为 2.5 ~ 6.0 MHz，透入较深，但分辨力稍差。儿童则用 5.0 ~ 6.0 MHz 的探头，透入深度较浅，但图像分辨力明显提高。

（5）扫描深度：成人和心脏扩大者，扫描深度一般为 16 ~ 18 cm，以显示心脏全貌。儿童扫描深度可适当调浅，一般在 6 ~ 10 cm 之间。

2. 患者体位

一般取左侧卧位，必要时取仰卧位或右侧卧位。胸骨上窝探测时，可取坐位，或仰卧检查台上，将肩部垫高，裸露颈部。

3. 探测部位

（1）心前区：上自左锁骨下缘，下至心尖，内自胸骨左缘，外至心脏左缘所包括的区域，均称心前区。此区检查即所谓胸骨左缘探测。部分患者如右位心或心脏极度扩大达胸骨右侧，则需于胸骨右缘探测。

（2）心尖区：一般指在左侧心尖冲动处检查，若为右位心，则在右侧探测。

（3）胸骨上窝：将探头置于胸骨上窝，向下指向大动脉及心底部各结构。

（4）剑突下区：探头置于剑突下方，向上作各种指向，以取得不同的切面。

（5）经食管探测：将食管探头置于食管内，通过探头前进、后退、前屈和后伸及左右侧向弯曲，加上转动换能器声束扫描的方向，可对心脏作多个方位的探测。

（6）心外膜直接探测：在开胸手术中，可将探头置于消毒塑料套内，放在心外膜表面进行直接探测。

4. 图像方位

切面超声心动图多用扇形显示，扫描扇面分为近区与远区，近区代表身体表浅处结构的反射，一般位于图像的上方。远区代表体内深部结构的反射，位于图像的下部。扇扫呈近区狭窄，愈远愈宽的图像，故可经较小的透声窗（如肋间隙等），观察深处较大范围的心脏结构。经食管探测时，图像方位可以上下倒转，即扇尖在下，弧面在上，借以获得与胸前探测解剖方位相类似的图像。

（四）常见图像切面观

1. 左室长轴观

探头放于胸骨左缘 3、4 肋间，探测方位与右胸锁关节至左乳头连线相平行。此方位图像可清晰显示右室、左室、左房、室间隔、主动脉、主动脉瓣及二尖瓣等结构。检查时应注意调整声束扫描方向，以显示真正的心脏长轴，否则易产生心脏长轴缩短效应，长轴观图像失真（图 6 - 6）。

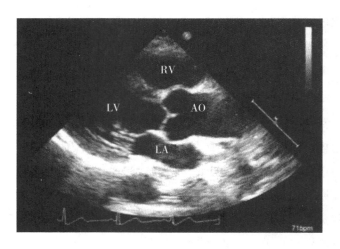

图中显示右室（RV），左室（LV），主动脉（AO），左房（LA）

图 6-6　正常胸骨旁左心长轴观

在此图上可观察各房室形态及大小，测量室间隔与左室后壁的厚度并观察其运动。正常人在此切面上，右室流出道测值约 2.0 cm 左右，左室内径约 4.5～5.0 cm，主动脉内径与左房内径均约 3.0 cm。室间隔和左室后壁厚度约 0.8～1.0 cm，其收缩期增厚率在 30%～60% 之间。乳头肌、腱索及其与二尖瓣的连接显示清楚，能清楚观察到心壁结构异常如室间隔连续中断、主动脉骑跨以及主动脉瓣、二尖瓣有无增厚、狭窄，活动是否正常。

2. 心底短轴观　探头置于胸骨左缘 2、3 肋间心底大血管的正前方，扫描平面与左室长轴相垂直，和左肩与右肋弓的连线基本平行。此图可显示主动脉根部及其瓣叶，左房、右房、三尖瓣，右室及其流出道，肺动脉瓣、肺动脉近端、肺房沟及左冠状动脉主干等。如探头稍向上倾斜，则可见肺动脉干及其左右分支。故可观察主动脉根的宽度，主动脉瓣与肺动脉瓣的形态与活动，右室流出道与肺动脉干有无增宽或狭窄及降主动脉与肺动脉间有无交通等（图 6-7）。

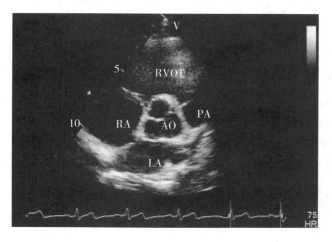

RVOT. 右室流出道；RA. 右房；PA. 肺动脉；LA. 左房；AO. 主动脉

图 6-7　正常心底短轴观

3. 二尖瓣水平短轴观　探头置于胸骨左缘第 3、4 肋间，方向与上图相似。此图可显示左、右心室腔，室间隔与二尖瓣口等结构。如将探头稍向下倾斜，可获得腱索、乳头肌水平图像。临床上多以此切面观察心脏形态，左、右室大小，室间隔走向与活动及二尖瓣口开放关闭情况。

4. 心尖四腔观　探头置于心尖冲动处，指向右侧胸锁关节。在图像上室间隔起于扇尖，向远端伸延，见房间隔及心房穹隆。十字交叉位于中心处，向两侧伸出二尖瓣前叶和三尖瓣隔叶，二尖瓣口及三尖瓣口均可显示。由于室间隔、房间隔连线与二尖瓣、三尖瓣连线呈十字交叉，将左、右心室，左、右房划为四个腔室，故称心尖四腔观。

在心尖四腔观基础上，将探头稍向上倾斜，扫描平面经过主动脉瓣根部，可获心尖五腔心观。如将探头内移，置于左侧第4肋间胸骨旁线与锁骨中线之间并减少倾斜度，所见图像更为理想，此时仍见上述结构与四个心腔，但室间隔不在扇尖，而偏向图的右侧，右室占据图像的上半部，与心尖四腔观有所不同，称为胸骨旁四腔观，此图对房间隔显示较为理想。对临床确定有无房间隔缺损有很大帮助。

5. 剑突下四腔观 探头放置剑突下，声束向上倾斜，取冠状面的扫描图像，获剑突下四腔观。此图上所显示的房间隔光带与声束方向近于垂直，故回声失落现象少，房间隔假性连续中断出现率低。此切面上显示房间隔缺损的敏感性与特异性高，如图所示回声中断时，即表明存在房间隔缺损。

三、多普勒超声心动图

多普勒超声心动图是心脏超声检查的重要组成部分，其利用超声反射的频移信号组成灰阶频谱和彩色图像，可精确评价心脏的血流动力学特征。多普勒超声结合二维超声对心脏结构和功能的全面评价，为心血管疾病无创诊断开辟了新的途径。

（一）多普勒超声心动图产生的原理

当声源与接收器之间出现相对运动时，接收到的声波频率与声源发射的频率间有一定的差异，这种频率的改变称为频移，此现象称为多普勒效应（Doppler effect）。该现象是1842年由奥地利学者C. Doppler首先发现的。进行心血管超声检查时，探头发射频率（f_0）固定不变，声波在介质中行进时遇到运动物体时，探头接收到的反射回波频率（f_1）发生改变即存在频移，如果该物体朝向探头运动时，频率增大即存在正频移（$f_1 - f_0 > 0$）；而当该物体背离探头时，频率减小即存在负频移（$f_1 - f_0 < 0$）。设声波传播速度为C，被测物的相对运动速度为v，声束与被测物运动方向之间的夹角为θ，则多普勒频移（f_d）可由公式①计算（图6-8）。

$$f_d = f_1 - f_0 = 2f_0 V\cos\theta / C \quad ①$$

由公式（1）可得出被测物的运动速度（v），即公式②：

$$v = (Cf_d) / (2f_0 \cos\theta) \quad ②$$

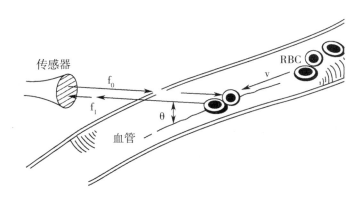

RBC：红细胞；θ：血流与声束之间夹角

图6-8 多普勒效应示意图

在人体心脏内，心壁、瓣膜及血液均可产生多普勒效应。心壁和瓣膜的反射回波虽然振幅很大，但频移较小。血液中的红细胞是很好的散射源，沿声束发射途径返回探头的散射被称为后散射，由于运动红细胞的后散射作用，探头可接收回波而获得多普勒频移，该频移较大。经过高通滤波器，可将心壁和瓣膜产生的低频移多普勒信号滤去，而保留血流高频移的多普勒信号，然后通过某些技术上的处理即产生多普勒血流信号。相反，如果使用低通滤波器，保留由心壁产生的低频移，高振幅的多普勒信号，阻止血流产生的多普勒信号通过，此即组织多普勒显像（TDI）的原理。

（二）仪器设备和检查方法

1. 仪器设备　随着仪器设备性能的改善，目前临床上最常用的检查仪器为彩色多普勒超声诊断仪。同时具备二维超声和彩色多普勒检查功能，在二维图像基础上可显示彩色编码的多普勒信息，实时显示心脏结构二维图像和彩色血流信息。此类超声仪还同时配备脉冲和连续多普勒检查技术，可根据需要选择不同的多普勒技术。

2. 显像方式

（1）频谱多普勒：分为脉冲多普勒和连续多普勒两种显示方式。仪器对所接收的多普勒频移信号一般通过快速 Fourier 转换等频谱分析处理，以音频和频谱两种方式显示结果。音频即通过声音的变化反映血流的速度和性质。脉冲多普勒频谱的主要特征是以中空频带型频谱图像显示血流信息，连续多普勒则以充填型频谱图像显示血流信息。

脉冲多普勒具有距离选通功能，声波的发射和接收可由同一组晶片完成，探头每发射一组脉冲群后，必须间歇一段时间用于接收反射声波信号，这一间歇时间由所要取样的深度和声速所决定（公式③）。

t = 2 天／c 　③

该仪器设计一种开关名"距离选通门"，由选通门控制只接收所要取样的深度和血流多普勒信号。这一类型的多普勒仪可以确定血流的部位、方向以及性质，但脉冲重复频率较低，测定高速血流时容易出现混叠现象。

连续多普勒无距离选通功能，声波的发射和接收分别由两组独立的晶片完成，它虽然不能准确判断血流的部位，但能测定快速血流的速度。

（2）彩色多普勒：脉冲多普勒探测的只是一维声束上的彩色多普勒血流信息，如果要了解心内血流动力的详细分布情况，一维多普勒难以完成，而彩色多普勒血流成像仪却可以完成这项任务。通过记录每一点的血流多普勒信息，运用一些复杂技术处理将这些多普勒信号进行彩色编码并叠加在二维图像上。通常用红色表示血流方向朝向探头，蓝色表示血流方向背离探头，有些仪器用绿色表示湍流，色彩的明暗表示速度的快慢。

3. 检查方法　检查时，通常先进行二维超声检查，显示清晰的各标准断面图像，作为多普勒超声检查的基础。尽可能选择显示心血管腔图像清晰、超声声束与血流方向相平行的断面。观察异常血流的位置；然后，进行脉冲多普勒检查，测定各项血流动力学指标。由公式①得知，f_d 的大小与 $\cos\theta$ 呈正比，所以检查时要使频谱多普勒取样容积与血流方向间夹角尽可能小于 20°，以保证频谱测定的准确性。二、三尖瓣血流的检测以心尖四腔观为首选，主动脉瓣或左室流出道血流的检测以心尖五腔观为首选，肺动脉瓣血流的检测以心底主动脉短轴（肺动脉长轴）观为首选。存在异常分流时，如室间隔缺损、房间隔缺损或动脉导管未闭等先天性心脏病，尽量选择异常分流信号方向与声束相平行的断面进行测量分流的频谱。

（三）多普勒的分析

综合应用频谱多普勒和彩色多普勒血流显像可以对血流状态进行详细分析。可观察以下指标。

1. 血流时相 频谱多普勒或彩色多普勒结合心电图可以观察各个波形的出现及持续时间，了解这些血流信号位于心动周期的某一时相。

2. 血流方向 频谱多普勒曲线上，波形分布于零位基线上下。向上的频移代表频移升高，说明血流朝向探头；向下的频移代表血流背离探头。彩色多普勒成像中，红色表示血流朝向探头，蓝色代表血流背离探头，因而彩色的类别可以清楚判断血流方向。

3. 血流速度 与彩色灰度红细胞后散射频移的大小反映血流速度的快慢，频谱多普勒中，频移的幅度可以反映血流速度；在彩色血流成像中，频移的大小用灰度级来显示。速度愈快，色彩愈亮。

4. 频谱离散度与多彩镶嵌图像 频谱多普勒中，频谱离散度系指多普勒频谱图上某一瞬曲线在纵坐标上的宽度，它代表取样容积内活动速度的分布状况。层流者取样容积内红细胞流动方向和速度基本一致，离散度很小，频谱窄，与基线间为一空窗。血流紊乱者（湍流或涡流），取样容积内红细胞流动方向不一，运行速度相差很远，离散度大，频谱明显变宽，与基线间的空窗消失，呈充填的频谱图。彩色多普勒成像时，层流者显示单一的颜色（周围色彩暗，中心色彩亮），湍流则显示出正红负蓝多种信号同时出现的多彩镶嵌的图像。

5. 血流范围 频谱多普勒通过多点取样，可将血流范围大致描绘出来；二维彩色多普勒可以较准确地判断血流范围，显示血流的起止部位、长度、宽度以及面积大小，有助于瓣膜反流与异常通道分流的估价。

（四）多普勒超声心动图的临床应用

1. 探测血流状态

（1）层流：主要见于正常管径的血管及没有狭窄的瓣膜口，血流无障碍。多普勒谱显示曲线较窄，光点密集，与零基线间有一空窗（图6-9A）。彩色多普勒显示色彩单纯，中心明亮，边缘暗淡的血流束。音频平滑且具有音乐感。

（2）湍流：当血流通过狭窄处时，流线发生改变，狭窄处流线集中后，流线放散，进入宽大管腔后，流线放散，离散度增大，速度参差不齐，形成湍流。频谱上光点疏散，与基线之间的空窗消失，呈单向充填的图像，彩色多普勒呈色彩明亮的高速血流束（图6-9B）。音频粗糙、刺耳。

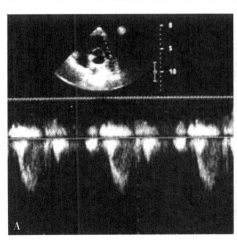
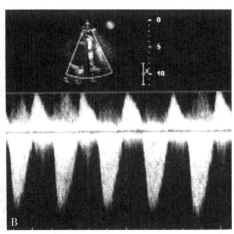

A. 正常肺动脉内血流为层流状态时的频谱图像；B. 肺动脉瓣狭窄时血流通过狭窄的肺动脉瓣为涡流状态时的频谱

图6-9 血管内血流为层流和涡流时不同多普勒图像

（3）涡流：当血流由小腔突然进入大腔时，可产生涡流，血流方向十分杂乱，在同一时刻的取样区内，部分红细胞运动方向朝向探头，部分红细胞远离探头，因而频谱呈现双向充填的光点，彩色多普勒上见多彩镶嵌的特征性图像。

2. 探测血流速度　从公式①可以知道由频移值可推算血流速度，利用仪器上已设置的测量程序可直接测定峰值速度、加速度、平均速度等。

3. 测量血流容量　血流容量是指单位时间里流经心脏瓣口或大血管某一截面的血流量。

在多普勒技术中，血流容量的测定是定量分析心搏量、心输出量、分流量和反流量等多种血流动力学指标的基础。主要原理是：利用频谱多普勒血流速度（V）、血流时间（t），利用二维或 M 型超声心动图测量管腔面积（A），根据公式④：

$$Q = AVt \quad ④$$

即可定量估计血流容量，但该公式必须满足以下前提：被测点为大腔进入小腔后的 1 cm 左右范围内；该处管腔的横截面积不随时间而改变；空间流速分布一致（即流速部面呈活塞型）；多普勒声束与血流方向的夹角 <30°，不随时间而变化。

4. 估测压力差　在人体血管系统中，狭窄病变两端的压力阶差可由流体力学中得 Bernoulli 方程计算出来：

$$\Delta P = 1/2\rho \ (V_2^2 - V_1^2) + \rho \int \ (dV/dt) \ ds + R \quad ⑤$$

式中 ΔP 为压差，ρ 为血液密度，V_2 狭窄口下游的流速，V_1 为狭窄口上游的流速，dV/dt 为血液流经狭窄口时的加速度，ds 为加速距离，R 为血液的黏性摩擦阻力。由式⑤可见，压差由三部分构成，其中右边第一项为血流的迁移加速度造成的压差，第二项为血流的局部加速度造成的压差，第三项为黏性摩擦造成的压差。理论和实验研究表明：在膜性狭窄时，若血流的雷诺数足够大时，则由血流的局部加速度和黏性摩擦造成的压差部分可忽略不计，而且在大多数狭窄病变时，狭窄口下游的流速 V_2 远大于上游的流速 V_1 因此 $V_2^2 \geqslant V_1^2$，当 $V_2 \geqslant 8V_1$ 时，略去 V_1^2 并将 ρ 的数值代入，可将 Bernoulli 方程简化为：

$$\Delta P = 4V^2 \quad ⑥$$

由频谱幅值推算的血流速度（V）可推算压力差（AP）。根据压力差的变化可评价瓣口狭窄程度及心腔压力的大小。

5. 狭窄瓣口面积的测量　各种瓣膜病变的瓣口面积是决定血流动力学改变的基本因素，也是定量狭窄程度的最可靠指标。频谱多普勒超声技术测量狭窄瓣口面积的方法主要基于流体力学的连续方程。设有流体沿流管作连续流动，在流体中任意取两截面，其面积各为 A_1 和 A_2，由连续方程定律，通过两截面的流体流量应相等，根据这一原理可以得知在一个心动周期内，血液流经不同直径的血管时，流量不变。

$$A_1 \cdot VTI_1 = A_2 \cdot VTI_2 \quad ⑦$$

VTI_1 和 VTI_2 分别为一次心动周期中血流通过截面 A_1 和 A_2 时的流速对时间的积分。除此方法外，狭窄的二尖瓣口面积尚可通过压力减半时间法测量。

6. 判断反流与分流　应用二维超声心动图结合频谱多普勒可以明确地判定反流与分流的解剖部位，血流方向，血流时相及反流与分流的程度范围，被誉为"无创性心血管造影术"。另外，彩色多普勒技术可以半定量估计反流量和分流量，以前的一些方法建立在测量血流束的长度、宽度以及异常血流分布面积上；近年研究较多的是彩色多普勒血流会聚法（FCR），该方法建立在流体力学理论的基础上，它不仅可有效测量狭窄的瓣膜口面积，还可测定有效反流口面积、反流量以及分流量。

四、心脏功能的超声测量

M 型超声及二维超声心动图能够反映心脏结构形态，室壁运动幅度；超声多普勒检查可准确无创地测量心腔和大血管中的血流速度、血流方向、血流性质。这些技术的综合应用可以全面无创地定量估测或定性分析心脏功能，对于判断病情，指导临床治疗，观察药物疗效及预后估计均有十分重要的意义。

（一）左心功能评价

1. 心脏收缩功能的测定 超声心动图检测心脏收缩功能的指标和公式很多，大致可归纳为流量指标、时间指标及泵功能指标。

（1）流量指标

①M 型容量计算法：主要应用 M 型超声心动图根据左室内径的测量推算左室容量，在依据左室收缩和舒张时容量的变化求出心输出量。

i. 椭圆形体积法：应用 M 型心动图测量左室内径（D），按椭圆体体积公式 $V = (\pi/6) LD^2$ 计算左室容积（V）。式中 L 为左室长轴，通常可以用 2D 替换，故 $V = (\pi/6) 2DD^2 = \pi/6 \times D^3 = 1.047D^3$，按 $SV = Vd - Vs$ 计算心搏量（SV）（Vd 为舒张末期容积，Vs 为收缩末期容积）。

ii. 立方体法：上述式中 $V = 1.047D^3$，可以简化为 $V = D^3$，即立方体计算法，应用 M 型超声心动图测出左室舒张末期内径和收缩末期内径，则每搏输出量（SV）等于舒张末期容量（Dd^3）与收缩末期容量（Ds^3）之差。

iii. Teichholz 矫正公式法：为克服立方体积法在长短轴之比降低时对容积高估，Teichholz 根据左室造影数据的回归关系提出容积测量的矫正公式：$V = 7.0 \times D^3 / (2.4 + Dd)$，以此计算出 SV。该技术是较常用的容量计算法之一。

M 型超声心动图计算左室容积，极大程度地依靠对左室形态的假设，因而有很大的局限性。

②二维容积测定法

i. 单平面法

A. 面积长轴法：在心尖二腔心观或心尖四腔心观测出左室面积（A）和左室长轴（L），按下列公式求出左心室容积：$V = (8A/3) \times L$。

B. 椭圆公式法：同样取心尖二腔心观或心尖四腔心观测出左室面积（A）和左室长轴（L），公式同 M 型椭圆形体积法公式。

C. 单平面 Simpson 法：取心尖两腔或四腔心观，勾画心内膜，按 Simpson 规则，将左室长轴按长轴方向分为若干个小圆柱体，这些圆柱体的体积之和即为左室容积。公式为：$V = \sum A \cdot \Delta h$，该方法被认为是最可靠的二维容量测定法之一。

ii. 双平面法：取二尖瓣水平短轴观及心尖二腔心观或心尖四腔心观，测量二尖瓣水平短轴左心室面积（Am）和左心室长径（L），按以下公式计算左心室容积（V）：

A. 圆柱 – 圆锥体法：公式为 $V = 2Am \cdot L/3$。

B. 圆柱体法：公式为 $V = Am \cdot L$。

C. 圆柱 – 半椭圆体法：公式为 $V = 5Am \cdot L/6$。

iii. 三平面法：最常用的三平面法为圆柱－截头圆锥－圆锥体法（亦称改良 Simpson 法）。该方法将左心室视为一个圆柱体（从心底到二尖瓣水平）和一个截头圆锥体（从二尖瓣水平到乳头肌水平）以及一个圆锥体（心尖到乳头肌水平）的体积之和，设它们的长度相等，代入以下公式可求出左心室容量（V）。

V = Am · L/3 +（Am + Ap）/2 × L/3 + 1/3Ap × L/3

Am 为二尖瓣水平短轴左心室面积，Ap 为乳头肌水平短轴左心室面积，L 为左心室长径。

③主动脉血流量计算法：由 M 型或二维超声心动图测量主动脉根部直径（D），按公式 A = π（D/2）^{2}，推算其横截面积（A），利用脉冲多普勒技术测量主动脉内径收缩期速度时间积分（VTI），按公式 SV = A × TVI 计算心搏量（SV）。

④二尖瓣流量计算法：用二维超声直接测量舒张期二尖瓣口面积，再利用脉冲多普勒技术测量二尖瓣口舒张期速度时间积分，仍按公式 SV = A × TVI 计算心搏量。

通过上述种种方法计算出的心搏量（SV），进一步推算一系列流量指标，全面评价心脏收缩功能。

每分输出量（CO）= SV · HR（HR 为心率）

心脏指数（CI）= CO/BSA（BSA 为体表面积）

（2）时间指标：收缩期时间间期是经典心功能指标，采用心电图（ECG），M 型超声心动图，脉冲多普勒同步描记来测量。

①射血前期（PEP）：①ECG 的 Q 波至 M 型超声心动图主动脉瓣开放之间的间期。②ECG 的 Q 波至脉冲频谱多普勒曲线的主动脉瓣开放信号开始之间的间期。PEP 直接与左室内压上升速率（dp/dt）和心搏量有关，dp/dt 和心搏量越高，PEP 越短。PEP 尚可用于缩窄性心包炎和原发性限制性心肌病的鉴别诊断。

②射血时间（ET）：①M 型超声心动图主动脉瓣开放点至关闭点时间。②频谱多普勒的主动脉瓣开放信号至关闭信号间的时间。

③PEP/LVET：当左心室收缩功能降低时，PEP 延长，而 LVET 缩短，PEP/LVET 增大。Wessler 标准：0.35 ~ 0.40 属正常范围，0.44 ~ 0.52 为左室功能轻度受损，0.53 ~ 0.60 为中度受损，大于 0.60 为重度受损。

④等容收缩时间（ICT）：①M 型超声心动图二尖瓣关闭至主动脉瓣开放时间。②ECG 的 R 波至频谱多普勒曲线的主动脉瓣开放信号的间距减去 ECG 的 R 波至二尖瓣关闭的多普勒信号的间距。

⑤总机械收缩时间（TEMS）：从 ECG 的 Q 波起至主动脉瓣关闭点的时间。

（3）速度指标：利用主动脉内的频谱多普勒曲线，通过以下指标的测定反映左心室收缩功能。①收缩期血流峰值速度。②加速时间：主动脉血流频谱起始点至峰值流速的时间。③平均加速度：收缩期最大速度除以加速时间。

（4）泵功能指标

①射血分数（EF）：EF =（V$_d$ − V$_s$）/V$_d$ 式中的左室容积可以通过上述 M 型或二维超声心动图方法来计算。三维超声心动图无需进行左心室几何形态假设，可以直接测量 Vd 和 Vs，然后计算左心室的 EF 值，此种方法较为准确，尤其对于有节段性室壁运动异常的患者。

②左室内压力最大上升速率（+ dp/dtmax）：这是反映左心室泵血功能的最敏感的指标之一。当存在二尖瓣反流时，采用连续多普勒记录反流频谱，速度为 3 m/s 时的跨瓣压差与速度为 1 m/s 时的跨瓣

压差的差值（即 32 mmHg）除以两点间的时间即为 dp/dtmax，公式表示为 + dp/dtmax = 32 mmHg/Δt。

③峰值射血率（PER）：应用一种自动勾边技术，通过自动分析收缩期左室内的容积变化可以计算左室 PER。

④左室内径缩短率（FS）：FS =（D_d – Ds）/Ds × 100%。

⑤平均周径缩短率（mVCF）：mVCF = π（D_d – Ds）/（LVET · πDd）=（D_d – Ds）/（LVET · D_d）。

一般 mVCF 比 FS 和 EF 更能反映心肌收缩功能。

⑥室壁增厚率（ΔT%）：为室间隔和左室后壁收缩末期厚度（Ts）减去舒张末期厚度（T_d），再除以收缩末期厚度（Ts），即：

$$\Delta T\% = （Ts – T_d）/Td × 100\%$$

⑦室间隔运动幅度（AIS）：室间隔左室面舒张末期位置至收缩期位置之间的垂直距离。

2. 心脏舒张功能的测定　心功能不全可以分为收缩功能障碍型心功能不全和舒张功能障碍型心功能不全，许多疾病的早期主要表现为舒张功能障碍。对 LV 舒张功能的评价是常规检查的一部分，尤其是有呼吸困难或有心力衰竭的患者。近一半新诊断为心力衰竭的患者左心室整体 EF 值正常或接近正常。这类患者的诊断是"舒张性心力衰竭"或"EF 值正常的心力衰竭"。评价 LV 舒张功能和充盈压对鉴别诊断这类综合征与其他疾病是至关重要的，如肺血管病引起呼吸困难；同时还能评价预后，确定潜在的心脏病及治疗策略。

（1）评价左心室舒张功能常用参数

①舒张功能障碍相关的心室形态和功能

i. LV 肥厚：尽管舒张功能障碍在室壁厚度正常患者中很常见，但 LV 肥厚仍是引起舒张功能障碍的重要原因之一。

ii. 左心房（LA）容量：LV 容量对于临床非常重要，因为 LA 重构与超声心动图提示的舒张功能明显相关。多普勒速度及时间间期反映的是测量时的充盈压，而 LA 容量反映的是充盈压在时间上的累积影响。

iii. LA 功能：心房是通过它的储存、通道及泵功能来调节心室充盈的。LV 松弛功能受损与舒张早期 AV 压力阶差低及 LA 通道容量减少有关，而存储 – 泵功能会加强来维持 LV 舒张末期容量及正常搏出量。随着舒张功能受损的加重及 LA 收缩功能的减低，LV 充盈亦减低。

iv. 肺动脉收缩期及舒张期压力：有临床症状的舒张功能障碍患者通常肺动脉（PA）压力增高。因此，如果没有 PA 病变，PA 压力增加通常提示 LV 充盈压增加。

②超声多普勒血流参数

i. 二尖瓣口血流：包括充盈早期峰值速度（E 波），舒张晚期充盈速度（A 波），E/A 比值，早期充盈波减速时间（DT）和等容舒张时间（IVRT）。

ii. 肺静脉血流：包括收缩期 S 峰，舒张期前向血流 D 峰，S/D 比值，收缩期充盈分数（S 流速时间积分/S 流速时间积分 + D 流速时间积分）及舒张晚期 Ar 峰。其他测量包括 Ar 峰持续时间，及其与二尖瓣口 A 峰持续时间差（Ar – A），以及 D 峰减速时间。

iii. 二尖瓣口彩色 M 型血流传播速度（Vp）：Vp 正常值 > 50 cm/s。Vp 可对评价 LV 充盈压提供有效的信息，E/Vp≥2.5 能相对准确地提示 PCWP > 15 mmHg。

iv. 组织多普勒舒张早期、晚期瓣环速度：包括收缩期峰（S），舒张早期峰 e′ 及舒张晚期峰 a′。继而可以计算二尖瓣口 E 波流速与组织多普勒 e′ 之比即 E/e′，这一比值在评价 LV 充盈压方面意义重大。

（2）舒张功能异常的分级：舒张功能异常的分级方案为轻度或Ⅰ度（松弛受损）、中度或Ⅱ度（假性正常化）、重度或Ⅲ度（限制性充盈）。评价舒张功能时应考虑患者的年龄和心率因素，心率加快时，二尖瓣 E 峰、E/A 比值以及瓣环 e′减低。对于无心脏病史的老年人，诊断Ⅰ度舒张功能异常时应谨慎。多数 60 岁以上无心脏病病史的人群也可出现 E/A 比值 < 1 和 DT > 200 毫秒，因此没有其他心血管病变征象的情况下，这类测值在这一年龄组中可视为正常。

（3）常用的超声心动图评价

①轻度舒张功能减低患者：其二尖瓣 E/A < 0.8，DT > 200 毫秒，IVRT≥100 毫秒，肺静脉血流频谱表现为收缩期为主（S > D）、瓣环室间隔侧 e′ < 8 cm/s。

②中度舒张功能异常的患者：二尖瓣口 E/A 介于 0.8 ~ 1.5 之间（假性正常化），Valsalva 动作时 E/A 比值降低≥50%，E/e′（间隔和侧壁的平均值）介于 9 ~ 12 之间，并且 e′ < 8 cm/s。其他的支持参数包括 Ar > 30 cm/s 以及 S/D 比值 < 1。

③重度舒张功能减低患者：左室充盈受限，表现为 E/A > 2，DT 时间 < 160 毫秒，IVRT≤60 毫秒、收缩期充盈分数≤40%、二尖瓣血流 A 波时间短于肺静脉反向波（Ar）间期、平均 E/e′ > 13（或者室间隔 E/e′≥15 以及侧壁 E/e′ > 12）。

④对于特殊疾病的患者：LV 充盈压力评估的超声心动图指标和界限值是不同的（表 6 - 1）。

表 6 - 1　特殊患者群 LV 充盈压力评估的超声心动图指标及界限值

疾病种类	超声心动图指标	截断值
心房纤颤	二尖瓣 E 峰加速度	≥1 900 cm/s^2
	IVRT	≤65 毫秒
	肺静脉舒张期血流减速时间	≤220
	E/Vp	≥1.4
	室间隔处 E/e′比值	> 11
窦性心动过速	二尖瓣血流频谱	呈现显著的早期 LV 充盈（EF < 50% 患者）
	IVRT	≤70 毫秒具有特异性（79%）
	收缩期充盈分数	≤40% 具有特异性（88%）
	侧壁处 E/e′	> 10（该比值 > 12 时特异性最高，达到 96%）
肥厚型心肌病	侧壁处 E/e′比值	≥10
	Ar – A	≥30 毫秒
	肺动脉压力	> 35 mmHg
	LA 容积	≥34 mL/m^2
限制型心肌病	二尖瓣血流减速时间 DT	< 140 毫秒
	二尖瓣 E/A	> 2.5
	IVRT	< 50 毫秒时具有高度特异性
	室间隔 E/e′	> 15
非心源性肺动脉高压	侧壁 E/e′	< 8
二尖瓣狭窄	IVRT	< 60 毫秒具有高度特异性
	IVRT/TE – e′	< 4.2
	二尖瓣血流 A 峰速度	> 1.5 cm/s

续　表

疾病种类	超声心动图指标	截断值
二尖瓣反流	Ar – A	≥30 毫秒
	IVRT	<60 毫秒时具有高度特异性
	IVRT/TE – e′	<3，可以用于估测 EF 值正常的二尖瓣反流患者的 LV 充盈压
	平均 E/e′	>15，只适用于射血分数减低的患者

注：上述情形应用多种方法综合判定，不能依靠单一方法得出结论；特异性指预测左心房充盈压 >15 mmHg。

（4）影响因素：虽然综合应用上述指标可以有效地评价左心室舒张功能，但这些指标受多种因素影响。因此，在临床检测和应用时应充分考虑分析。主要影响因素有：年龄、心率、取样容积位置、左心房压力及左心室压力。

（二）右心功能评价

右心室对于心肺疾病患者的发病率和死亡率而言，具有重要的临床意义。因此，我们在关注左心室功能的同时，应该注重右心功能的评价。

1. 右心室收缩功能的评价　评价右心室收缩功能的指标很多，许多研究表明具有临床意义的指标包括三尖瓣环收缩期位移（TAPSE）、右心室心肌做功指数（RIMP）、右心室面积变化率（FAC）、基于组织多普勒的三尖瓣外侧瓣环收缩期峰值速度（S′）。

（1）TAPSE：可以通过 M 型超声心动图于三尖瓣外侧瓣环测得，是评价右心室纵向收缩功能的指标，但是其与右心室整体收缩功能具有良好的相关性。

（2）RIMP：可由频谱多普勒或组织多普勒测得，通过测量等容舒张时间（IVRT）、等容收缩时间（IVCT）和射血时间（ET），然后通过公式：心肌做功指数（MPI） = （IVRT + IVCT）/ET，计算得出。

（3）FAC：于心尖四腔心测量获得，应注意右心室应显示充分，不能有假性缩短。收缩期和舒张期均能够显示右心室心尖和侧壁为宜。

（4）S′：由组织多普勒测量三尖瓣侧壁瓣环获得，测量时三尖瓣环与右室侧壁与取样线应尽可能在一条直线上。

2. 右心室舒张功能的评价　评价右心室舒张功能的指标包括舒张期跨三尖瓣口的 E 峰与 A 峰的比值（E/A），频谱多普勒和组织多普勒舒张期早期峰值速度比值（E/E′），舒张早期 E 峰减速时间（DT）。

（陈协宏）

第二节　超声心功能评价

心室收缩功能评价为超声心动图检查的最常见指征。常规检查均应对左室收缩功能进行定量评价。左室舒张功能至少应在收缩功能受损、高血压、心力衰竭、心肌病等患者中进行评价。对于累及右心疾病（如肺栓塞、右室心肌梗死、肺心病等）患者，右心功能亦应重点关注。

一、左室收缩功能

全面评价左室功能应测量收缩末与舒张末内径、容积、室壁厚度、评价室腔的几何形态。临床上左室收缩功能最常用的评价指标为射血分数（EF），其超声测量方法如下。

1. 目测法 有经验的检查者可通过观察室壁运动情况，目测评估 EF 为正常、减低、增强，或可估测其大致数值。在情况不允许定量测量或无法获取可供准确测量的图像切面时，可使用该法。但其存在明显的主观性与经验依赖性，常规检查推荐使用定量方法测量。

2. 内径法 在左室腔大小、形态正常，室壁运动幅度均匀的情况下，可测量左室内径通过一定公式计算容积。常用 Teichholtz 公式：$v = [7.0/(2.4 + D)] \times D^3$；式中，V 为左室容积；D 为左室内径。在胸骨旁左室长轴腱索中段水平（左室长轴近心底 1/3 水平），使用 M 型或二维方法，测量左室舒张末期内径与收缩末期内径，即可计算出容积与 EF（图 6-10）。该法简便易行，但对于心室形态失常、节段性室壁运动异常的患者，会造成明显误差。

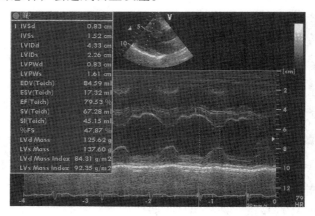

图 6-10 Teich 法测量 EF

3. Simpson 法 心尖双平面 Simpson 法是二维超声心动图测量左室容积与 EF 最准确的方法。其基本原理为，将左室沿长轴方向等分为若干份，每一份均可假设为一个圆柱体（或圆盘），因高度与底面直径已知，体积易于算出；将心底到心尖的若干圆盘体积相加，即可得到心室容积。在标准心尖四腔心与二腔心切面中，分别于舒张末期、收缩末期停帧，手动勾画左室心内膜并确定左室长径，即可测得容积与 EF（图 6-11）。该法虽相对繁琐，且对图像质量要求较高（心内膜面显示不清时，影响测量准确性），但在理论上与对比研究中均证实了其良好的测量准确性，无论对室壁运动正常或节段性运动异常的患者均适用。

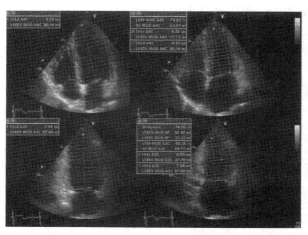

图 6-11 心尖双平面 Simpson 法测量 EF

二、左室舒张功能

左心室舒张包括等容舒张期和充盈期两个时相，而充盈期又可分为快速充盈期、减慢充盈期和心房收缩期 3 个相位。舒张早期（等容舒张期和快速充盈期）是耗能的主动过程，此期心肌本身的松弛出决定舒张能力；减慢充盈期左室的充盈是被动过程，心肌的顺应性或僵硬度是决定此期左室充盈的主要因素；心房收缩期左房的收缩射血进一步增加左室的充盈，此期左室内的压力与心肌的顺应性是决定充盈量的关键。正常的舒张功能表现为舒张期心室充分充盈，同时舒张压没有异常升高。

超声心动图是最常用的无创评价左室舒张功能的影像学方法。全面细致的二维超声心动图检查是评价心功能的基础，可为明确诊断或排除导致舒张功能不全的器质性病变提供重要信息。例如左室壁增厚、左房扩大而不伴瓣膜病变是左室舒张功能不全与左室舒张压升高的强有力征象。另外，如心肌淀粉样变性、肥厚型心肌病、高血压性心脏病等可导致左室舒张功能不全的典型器质性心脏病变，均可通过二维超声心动图检查得以明确。综合多普勒技术是评价左室舒张功能的主要方法。需要强调的是任何单一指标都不足以全面评价左室舒张功能，正确合理诊断左室舒张功能不全，有赖于对舒张生理的深入理解和多项参数综合分析。

1. 二尖瓣口舒张期血流频谱 二尖瓣口舒张期血流频谱通常为双相波型，由舒张早期的快速充盈血流 E 峰和舒张晚期左心房收缩的充盈血流 A 峰组成。测定的参数包括 E 峰最大血流速度、A 峰最大血流速度、E/A 比值、E 峰减速时间（DT）等。

正常人 80% 的左心室充盈发生于快速充盈期（E 峰时相），5% 的充盈发生于减慢充盈期，15% 的充盈发生于心房收缩期（A 峰时相）。E/A 血流速度比值随年龄而发生变化。正常年轻人，左心室弹性良好，舒张开始后心肌迅速松弛，在舒张早期大部分充盈已经完成，心房收缩期充盈量少，E＞A。随年龄增长，心肌松弛能力逐步下降，等容舒张期左心室压下降率及舒张早期充盈率均减慢，E 峰逐步减低；左心室与左心房间达到等压的时间延迟，DT 延长；早期充盈减少使得心房收缩的辅助充盈显得更为重要，A 峰逐渐增大。在 50~60 岁时，E 与 A 趋于相等，之后 E/A 比值逐渐小于 1。

以二尖瓣口舒张期血流频谱特征为基础，可将左室舒张功能不全的充盈模式分为三种类型。

（1）松弛延缓：E/A＜1，DT 延长。见于正常老年人与舒张功能轻度受损的病理情况。左室松弛功能减低而左房辅助充盈加强，心腔内压力正常。

（2）假性正常：E/A＞1，DT 正常或缩短。左室舒张功能中度障碍，由松弛异常向顺应性降低过渡，左房压增加而使舒张早期左房－左室间压差恢复正常，以代偿左室舒张速率的减慢。

（3）限制性充盈：E/A＞2，DT 缩短。左室舒张功能严重障碍，舒张早期短促的左室充盈主要依赖于明显升高的左房压力，由于室壁僵硬（顺应性降低），心房收缩很少甚至不能形成左室充盈。

三种充盈类型所反映的左室舒张功能不全渐次加重，预后逐级不良。

二尖瓣口血流频谱虽可在很大程度上用于评价左室舒张功能，但频谱形态在本质上是由左室充盈期的瓣口压差及其随时间的变化而决定的，左心室充盈和左心室舒张功能二者并不完全等同。二尖瓣频谱及其参数测值受心率、心律、前负荷、主动脉瓣反流、心包病变等诸多因素影响，并存在变异。

2. 肺静脉血流频谱 肺静脉血流频谱通常由正向收缩波（PVs）、舒张波（PVd）和负向心房收缩波（PVa）三相波型组成。有时收缩波可辨别 PVs_1 和 PVs_2 两个峰，前者较小、反映左心房舒张；后者较大、反映左心房压及其顺应性和左心室收缩功能。PVd 反映左心室充盈。PVa 峰值速度和间期反映左心房压和左心房收缩功能。与二尖瓣频谱结合分析，有助于鉴别前者的假性正常、评价左心房平均压和左心室舒张末压增高。

正常情况下，PVs≥PVd。左室舒张功能异常、左房压升高时 PVs 减低，随病情进展演变为：PVs > PVd（松弛功能异常）→PVs < PVd（假性正常）→PVs < PVd（限制性充盈），在此过程中 PVa 速度逐渐增高、时限延长。

3. 二尖瓣环组织多普勒　二尖瓣环处于左室与左房交界、心室肌附着的特殊位置，其运动形式可反映左室整体的功能状态。二尖瓣环舒张期频谱由等容舒张波、快速充盈期左室心肌主动松弛产生的 Ea 波及心房收缩期 Aa 波组成。Ea 与 Aa 的变化规律与意义类似于二尖瓣口血流频谱 E 峰与 A 峰，但前者受前负荷影响相对小。Ea 峰值速度呈现随年龄增长逐渐减低的趋势：儿童与青年人侧壁瓣环（在心尖四腔心图中测量）Ea≥20 cm/s；30 岁以上的正常人通常侧壁 Ea > 12 cm/s。侧壁 Ea≤8 cm/s 提示左室舒张功能受损，并可用以鉴别二尖瓣口舒张期血流频谱的假性正常。由于心肌排列的不同，室间隔瓣环的 Ea 峰值速度较侧壁 Ea 稍低。二尖瓣口舒张期血流 E 峰与组织多普勒瓣环 Ea 速度比值（E/Ea，可理解为经 Ea 校正的 E 峰速度）与左室充盈压相关良好，与导管检查进行对比的研究表明，E/Ea（侧壁）>10 或 E/Ea（间隔）>15 提示左室舒张末压升高；E/Ea <8 提示左室舒张末压正常。

结合分析二尖瓣口舒张期血流频谱充盈类型、肺静脉血流频谱、组织多普勒二尖瓣环运动速度等指标，可了解左室充盈特征与左房压、评价左室舒张功能：①对于左室收缩功能明显减低（EF < 40%）的患者，观察二尖瓣口舒张期血流频谱特征即可了解左室充盈压情况，通常 E/A≥1.5、DT≤140 毫秒为充盈压升高的可靠指标。②EF 相对正常（≥40%）的患者，二尖瓣口血流频谱 E 峰与 E/Ea 是估测充盈压最好的指标：E/Ea≥15，则肺小动脉楔压（PCWP）≥20 mmHg；E/Ea < 10，则 PCWP 正常。③E/Ea 在 10～15 者，常需要通过评价肺静脉血流频谱特征、行 Valsalva 动作、测量左室充盈时间等综合方法估测充盈压。

三、右心功能评价与肺动脉压估测

常规检查应测量右房、右室内径，半定量评价右室壁收缩运动为正常、减弱或增强。累及右心的疾病可增加右室压力负荷（如肺栓塞）或容量负荷（如甲状腺功能亢进），造成右室、右房扩大，功能性三尖瓣反流，肺动脉收缩压升高，右室壁运动代偿增强或正常、失代偿后运动减弱；右室收缩功能显著减低时，可表现为肺动脉瓣口收缩期血流速度、三尖瓣反流速度均减低，下腔静脉增宽且内径随呼吸无变化（腔静脉压升高）。

肺动脉收缩压可通过测量三尖瓣反流速度与压差进行估测。在右室流出道通畅的情况下，可认为肺动脉收缩压 = 右室收缩压 = 三尖瓣跨瓣压差 + 右房压。三尖瓣跨瓣压差可依据简化的伯努利方程计算：$\Delta p = 4v^2$，即通过测量收缩期三尖瓣反流峰值速度 v，就可算得收缩期三尖瓣口的峰值跨瓣压差（右室 - 右房压差）Δp。右房压的大小可采用简单的经验估计法：右房无扩大时，为 5 mmHg；右房扩大时，为 10 mmHg；右房显著扩大、三尖瓣重度反流时，为 15 mmHg。

（陈协宏）

第三节　心脏声学造影

心脏声学造影又称造影超声心动图。它是指将声学造影剂经不同途径导入血流，使心脏及血管内出现增强的气体回声反射，根据这些回声反射的部位、时相、走形及强弱来判断心血管解剖及血流动力学的超声心动图诊断方法。

一、心脏声学造影的适应证及相对禁忌证

（一）适应证

（1）对各种发绀型先天性心脏病患者，可确定有无右向左分流及其流量的大小。

（2）对非发绀型由左向右分流先天性心脏病患者，可观察右心系统有无负性造影区而协助诊断。

（3）确定超声心动图上曲线及暗区所代表的解剖结构。

（4）帮助确定有无左位上腔静脉永存、右上腔静脉缺如、肺动静脉瘘等。

（5）了解瓣膜情况及估测右心功能、左心室舒张功能。

（6）观察左心腔大小及室壁厚度、探查左向右分流等。

（7）用于手术后复查及追踪，评价手术效果。

（二）相对禁忌证

（1）重度心力衰竭。（2）重度贫血。（3）重度发绀。（4）心血管栓塞史。（5）冠心病心肌梗死。

二、常用心脏声学造影剂的使用方法及注意事项

心脏声学造影机制在于把能产生大量微气泡的液体注入血管中，使血流中出现与血液声阻抗不同的介质，从而在显示屏上出现增强的云雾状回声反射，其成功的关键是造影剂。

（一）常用的右心声学造影剂

1. 过氧化氢（H_2O_2） 注射用3%过氧化氢0.5～1 mL，静脉注射，随后用10～20 mL生理盐水或5%葡萄糖液续注，使过氧化氢及时抵达心脏。

2. 碳酸氢钠维生素C、盐酸或醋酸混合液 5%碳酸氢钠溶液2～10 mL，按（1～2）∶1再在注射器加入5%维生素C 5 mL、1%盐酸0.5～1 mL或5%醋酸1 mL混合，稍加摇动，静脉注射。

（二）常用的左心声学造影剂

理想的左心声学造影剂必须具备以下特点：

（1）绝大部分微泡直径小于红细胞，从静脉注入血管后能通过肺及心肌的微循环。

（2）从静脉注入血管后稳定性高，能保证血管内微泡浓度。

（3）具有类似红细胞在人体内的血流动力学特点。

（4）无生物活性，对人体无毒，无不良反应。

氟碳造影剂应用广泛，可能是目前最有前途的声学造影剂之一。氟碳造影剂临床上可用于心内膜边界的检测，同时也可以观察心肌灌注情况，目前已进入我国市场的氟碳造影剂有SonoVue，它的常用方法为静脉内推注，通过三通管将两个注射器与静脉通道相通，其中一个注射器内为造影剂，另一个注射器内为5～10 mL生理盐水。将造影剂快速注入后，迅速旋转三通，用另一注射器内生理盐水冲管，保证造影剂快速全部进入血流。

（三）造影剂使用注意事项

所有的左心声学造影剂均能作为右心系统显影之用，右心声学造影剂也可进入左心及冠状动脉内显

影，但其直径较大，可能对心肌、脑、肾等重要脏器的微循环造成阻塞。因此，目前氟碳造影剂是较常用的造影剂之一。在使用过程中应注意：

（1）检查药物的澄明度，避免注入含有其他杂质的造影剂。

（2）注意三通开关连接及旋钮指向，避免因液体走向错误而影响观察。

（3）注射速度宜快，应在 1~2 秒内完成，并立即尾随生理盐水，使管内造影剂能迅速进入血管。

（4）两次注射时间间隔应在 5 分钟以上；注射次数不宜过多，一般在 5 次以内。

（5）检查时应充分提高仪器的灵敏度，减少抑制与加大增益，使造影剂的回声与心脏相应结构均能显示。

（6）检查过程中应注意患者有无不良反应，如有不适应该立即停止注射。

三、心脏声学造影的临床应用

（一）右心声学造影

1. 检测分流血流

（1）左心系统异常显影

①房间隔缺损：造影剂进入右心房的同时或之后的一个心动周期内左心房、二尖瓣、左心室和主动脉内相继出现造影剂强回声反射，即提示房水平右向左分流；如出现部分不显影的低回声区（负性显影区），则提示左向右分流，但负性显影区阳性率不高，可能与左心房、右心房压力阶差不大有关。

②室间隔缺损：平静条件下，造影剂进入右心显影后，左心室、左心室流出道、主动脉根部相继出现造影剂反射提示室水平右向左分流。它有两种可能：舒张期分流，提示右心室压已达或超过左心室压的 2/3，舒张压瞬时超过左心室压；收缩期分流，提示右心室压显著大于左心室压，提示有严重的肺动脉高压。当室水平左向右分流时，可在右心室内出现负性显影区，但其阳性率不高，若呈阳性，则具有重要诊断价值。

③法洛四联症：静脉注射造影剂后，右心室内造影剂通过骑跨在主动脉的室间隔缺损达左心室，在左心室流出道和主动脉根部显示高浓度的造影剂反射。

④肺动静脉瘘：造影剂在右心显影后 5~8 个心动周期，左心房、左心室持续出现较右心造影剂反射细小、亮度高的云雾状颗粒。

⑤原发性肺动脉高压：由于不存在心内分流，造影剂始终留在右心系统，直至经肺循环排出，左心系统始终不出现造影剂。

⑥冠状静脉窦扩张与永存左位上腔静脉：任何导致右心容量或压力负荷增加的原因均可引起冠状静脉窦扩张。先天性原因最多见于永存左位上腔静脉回流冠状静脉窦所致。如果永存左位上腔静脉与正常的位于右侧的上腔静脉之间无交通，注入造影剂后，首先在扩张的冠状静脉窦内出现造影剂，后在右心房、右心室内出现造影剂；如果永存左位上腔静脉与正常的位于右侧的上腔静脉之间存在交通，则造影剂首先经过永存左位上腔静脉、冠状静脉窦回流至右心房，同时也通过交通血管进入正常的右侧上腔静脉后回流右心房，因路径较长，右心房内出现造影剂时间晚于冠状静脉窦。

（2）大动脉内异常显影：动脉导管未闭时，若降主动脉内出现收缩期造影剂回声，则提示肺动脉高压的存在。

2. 改善多普勒信号　造影剂的多普勒信号增强作用可提高低速血流的检出率，提高心脏内各瓣膜反流检出的敏感性，避免对反流程度的低估。

3. 右心功能测定　通过测定静脉注射造影剂起始至右心房内出现造影反射的时间（即臂心循环时间）和右心室内造影剂消失的时间（即右心室排空时间），可以了解右心功能的变化。

（二）左心声学造影

1. 左侧心腔声学造影

（1）左心系统解剖结构定位、测定左心室心腔大小及室壁厚度、观察心脏占位性病变。

（2）判断心内左向右分流：心内左向右分流在临床上十分常见，但在右心系统声学造影时不易显示。负性造影区有假阳性，存在较大的局限性。左心系统声学造影对这一问题有一定的帮助。因为心内间隔完整时，经左心途径给药后，左心的造影剂不向右分流。如伴有间隔缺损时，依病变部位可见右心系统的相应室腔内出现造影剂。

（3）探查瓣膜关闭不全。

（4）观察肺静脉血流。

2. 心肌声学造影　心肌声学造影（MCE）是指左心系统的微泡进入冠状动脉内达到一定的浓度，可使灌注区心肌回声增强，达到超声强化显影的效果。它具有较高的空间分辨率，在临床上备受国内外学者重视。在心导管检查、心外科手术中的应用逐渐广泛。其主要应用范围：在急性心肌梗死早期诊断中的应用、在急性胸痛患者危险分层中的作用、估计侧支循环及对存活心肌的判定、估测冠状动脉微循环储备能力、用于指导心脏停跳液的输入途径及评价停跳液的分布、指导血管桥的移植部位及评价血管桥的通畅性等。

四、心脏声学造影的局限性及展望

心脏声学造影作为一种新的超声影像技术，一方面其应用领域在不断扩大，为临床诊断和治疗提供越来越多的参考价值；另一方面其安全性、有效性仍在密切监测之中。

（1）尽管动物实验及临床实践证明心脏声学造影是安全可靠的影像技术，但仍存在超声生物效应以及微泡空化效应。临床医师必须密切关注声学造影可能存在的风险，严格遵从造影剂使用说明，掌握声学造影适应证及相关并发症的处理方法。在声学造影过程中密切监护，注意有无心律失常或其他罕见并发症，如过敏反应等。

（2）机械指数是衡量超声安全性的一个重要指标，但这一指标是没有域值的。动物实验中，即使机械指数低也能观察到声学造影引起的生物效应。因此在临床使用过程中应尽可能用低机械指数，同时尽可能减少不必要的超声暴露时间。

（3）静脉注射声学造影与二次谐波成像相结合进行心肌造影是一种判断冠状动脉血流灌注的新技术。虽然大量研究表明此法是一种评价冠状动脉解剖、生理和心肌灌注简便、易行的诊断方法，但此项技术目前仍处于实验研究阶段。

（4）目前进入我国市场的造影剂售价昂贵，因而也限制了声学造影检查的广泛应用。

（5）声学造影剂靶向诊断与治疗是对比超声发展的一个重要方向，研究前景光明。

（陈协宏）

第四节　感染性心内膜炎

感染性心内膜炎为细菌等微生物感染所致的心内膜炎症，最常见的致病菌为 α 溶血性链球菌或草绿色链球菌，以侵犯心脏瓣膜多见。临床特点是发热、心脏杂音多变、脾大、贫血、黏膜皮肤瘀点和栓塞现象及周围免疫性病理损害。

感染性心内膜炎从临床表现、病程、并发症和最后转归等方面考虑，可分为急性和亚急性两型。临床上亚急性较急性常见。急性感染性心内膜炎大多数发生于正常心脏；亚急性感染性心内膜炎绝大多数发生于原有心脏瓣膜病或心血管畸形的基础上。

由于左侧瓣膜所受的血流平均压力高于右侧瓣膜，赘生物多发生于主动脉瓣和二尖瓣，肺动脉瓣和三尖瓣较为少见。根据温特力效应，心内膜的病变多发生于血流高速处、高压腔至低压腔处和侧压较低区域，即二尖瓣反流的心房侧、主动脉瓣关闭不全的心室侧、室间隔缺损的右心室侧等。

一、血流动力学

感染性心内膜炎导致二尖瓣产生溃疡或穿孔、腱索或乳头肌软化断裂，将继发严重瓣膜关闭不全。此时，收缩期左心室部分血液通过关闭不全的二尖瓣反流入左心房，造成左心房血流量增加；在舒张期，反流至左心房的血流连同肺静脉回流至左心房的血流一同进入左心室，使左心室前负荷增加，从而导致左心室的扩大。长期的左心室容量负荷过重，可发生左心室功能不全。严重的二尖瓣反流可使左心房和肺静脉压力显著升高，导致肺淤血甚至肺水肿。主动脉瓣上的赘生物，常致主动脉瓣脱垂和关闭不全，舒张期左心室同时接受二尖瓣口的正常充盈血液和主动脉瓣口的异常反流血液，左心室前负荷增加。急性主动脉瓣关闭不全的患者，由于左心室快速扩张的能力有限，左心室舒张压升高明显，导致左心房压和肺静脉压升高，产生肺水肿。

感染侵袭冠状动脉窦，形成窦瘤，并可破入右心房、右心室或左心房，造成相应心内异常分流的血流动力学改变。

二、诊断要点

（一）定性诊断

1. 二维超声心动图　受损瓣膜上形成团块状、条索状、扁平状或不规则状赘生物，大小不定，直径小的 2.0～3.0 mm，大的 10.0～20.0 mm；急性期，赘生物为偏低回声，而慢性期或治愈后的赘生物表现为高回声。

2. 彩色多普勒超声心动图　当继发二尖瓣关闭不全或瓣膜穿孔时，收缩期于左心房内可探及源于瓣口或穿孔处的花彩反流束；当继发主动脉瓣关闭不全时，舒张期左心室流出道可探及源于主动脉瓣口的花彩反流束。

（二）定位诊断

1. 主动脉瓣赘生物　感染性心内膜炎时，主动脉瓣是易受累的瓣膜，赘生物多附着于瓣叶常受高速血流冲击的左心室面及主动脉瓣下的左心室流出道（通常起自室间隔的基底部），较大而有活动性的赘生物舒张期可脱入左心室流出道，收缩期脱入主动脉瓣口。

2. 二尖瓣赘生物 感染性心内膜炎时，二尖瓣较常受累，仅次于主动脉瓣。二尖瓣赘生物多数位于左心房面，可活动的赘生物于收缩期进入左心房，舒张期脱入左心室；较大的二尖瓣赘生物可引起类似二尖瓣狭窄甚至梗死的超声改变。

3. 三尖瓣赘生物 三尖瓣较少受累，主要与经静脉注射毒品有关，其超声表现与二尖瓣赘生物相似（图6-12）。

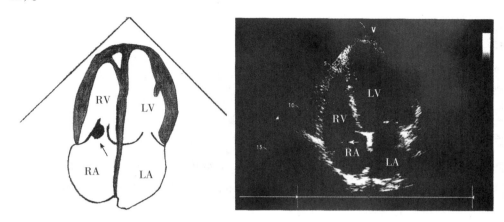

LA：左心房；LV：左心室；RA：右心房；RV：右心室

图6-12 非标准切面四腔心探及三尖瓣右心房面高回声赘生物

4. 肺动脉瓣赘生物 肺动脉瓣最少被累及；肺动脉瓣心内膜炎通常发生在肺动脉瓣狭窄、动脉导管未闭、法洛四联症及室间隔缺损等先天性心脏病基础上（图6-13）。

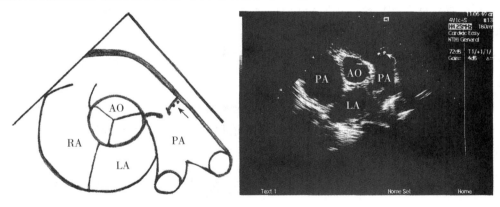

LA：左心房；RA：右心房；AO：主动脉；PA：肺动脉

图6-13 大动脉短轴切面探及肺动脉瓣上高回声赘生物

（三）定量诊断

赘生物的定量诊断包括对其大小进行测量和对其回声、活动度和分布范围的半定量评价，具体标准如下。

1. 分布范围分级

0级：无赘生物。

Ⅰ级：单发赘生物。

Ⅱ级：多发赘生物，但局限于一个瓣叶。

Ⅲ级：累及多个瓣叶。

Ⅳ级：累及瓣外结构组织。

2. 活动度分级

Ⅰ级：赘生物固定不动。

Ⅱ级：赘生物基底部固定。

Ⅲ级：赘生物有蒂活动。

Ⅳ级：赘生物脱垂。

3. 回声分级

Ⅰ级：赘生物完全钙化。

Ⅱ级：赘生物部分钙化。

Ⅲ级：赘生物的回声强度高于心肌，但无钙化。

Ⅳ级：赘生物的回声强度类似于心肌。

赘生物的大小有助于评判并发症的发生率。根据文献报道，赘生物 6.0 mm 时，并发症发生率约 10.0%；11.0 mm 时，并发症发生率约 50.0%；16.0 mm 时，并发症发生率约 100%。赘生物分布范围与活动度的分级也有帮助，其分级越高，并发症的发生率就越大。

三、诊断注意点

（1）相应的临床表现，如：败血症表现；心脏短期内出现杂音，且杂音多变、粗糙；在原来心脏疾病的基础上，出现原因不明发热 1 周以上伴有心脏杂音改变，伴或不伴有栓塞和血管损害现象，常见脑栓塞、肺栓塞、肾栓塞及脾栓塞，皮肤出现 Osler 结节、Roth 点及 Janeway 结节等，为超声诊断感染性心内膜炎的必备条件。

（2）临床上出现发热、吸毒、多发肺部感染三联症时，应考虑三尖瓣感染性心内膜炎的可能。大的三尖瓣赘生物需要与右心房肿瘤相鉴别。

（3）主动脉瓣感染心内膜炎时，要注意是否有二尖瓣瘤的形成。

（4）人工瓣感染性心内膜炎患者大部分伴有心脏脓肿，但经胸超声心动图检出率低，对可疑病例须进行经食管超声心动图检查。

四、并发症诊断

（一）瓣膜继发性损害

感染性心内膜炎常继发瓣膜组织严重损害，是导致死亡的主要原因。

1. 主动脉瓣　主动脉瓣受损常出现瓣叶穿孔或瓣叶撕裂。其典型特征是舒张期左心室流出道内探及来源于主动脉瓣的反流束。主动脉瓣叶因高速反流束的冲击而快速颤动，在 M 型超声曲线上表现为特征性高速颤动征。主动脉瓣连枷样改变是指舒张期受累瓣叶脱入左心室流出道，呈凹面朝下。

2. 二尖瓣　二尖瓣受损出现腱索断裂，瓣叶呈连枷样改变，前后叶对合点错位，腱索断端收缩期甩入左心房，舒张期则返回左心室。

3. 三尖瓣　三尖瓣受损亦会造成腱索断裂，使瓣叶活动呈连枷样改变。严重的关闭不全可继发右心容量负荷过重。

4. 肺动脉瓣　肺动脉瓣受破坏时也表现为连枷样改变。在 M 型超声肺动脉瓣曲线上可见舒张期颤动征。

（二）瓣膜外并发症

感染向瓣膜外扩展可导致瓣周脓肿、心内瘘管形成、化脓性心包炎、心脑肾脓肿等。

1. 瓣周脓肿 瓣周脓肿常见于葡萄球菌感染所致的急性心内膜炎。当患者出现新的反流杂音、心包炎或高度房室传导阻滞时，应考虑瓣周脓肿形成可能。

（1）主动脉瓣根部脓肿：主动脉根部脓肿直接征象为主动脉壁内出现无回声区。间接征象有：①Valsalva窦瘤形成。②主动脉根部前壁增厚≥10.0 mm。③间隔旁瓣周厚度≥10.0 mm。④人工瓣松脱摇动。主动脉根部脓肿还可引起二尖瓣膨出瘤及二尖瓣-主动脉间纤维膨出瘤。

二尖瓣膨出瘤表现为二尖瓣前叶局部向心房侧突出呈风袋状，其产生机制可能为主动脉瓣关闭不全的反流束冲击二尖瓣前叶，产生病损和感染，使局部组织薄弱，在左心室的压力下向左心房持续膨出。早期发现二尖瓣膨出瘤并处理可以避免二尖瓣膨出瘤破裂引起的致命性二尖瓣关闭不全并防止手术不彻底而残留感染灶。

二尖瓣-主动脉间纤维膨出瘤表现为风袋样无回声区在主动脉根部后方向左心房突出，其产生机制可能为二尖瓣与主动脉间纤维组织发生感染，使局部组织结构薄弱，在左心室的压力下向心房内或心包内膨出。

（2）二尖瓣环脓肿：在二尖瓣后瓣的后方左心室壁内出现的圆形无回声区，其发生率较主动脉根部脓肿低。

2. 室间隔脓肿 当感染性心内膜炎患者临床上出现新的房室传导异常，须考虑室间隔脓肿形成。超声表现为病变处室间隔变厚，回声增强，甚至可出现无回声区。

3. 心内瘘管 当主动脉根部脓肿破入右心室、左心房或右心房，可产生主动脉→右心室、主动脉→左心房或主动脉→右心房间分流，并产生相应血流动力学改变。

4. 心肌梗死 当主动脉瓣上的赘生物脱落，进入冠状动脉循环，可阻塞左右冠状动脉近端，从而产生心肌梗死，出现室壁节段运动异常。

五、鉴别诊断

1. 感染性心内膜炎与风湿性心脏病相鉴别 风湿性心脏病病变的瓣膜僵硬，活动受限。而感染性心内膜炎其瓣膜的活动性多保持正常，赘生物活动幅度大。结合临床，两者鉴别不难。

2. 瓣膜赘生物与瓣膜黏液变性、心房黏液瘤相鉴别 瓣膜黏液变性病变累及单个瓣膜多见，而心内膜炎常累及多个瓣叶，且为弥漫性病变；心房黏液瘤舒张期可脱入房室瓣口，但黏液瘤有蒂附着在房壁上。

（胡菊萍）

第五节　心包炎和心包积液

心包炎与心包积液关系密切，心包积液是心包炎症最重要表现之一，但并非所有心包炎均有心包积液，少数仅有少量炎性渗出物。反之，心包积液不一定是炎症性，也有非炎症性。心包炎一般分为急性、慢性心包炎及缩窄性心包炎。心包积液按性质一般分为漏出液性、渗出液性、脓性、乳糜性、血性等。

急性心包炎心包呈急性炎症性病理改变，包括炎性细胞浸润、局部血管扩张、纤维素沉积等。受累心包常有纤维蛋白渗出，纤维素沉积等多种渗出物，表现为心包积液等各种形式。心包炎反复发作，病程较长为慢性心包炎，容易发展为缩窄性心包炎，主要表现为心包增厚、粘连、纤维化和钙化等，部分心包腔消失，壁层及脏层融合或广泛粘连。

一、血流动力学

急性心包炎没有心包积液时，对血流动力学无明显影响。随心包积液量增多，心包腔内压力升高，渐渐地对血流动力产生影响，主要表现为心房、心室舒张受限，舒张末期压力增高，心室充盈不足，心排出量减少。短时间内出现较多心包积液可引起心包填塞，发生急性心功能衰竭。缩窄性心包炎也主要影响心脏舒张功能，心腔充盈受限，导致慢性心功能衰竭。

二、诊断要点

（一）定性诊断

1. 二维超声心动图　缩窄性心包炎可见心包增厚，尤其以房室瓣环部位为显著，双心房扩大，双心室腔相对缩小，吸气时室间隔舒张早期短暂向左心室侧异常运动。超声只能间接反映积液性质，如心包腔内的纤维条索、血块、肿瘤和钙盐沉着等。化脓性和非化脓性心包积液均可见到纤维条索；手术及外伤后，血性心包积液内可见血块；恶性肿瘤时，心包腔内有时可见到转移性病灶，常附着于心外膜表面（图6-14）。

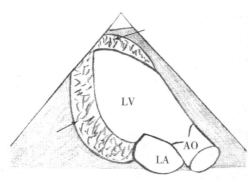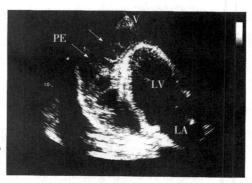

LA：左心房；LV：左心室；AO：主动脉；PE：心包积液

图6-14　左心室流入流出道切面显示心包积液并发纤维索形成

2. 彩色多普勒超声心动图　急性心包炎及少量心包积液一般对血流动力学不产生影响。较大量心包积液及缩窄性心包炎时，房室瓣口血流速度可增快。吸气时右侧房室瓣口血流增加更明显。

3. 频谱多普勒超声心动图　较大量心包积液可疑心包填塞及缩窄性心包炎时，频谱多普勒可探及较特别血流频谱：左房室瓣口舒张早期前向血流速度明显增高、EF斜率快速降低、舒张晚期充盈血流明显减少，形成E峰高尖而A峰低平、E/A比值明显增大。吸气时左房室瓣口舒张早期血流峰值速度可减低。

（二）定量诊断

1. 微量心包积液（小于50.0 mL）　心包腔无回声区宽2.0～3.0 mm，局限于房室沟附近的左心室后下壁区域（图6-15）。

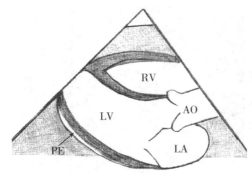
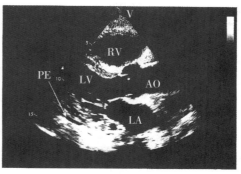

LA：左心房；RV：右心室；LV：左心室；AO：主动脉；PE：心包积液

图 6 - 15　左心室长轴切面显示左心室后方微量心包积液

2. 少量心包积液（50.0～100.0 mL）　心包腔无回声区宽 3.0～5.0 mm，局限于左心室后下壁区域（图 6 - 16）。

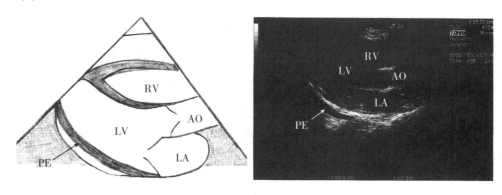

LA：左心房；RV：右心室；LV：左心室；AO：主动脉；PE：心包积液

图 6 - 16　左心室长轴切面显示左心室后方少量心包积液

3. 中量心包积液（100.0～300.0 mL）　心包腔无回声区宽 5.0～10.0 mm，主要局限于左心室后下壁区域，可存在于心尖区和前侧壁，左心房后方一般无积液征（图 6 -17）。

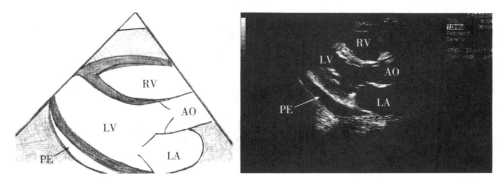

LA：左心房；RV：右心室；LV：左心室；AO：主动脉；PE：心包积液

图 6 - 17　左心室长轴切面显示左室后方中量心包积液

4. 大量心包积液（300.0～1 000.0 mL）　心包腔无回声区宽 10.0～20.0 mm，包绕整个心脏，可出现心脏摆动征（图 6 -18）。

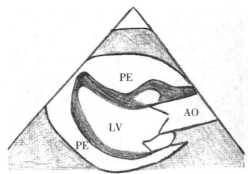
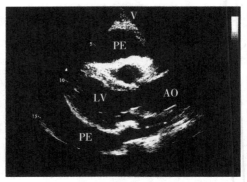

LV：左心室；AO：主动脉；PE：心包积液

图 6 - 18　左心室短轴切面显示心包大量积液

5. 极大量心包积液（1 000. 0 ~ 4 000. 0 mL）　心包腔无回声区宽 20. 0 ~ 60. 0 mm，后外侧壁和心尖区无回声区最宽，出现明显心脏摆动征。

三、诊断注意点

（1）正常健康人的心包液体小于 50. 0 mL，不应视为异常。另小儿心前区胸腺及老年人和肥胖者心外膜脂肪，在超声心动图上表现为低无回声区，应避免误诊为心包积液。

（2）大量心包积液或急性少量心包积液伴呼吸困难时，应注意有无心包填塞征象，如：右心室舒张早期塌陷、心房塌陷、吸气时右房室瓣血流速度异常增高等。

（3）急性血性心包积液时，应注意有无外伤性心脏破裂、主动脉夹层破入心包情况，彩色多普勒有助于诊断。

（4）超声引导心包积液穿刺已广泛应用于临床，应注意选择最适宜的穿刺途径及进针深度。

四、鉴别诊断

1. 限制型心肌病　限制型心肌病的病理生理表现类似缩窄性心包炎，双心房扩大，心室舒张受限。但限制型心肌病心内膜心肌回声增强，无心包增厚及回声增强。

2. 胸腔积液　胸腔积液与极大量心包积液较容易混淆，仔细观察无回声暗区有无不张肺叶或高回声带是否为心包，有助于鉴别。

（胡菊萍）

第六节　先天性心脏病

一、分流型先天性心脏病

（一）房间隔缺损（ASD）

1. 明确诊断根据

（1）二维超声心动图（2DE）显示房间隔回声中断，断端清楚。通常大动脉短轴切面、心尖四腔心、胸骨旁四腔心及剑突下双心房切面，均可从不同方向扫查到房间隔。

（2）CDFI 显示明确过隔血流。

（3）PWD 与 CWD 频谱表现为双期连续呈三峰状频谱。

（4）TEE 更清楚地显示小至 2 mm 的 ASD 及很细的分流束，也能清楚显示上、下腔静脉根部缺损（图 6 - 19）。

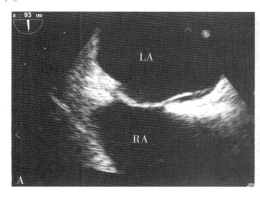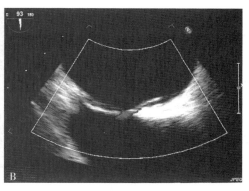

A. 显示房间隔中部卵圆孔未闭的形态；B. 彩色多普勒显示存在左向右微少量分流

图 6 - 19　经食管超声心动图

2. 血流动力学依据　房水平左向右分流，右室前负荷增大，右心扩大。三尖瓣、肺动脉瓣血流量增多，流速增快。ASD 患者通常肺动脉压力不高，三尖瓣反流压差一般正常范围和略高于正常。如果三尖瓣反流压差增高明显，要考虑是否合并其他导致肺动脉高压的原因或者为特发型肺动脉高压。

3. 分型　原发孔型（Ⅰ孔型）ASD 位于十字交叉处；继发孔型（Ⅱ孔型）中央型在房间隔卵圆窝周围，Ⅱ孔上腔型位于上腔静脉根部；Ⅱ孔型下腔型，位置低。Ⅱ孔混合型则是中央孔部位缺损连续至腔静脉根部。Ⅱ孔型还包括冠状静脉窦型，也称无顶冠状静脉窦综合征，是由于冠状经脉窦顶部缺失，造成血流动力学上的房水平分流。

（二）室间隔缺损（VSD）

1. 明确诊断根据

（1）2DE 显示室间隔有明确中断。

（2）多普勒检查示有高速喷射性异常血流起自 VSD 处，走向右室。CDFI 显示分界清楚的多彩血流束，CW 测定有高速或较高速甚至低速分流频谱。见图 6 - 20。

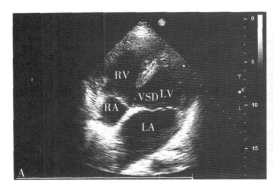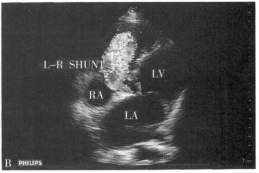

A. 二维图像显示膜周部室间隔缺损，断端清晰；B. 彩色多普勒显示室间隔缺损处大量左向右分流，为花彩高速血流

图 6 - 20　室间隔缺损

2. 血流动力学依据 室水平左向右分流，肺循环血流量增加，左室前负荷增大，左心扩大。

3. VSD 分型 根据所在部位分为：

（1）漏斗部，包括干下型、嵴内型、嵴上型。

（2）膜周型，包括范围最广，只要缺损一侧为三尖瓣环均称为膜周型，缺损可朝向漏斗间隔（嵴下型），也可朝向流入间隔（隔瓣下型），也可仅仅累及膜部（膜部型）。

（3）低位肌部，称为肌部型。

（三）动脉导管未闭（PDA）

1. 明确诊断根据

（1）2DE 显示未闭动脉导管，用大动脉短轴切面稍上显示主肺动脉及左、右肺动脉分叉。PDA 常位于主动脉弓降部横切面与肺动脉分叉部偏左侧。胸骨上窝切面也可清晰显示 PDA 走行及大小。

（2）CDFI 检查可见双期异常血流束从 PDA 肺动脉端起始，沿主肺动脉外缘走向肺动脉瓣侧。CW 测定有双期连续性频谱。表现为从舒张期早期开始的最高峰后，继以逐渐下滑的梯形，直到第二个心动周期的同一时相又出现最高峰。其流速在无明显肺动脉高压时为 3~4 m/s。见图 6-21。

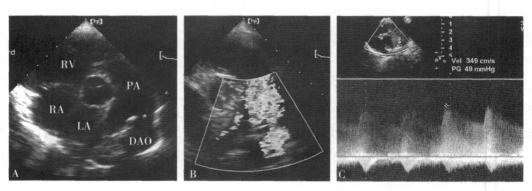

A. 大动脉短轴切面，显示降主动脉（DAO）与肺动脉间存在异常通路（星号处）；B. 彩色多普勒显示自降主动脉至肺动脉的异常血流；C. 连续波多普勒显示动脉水平的连续性分流信号

图 6-21 动脉导管未闭

2. PDA 分型

（1）管型，2DE 显示 PDA 如小管状，连接主、肺动脉之间。

（2）漏斗型，PDA 的主动脉端较大，进入肺动脉的入口小。根据 2DE 图形可测两个口的大小和长度。

（3）窗型，PDA 几乎不能显示，仅见主动脉与肺动脉分叉部血流信号相通。

（四）心内膜垫缺损（ECD）

1. 明确诊断根据

（1）CECD 时，2DE 四腔心显示十字交叉部位 ASD 与 VSD 两者相通。二尖瓣前叶于隔叶形成前、后共瓣回声，横跨房、室间隔，房室瓣口通向两侧心室。追查有无腱索及腱索附着部位，可分型诊断。PECD 中 ASD 合并二尖瓣前叶裂时，2DE 能显示其裂口，在四腔心切面上可见正常时完整且较长的二尖瓣前叶中部出现中断。左室长轴切面可见二尖瓣前叶突向左室流出道。在左室右房通道时，2DE 四腔心显示三尖瓣隔叶附着点间的房室间隔缺损。

（2）CDFI 能清楚显示血流量增加。在 CECD 时，血流在四腔之间通过共瓣交通，当肺动脉高压不严重时，以左向右分流为主。PECD 左室右房通道时，在右房内可见起自缺损部的收缩期高速血流束，横穿右房。二尖瓣裂时在裂口处可见朝向左房的反流束（图 6 – 22，图 6 – 23）。

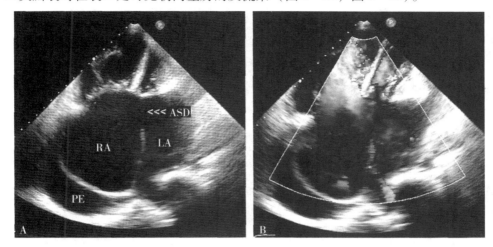

A. 原发孔型房间隔（ASD）缺损；B. 房水平左向右分流；PE：心包积液

图 6 – 22 部分型心内膜垫缺损心尖四腔心切面

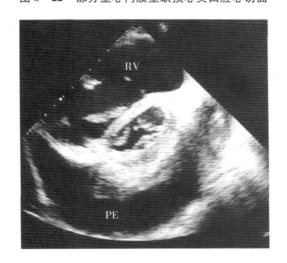

二尖瓣短轴切面示二尖瓣前叶裂（＊）；PE：心包积液

图 6 – 23 部分型心内膜垫缺损

2. 分型 有部分型（PECD）和完全型（CECD）两类。PECD 包括 I 孔 ASD、ASD 合并二尖瓣前叶裂、左室右房通道。完全型即十字交叉部完全未发育形成四个心腔交通，包括共同房室瓣、ASD 与 VSD 相连。CECD 又进一步为 Resteil A、Resteil B、Resteil C 三型。Resteil A 型共瓣有腱索附着室间隔顶端，即 VSD 下缘；Resteil B 型共瓣腱索越过室间隔至右室室间隔面；Resteil C 型共瓣无腱索附着。

二、异常血流通道型先天性心脏病

（一）主动脉窦瘤破裂（RAVA）

1. 明确诊断根据

（1）2DE 显示主动脉根部瓣环以上窦壁变薄，局限性向外突出，可能突入相邻的任一心腔。瘤壁最突出部位可见小破口。

（2）CDFI 在与 2DE 显示瘤壁之同一切面上可见异常血流色彩充满窦瘤并流入破裂的心腔，为双期连续型的高速血流。CW 频谱可证实血流速度在 3~4 m/s，舒张期更清楚。如窦瘤破入右房或左房，则呈射流。CDFI 表现为细束样从破口处穿过心房腔，直达心房外侧壁。

（3）RAVA 常并发窦部下室间隔沿瓣环形成的新月形 VSD。2DE 观察时需仔细寻查瓣环与室间隔间之延续性。CDFI 可增加发现并发有 VSD 的敏感性，它表现为细小但流速仍较高的单纯收缩期血流。

2. 血流动力学诊断依据　多数窦瘤破入右心系统，属左向右分流类心脏病。有明显的左心容量负荷增加表现。

3. 分型　主动脉有 3 个窦即左、右及无冠状动脉窦。3 个窦均可能发生窦瘤，其破入不同。最常见的是，右窦瘤破入右室流出道、右室流入道或右心房；其次是无冠窦破入右室流入道或右房。

（二）冠状动脉瘘（CAF）

1. 明确诊断根据

（1）2DE 显示右或左主冠状动脉显著增宽，容易辨认，可沿其走行追查，常见扩张的冠状动脉在很长的一段途径中显示清楚，但难以追查到瘘口处。瘘多埋藏在心肌组织中，受 2DE 分辨力所限，显示不清。较少情况可见瘘口边缘，则有利于诊断。

（2）CDFI 的应用显著提高本病超声确诊率。在扩张的冠状动脉内，血流显色及亮度增加，舒张期更清楚。沿其走行可追查到瘘口。从瘘口处射出的血流时相，因其所在心腔不同，在右房者呈双期连续，在右室者亦为双期但收缩期较弱，如瘘口在左室，则分流仅出现于舒张期。CW 检查血流速度亦较高，为 3~4 m/s。

2. 血流动力学诊断依据　分流部位随冠状动脉瘘口位置而定，漏到右房则为左室向右房分流，右心容量负荷增加。瘘口在左心，则在左室和主动脉间有附加循环，左室增大及搏动更明显。

（三）肺静脉异常回流（APVC）

APVC 有完全型（TAPVC）及部分型（PAPVC）肺静脉异常回流。本文介绍完全型肺静脉异常回流的诊断。

1. 明确诊断根据

（1）2DE 的四腔心切面，在左房后上方显示一个斜行的较粗的管腔，为共同肺静脉干（CPV），是 TAPVC 的重要诊断根据，正常的肺静脉回声已不存在。如为心内型 TAPVC，可见 CPV 与右房直接相通或向后倾探头，可见 CPV 汇入冠状静脉窦；如为心上型，需沿 CPV 向上方扫查垂直静脉（VV），但难以成功。心下型 TAPVC，也可能汇入门脉，能显示门脉或肝静脉扩张、下腔静脉扩张等。四腔心切面可同时显示必有的 ASD。

（2）CDFI 可以显示异常血流途径，从 CPV 进入 VV，再入左无名静脉，然后汇入上腔静脉。VV 内血流为向上行与永存左上腔静脉向下行的血流方向正相反。PW 分析与正常静脉血流类似。

（3）CDFI 可证实大量的房水平右向左分流。

2. 血流动力学诊断根据　由于肺静脉血未回流入左房而进入右房，左心前负荷减小，右心前负荷增大。左心依赖房或室水平分流提供的血液输入体循环，故患者均存在缺氧。

3. 分型

（1）心上型，血流通过上腔静脉进入右房。

（2）心内型，血流经冠状静脉窦或直接引入右房。

（3）心下型，血流经下腔静脉入右房。各型 TAPVR，均有 ASD，右房混合血经 ASD 引入左房供应体循环。

（四）永存共同动脉干（TA）

TA 系指单一的动脉干发自心室并由它分出冠状动脉、体循环动脉及肺动脉。

1. 明确诊断根据

（1）2DE 显示单一的动脉干，类似主动脉位置但明显增宽且靠前。无右室流出道及肺动脉瓣回声。根据肺动脉发出的起点及型式，TA 分三型。Ⅰ型的主肺动脉发自 TA 的根部，2DE 显示 TA 成分叉状；Ⅱ型，左、右肺动脉分别起自 TA 较高部位，需要仔细扫查；Ⅲ型的 2DE 图像不易显示，因其供应肺循环的血管可能为支气管动脉或其他较小的动脉。

（2）2DE 的第二个特点是明确的 VSD，在 TA 的下方，两者形成骑跨关系。

（3）CDFI 显示双室血流共同汇入增宽的动脉干内。血流动力学为左向右分流特点，二尖瓣血流量增加（图 6 – 24）。

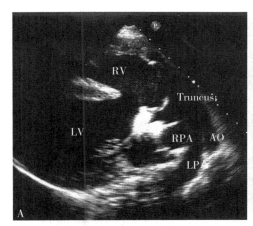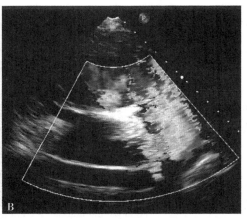

A. 显示室间隔缺损，共同动脉干远端分出主动脉和左、右肺动脉；B. 彩色多普勒，远场可见胸主动脉回声。Truncus：共同动脉干；LPA：左肺动脉；RPA：右肺动脉

图 6 – 24　永存共同动脉干（Ⅰ型）

2. 血流动力学诊断依据　两根动脉均接收双心室血流，左房、左室扩大，右室亦增大，均合并肺动脉高压，肺血管病变程度严重。

三、瓣膜异常血流受阻为主的先天性心脏病

（一）左侧三房心

三房心常见类型为左房内隔膜称左侧三房心。声像图表现（图 6 – 25）如下。

1. 明确诊断根据

（1）2DE 四腔心切面显示左房内有异常隔膜回声，将左房分为上下两腔（副房与真房）。上部接受肺静脉血通过隔膜孔入下部，下部通向二尖瓣口。隔膜位于左心耳及卵圆窝后上方，可与二尖瓣上隔膜鉴别。可能伴有 ASD 但不是必有的并发症。

（2）CDFI 显示副房内血流受阻，显色较暗。隔膜孔常较小，血流通过时形成高速湍流。

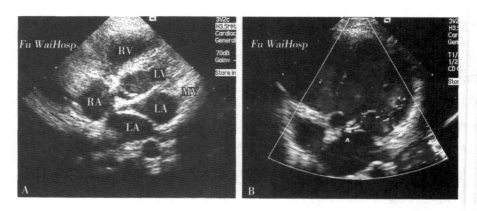

A. 左侧胸骨旁四腔心切面示左房内隔膜样回声将左房分为副房和真房；B. 彩色多普勒；∧ 为血流由此从副房进入真房

图 6-25 左侧三房心

2. 血流动力学诊断依据 由于隔膜构成对左房血流之阻力，副房增大明显，左室血流量相对低，形成二尖瓣狭窄时的房大、室相对小的状态。

（二）三尖瓣下移畸形（Ebstein 畸形）

病理改变不尽相同。瓣环与三个瓣叶同时下移者少见，多见隔叶和/或后叶下移，前叶延长，也有时隔叶或后叶全或部分缺如者。声像图表现（图 6-26）如下。

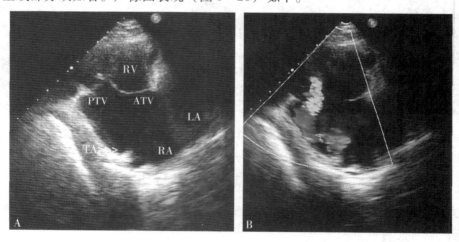

A. 三尖瓣后叶附着点离开三尖瓣环向下移位；B. 三尖瓣反流；此患者同时合并存在房间隔缺损；ATV：三尖瓣前叶；PTV：三尖瓣后叶；TA：三尖瓣环

图 6-26 三尖瓣下移畸形

1. 明确诊断根据

（1）2DE 四腔心切面显示三尖瓣隔叶下移，与室间隔左侧二尖瓣的附着点距离加大，相差 1 cm 以上。右室流入道长轴切面上，可见后叶下移，明显靠近尖部，低于三尖瓣及三尖瓣前叶附着点。有时不能扫查到隔叶或后叶回声。有时下移瓣叶斜行附着室壁，可能一端下移轻，而另一端严重下移。

（2）CDFI 常呈现右室腔及右房腔的特殊伴长的三尖瓣反流束，起自明显近心尖，甚至已到流出道的三尖瓣口，反流通过房化右室部分到真正的房腔内（图 6-27）。

2. 血流动力学诊断依据 三尖瓣关闭不全，整个右房腔（包括房化右室部分）明显增大。不下移的三尖瓣前叶活动幅度也明显增大，形成房化右室，部分室间隔活动异常。

（三）三尖瓣闭锁（TVA）

三尖瓣闭锁时可合并大动脉转位，右室流出道狭窄或闭锁。根据其并发症程度详细分型。

1. 明确诊断根据

（1）2DE 最佳选择切面为四腔心，三尖瓣回声波——无孔的薄隔膜或较厚的肌纤维性的致密回声带取代（图 6－27）。同时有较大的 ASD 和 VSD 并存。

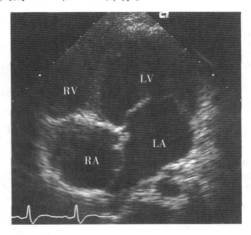

心尖四腔心切面显示右房与右室间无连接关系（无瓣膜回声），右室缩小

图 6－27　三尖瓣闭锁

（2）C－UCG 检查时可见对比剂回声出现于右房后全部通过 ASD 进入左房，通过二尖瓣入左室；一部分通过室缺进入右室。

2. 血流动力学诊断依据　右房、室间无血流通过，右室依赖室水平分流提供血压，故右室发育差，肺动脉和瓣往往存在狭窄或闭锁，统称为右心系统发育不良综合征。

（四）肺动脉瓣及瓣上狭窄

先天性肺动脉瓣狭窄常为瓣上粘连，开放时呈"圆顶"样，顶端有小口可使血流通过。肺动脉可见狭窄后扩张，大动脉短轴和右室流出道长轴切面可证实这种特征。瓣上狭窄如为隔膜型在 2DE 所显示瓣口上方，从两侧壁均可见隔膜回声，其中央回声脱失处为孔。管型瓣上狭窄时，在肺动脉瓣上的主肺动脉腔突然变细如管状，其后的肺动脉径又恢复正常。CDFI 检查，有起自狭窄口的多彩血流束显示，CW 证实其为高速血流。见图 6－28。

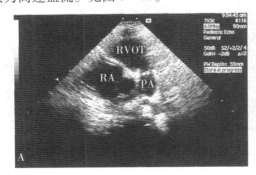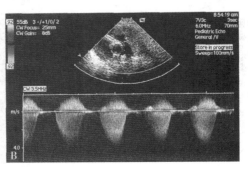

A. 大动脉短轴切面示肺动脉瓣增厚、回声增强；B. 为连续波多普勒，示跨肺动脉瓣高速血流信号

图 6－28　肺动脉瓣狭窄

（五）右室流出道狭窄与右室双腔心

高、中、低右室流出道狭窄，右室双腔心的狭窄处在右室体部。2DE 的左室长轴切面、右室流出道长轴切面及肋下区右室流入道至流出道到肺动脉切面，均可显示上述特征。各处狭窄多为肌性，少数为隔膜样。前者在 2DE 上呈现粗大肌性回声突向右室或右室流出道腔内；后者多见于瓣下区，为隔膜样回声从壁发出，中间孔径较小阻滞血流。CDFI 和 CW 可见发自狭窄水平高速血流。右室双腔心的异常血流束起自右室流出道下方，相当于右室调节束水平。狭窄前部右室壁明显增厚（图 6 - 29）。

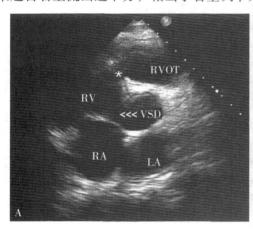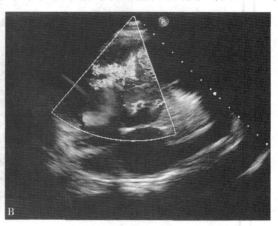

A. 类似胸骨旁四腔心，显示室间隔缺损下方的右室内粗大肌束（＊）；B. 彩色多普勒，显示血流通过此处时加速

图 6 - 29　右室双腔心

（六）主动脉瓣及瓣上、瓣下狭窄

先天性主动脉瓣狭窄常由二瓣化引起。2DE 大动脉短轴可见主动脉瓣仅有两叶，关闭呈一字形，失去正常"Y"字形。也有的为三瓣叶的交界粘连。瓣上狭窄时，在主动脉瓣以上，见有狭窄段或隔膜回声。瓣下狭窄时常见主动脉瓣下隔膜，在左室长轴切面上，可见室间隔及二尖瓣前叶各有隔膜样回声突入左室流出道。CDFI 在狭窄水平出现湍流的多彩血流信号，CW 可证实其为高速血流。瓣上狭窄常见于 Williams 综合征，以瓣上环形狭窄为主，血流动力学与主动脉瓣狭窄类似（图 6 - 30，图 6 - 31）。

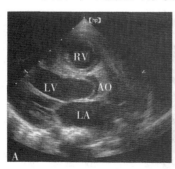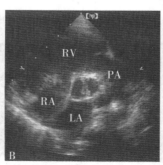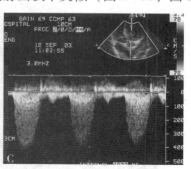

A. 胸骨旁左室长轴切面，显示主动脉瓣开放时呈穹隆状；B. 胸骨旁大动脉短轴切面，显示主动脉瓣呈二瓣化；C. 连续波多普勒，显示跨主动脉瓣的高速血流信号

图 6 - 30　先天性主动脉瓣狭窄

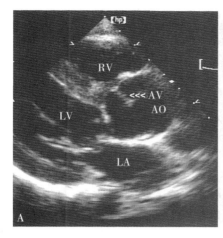
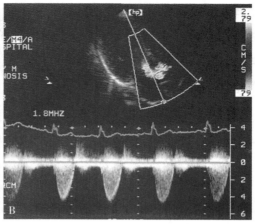

A. 胸骨旁左室长轴切面示主动脉瓣下隔膜；B. 连续波多普勒示跨主动脉瓣下隔膜处的高速血流信号

图 6 - 31　主动脉瓣下狭窄

四、综合复杂畸形

涉及大动脉、心室及瓣膜等心脏多种结构的病变。

（一）单心室（SV）

1. 分型诊断　一般分为左室型、右室型单心室和共同心室。可能合并左位型或右位型大动脉转位，也可能仍保持正常动脉关系。

2. 明确诊断根据

（1）2DE 心尖四腔心切面无正常室间隔回声，显示一个大心腔接受两个心房供血，此即为 SV 的主腔。左室型 SV 可有小流出腔在主腔的前或后方。

（2）2DE 左室长轴及大动脉短轴可判断 SV 是否合并大动脉转位。

（3）CDFI 显示主腔血流通过球室孔进入流出腔，再通向主动脉。

（4）2DE 及 CDFI 可明确房室瓣异常情况，鉴别是一组房室瓣供血（二尖瓣或三尖瓣）；另一组房室瓣闭锁或为共同房室瓣。

3. 血流动力学诊断依据　房室水平血压完全混合。体循环血压为混合血，患者均存在不同程度缺氧。如果没有肺动脉瓣狭窄同时存在，肺循环则承受与体循环相同压力的血流量，早期便出现肺动脉高压，肺血管病变进行性较重，很快便成为不可逆改变。

（二）法洛四联症（TOF）

1. 明确诊断依据

（1）2DE 左室长轴切面能全部显示 TOF 的四个特征：主动脉位置前移，与室间隔延续性中断，主动脉骑跨于室间隔上；嵴下型或干下型室间隔缺损；右室流出道狭窄；右室肥厚。与右室双出口鉴别时，可见主动脉瓣与二尖瓣前叶仍有纤维延续性。

（2）2DE 大动脉短轴切面及右室流出道包括主肺动脉及左右肺动脉的长轴切面，可分段确定其狭窄部位及腔径测值，明确其发育情况，判断手术治疗可行性。

（3）CDFI 显示主动脉下 VSD 有双向分流。收缩期，双室血流均进入主动脉，少量右室血流进入肺动脉。肺动脉瓣狭窄的高速血流，可用 CW 定量测定，其流速可达 4 m/s 以上。

2. 血流动力学诊断依据 由于肺动脉瓣、瓣下狭窄，右室后负荷增大，右室壁增厚，右室扩大。TOF 时右向左分流为主，右室壁搏动强心泵功能呈右室优势型，为确定手术适应证，须定量测定左室壁厚度、腔大小及左室泵功能。

（三）完全型大动脉转位（D－TGA）

D－TGA 的主要病理特征：主动脉向前移位并与右心室相通；肺动脉则与左室相通。D－TGA 需要有心内或大动脉间血流分流才能维持生命，最常并存的分流是 VSD 的室水平分流。

明确诊断根据：

（1）2DE 大动脉短轴表现主动脉位置前移与肺动脉同时显示两个动脉横断面。两者呈右前、左后排列，少见有前、后或左前、右后排列者。左室长轴或五腔心切面显示肺动脉出自左室，肺动脉瓣与二尖瓣有纤维延续性。主动脉出自右室，主动脉下圆锥与房室瓣远离。

（2）2DE 左室长轴或四腔心切面显示干下型或膜周部 VSD，也可能显示 ASD。

（3）C－UCG 法时经静脉注射对比剂，在右房、左室显示回声后迅速进入左房或左室。

（4）D－TGA 常伴有肺动脉瓣或肺动脉狭窄。

（四）功能校正型大动脉转位（CTGA）

大动脉转位规律同 D－TGA。本病主要特点是心室转位，虽然主动脉出自解剖右室但接受左房血，而肺动脉出自左室却接受右房血，结果保持正常体肺循环通路，故称功能校正型大动脉转位。

明确诊断根据：

（1）大动脉转位，心尖五腔心切面可显示主动脉出自解剖右室；肺动脉出自解剖左室。大动脉短轴切面显示主动脉位置前移一般位于肺动脉左前方。肺动脉可能正常或有狭窄。

（2）心室转位称心室左襻，即右室转向左前方。2DE 可鉴别解剖右室与左室。前者与三尖瓣共存，且室内肌小梁丰富而粗大，有多条肌束。左室与二尖瓣结合、左室内膜光滑，回声呈细线状，显示整齐清晰。三尖瓣特点是可找到 3 个瓣叶，四腔心切面可见隔叶起点比二尖瓣前叶起点低 5～10 mm。

（3）2DE 可显示其常见并发症 VSD、ASD、PDA 等。

（五）右室双出口（DORV）

为不完全型大动脉转位，两个动脉同时出自右室，是介于 TOF 与 D－TGA 之间的动脉位置异常。两个动脉间的位置关系变化较多，关系正常时类似 TOF，区别是主动脉骑跨超过 50%，甚至完全起自右室。关系异常时类似于 D－TGA，只是肺动脉大部分起自右室。肺动脉骑跨于室间隔缺损之上者又称 Tossing's 病。DORV 均有 VSD 并存，VSD 位置可以多变，如主动脉瓣下、肺动脉瓣下、远离两大动脉等。

1. 明确诊断根据

（1）2DE 显示两大动脉并列有前移，均起自右室，或一支完全起自右室，另一支大部分起自右室。大动脉关系可正常或异常。大动脉短轴表现两个动脉横断面同时显示在图的前方。心尖四腔心切面可显示两大动脉根部位置及与心室的连接关系。

（2）左室长轴或心尖四腔心切面证实有并存的 VSD。

（3）DORV 时左心室的唯一出口是 VSD，也是肺循环血流的出口。CDFI 表现为显著的左向右分流，在 VSD 处显示明亮的过隔血流信号。

2. 血流动力学辅助诊断依据 DORV 心室水平双向分流，但两大动脉均起自右室，右室血流量明显增加，右室增大显著，右室壁增厚。如果不存在肺动脉瓣、瓣下狭窄，早期即可出现肺动脉高压，并进行性加重。

（六）心脏位置异常分类及符号

由于胚胎发育过程中，心脏是由原始心血管扭曲及部分膨大形成，故发育异常时，心脏位置及心腔相互间位置关系可能异常。

1. 整体心脏异位　包括胸腔外颈部心脏、腹腔心脏及胸腔内右位心等。

2. 正常心脏为左位心用"L"表示，心脏随内脏转位至右侧胸腔称右位心用"R"表示。内脏不转位单纯心脏旋至右胸称单发右位心或右旋心用"R"表示。内脏已转位，但心脏保留在左胸时称单发左位心或左旋心用"L"表示。

3. 心脏所属心房、心室、大动脉间的位置关系亦可能有多种变化

（1）心房位置：①心房正位（S）。②心房反位（I）。正位即指右心房位于右侧，左心房位于左侧。反位即表示心房位置与正位相反。

（2）心室位置：①心室右襻（D），正常左位心，右室在心脏右前方位置称右襻。②心室左襻（L），为右位心时右心室位于左前方。

（3）大动脉位置：①正常（S）。②右转位（R）。③左转位（L）。

（胡菊萍）

第七节　心脏瓣膜疾病

一、二尖瓣狭窄

（一）临床表现

二尖瓣狭窄是最常见的慢性风湿性心脏瓣膜病变，瓣叶、腱索等二尖瓣装置因风湿性炎症水肿增粗、增厚、粘连，致使二尖瓣口狭窄，引起左房至左室血流受阻，左房血流淤滞、压力升高，左房增大，肺循环阻力增加，使右心负荷加重而扩大。

（二）超声心动图表现

（1）二维超声心动图可见二尖瓣回声增粗增强，轻者仅见瓣尖游离缘处受累、增粗增厚，粘连致活动受限，瓣体活动正常，而出现瓣尖和瓣体间形成钩状弯曲。舒张期瓣体向左室流出道方向膨隆，呈气球样改变，严重者瓣叶腱索乳头肌均增粗、增厚、粘连，活动明显受限（图6-32）。若瓣膜钙化明显可见非均匀的强光斑回声。

（2）二尖瓣口开放幅度减低，瓣口面积减小（图6-33）。轻度狭窄瓣口开放时面积为 $1.5 \sim 2.5$ cm^2，中度狭窄开放时面积为 $1 \sim 1.5$ cm^2，重度狭窄开放时面积为 <1 cm^2。

（3）左房、右室增大，肺动脉及分支、肺静脉均可增宽。

（4）M型超声心动图可见二尖瓣前叶活动曲线舒张期正常双峰消失，EF斜率下降缓慢，重度呈平台样改变。前后叶活动曲线呈同向运动（图6-34）。

（5）彩色多普勒显示狭窄瓣口血流为红色变窄的五彩镶嵌的射流束，二尖瓣口左房侧因血流加速出现半圆形的血流汇聚区（图6-35A）。

（6）频谱多普勒在瓣口左室侧可探及舒张期湍流宽带频谱，舒张早期血流速度增快，E 峰 > 150 cm/s，压力降半时间延长（图 6 - 35B）。

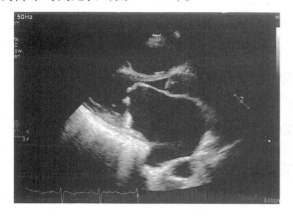

图 6 - 32　风湿性心脏病二尖瓣狭窄

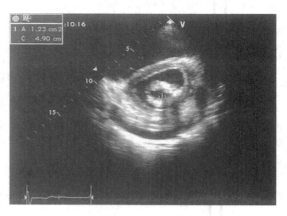

二尖瓣口短轴舒张期瓣口开放面积缩小

图 6 - 33　二尖瓣狭窄

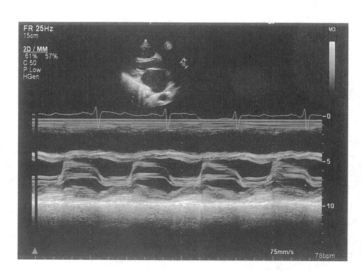

M 型曲线舒张期双峰消失，前后叶同向运动

图 6 - 34　风湿性心脏病二尖瓣狭窄

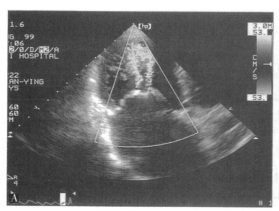

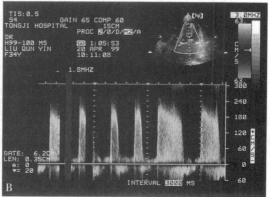

A. 彩色多普勒超声表现；B. 二尖瓣狭窄瓣口血流频谱

图 6 - 35　二尖瓣狭窄

（三）二尖瓣狭窄程度的估计

1. 跨瓣压差 依据改良的伯努利方程，常用二尖瓣口瞬时最大压差及平均跨瓣压差表示。

正常人 PPG < 4 mmHg，MPG ≤ 1 mmHg；轻度狭窄 PPG 8 ~ 12 mmHg，MPG 3 ~ 6 mmHg；中度狭窄 PPG 12 ~ 25 mmHg，MPG 6 ~ 12 mmHg；重度狭窄 PPG > 25 mmHg，MPG > 12 mmHg。

2. 二维超声心动图直接测量瓣口面积。

3. 连续性方程法 一般连续性方程法所测量的均为有效面积而非解剖面积，故所测值比心导管所测值低，但相关性良好。

4. 彩色多普勒近端血流会聚法 应用血流汇聚法评价二尖瓣狭窄严重程度，不受二维超声直接瓣口面积测量法和多普勒压力减半时间法许多影响因素的限制。

5. 压力减半时间法 对典型的二尖瓣狭窄频谱，利用经验公式 MVA = 220/PHT 可以测量二尖瓣狭窄瓣口的面积。本法适用于单纯二尖瓣狭窄。

（四）诊断注意点

二尖瓣狭窄因左房血流淤滞，常并发左心房血栓。因此要注意左房黏液瘤与左心房血栓的鉴别。左房黏液瘤异常光团回声边缘清晰，并有蒂附着在房间隔近卵圆窝处，可随心脏舒缩在二尖瓣口上下摆动。左心房血栓基底部宽，常附着在左心房其他壁上（图 6 – 36）。

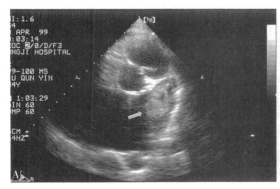
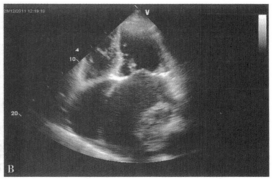

图 A 中箭头所示为左心耳血栓

图 6 – 36 二尖瓣狭窄并左房血栓

二、二尖瓣关闭不全

（一）临床表现

二尖瓣装置瓣环、瓣叶、腱索和乳头肌的病变都可引起二尖瓣关闭不全。风湿性心内膜炎所致的瓣膜增厚、瓣膜瘢痕及其挛缩，引起瓣膜关闭时不能完全合拢，是造成关闭不全的常见原因。

（二）超声心动图表现

（1）二尖瓣回声增粗、增强，收缩期前后叶不能完全合拢，关闭点错位，或可见缝隙（图 6 – 37）。

（2）左房、左室增大呈左室容量负荷过重。

（3）彩色多普勒显示左房内可见收缩期来自左室以蓝色为主、反流的五彩镶嵌的血流束。较严重反流者，在二尖瓣口左室侧可观察到半圆形的血流会聚区。根据反流束的范围可估计反流程度：反流束至瓣环水平为轻度，反流束至左房中部为中度，反流束达左房顶部为重度（图 6 – 38）。

（4）频谱多普勒在瓣口左房侧可探及反流的湍流频谱，多持续全收缩期，最大反流速度≥3～4 m/s。

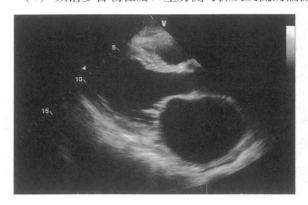
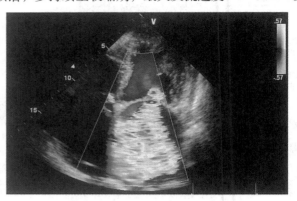

收缩期关闭时可见缝隙

图 6 – 37　二尖瓣关闭不全

收缩期左房内可见来自瓣口的反流血流

图 6 – 38　二尖瓣关闭不全

（三）诊断注意点

注意观察二尖瓣瓣叶及附属结构有无病变，以判断二尖瓣关闭不全的病因。

三、二尖瓣脱垂

因二尖瓣装置包括瓣叶、腱索、乳头肌、心室壁等任何部位发生病变致使瓣膜等松弛延长或相对性过长均可引起二尖瓣在心脏收缩时脱向左房。

（一）超声心动图表现

（1）二尖瓣前或后叶在心脏收缩期向左房内脱垂，超过二尖瓣环连线水平形成瓣体的部分向左房腔弯曲（图 6 – 39、图 6 – 40）。

（2）M 型二尖瓣曲线见 CD 段收缩中晚期呈吊床样改变（图 6 – 41）。

（3）二尖瓣脱垂常伴有二尖瓣关闭不全，此时彩色多普勒可见左房内有反流束。

三尖瓣、主动脉瓣也同时有脱垂改变时，称为松软（floopy）瓣膜综合征。

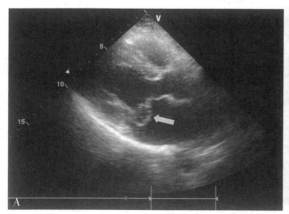
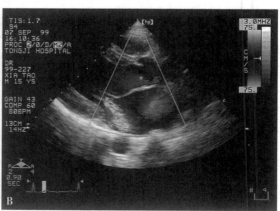

A. 箭头所示为脱垂部位；B. CDFI 反流血流

图 6 – 39　二尖瓣前叶脱垂

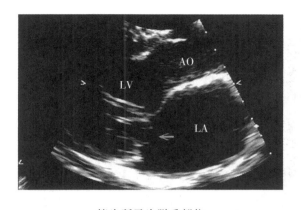

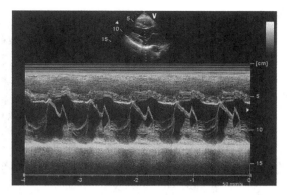

箭头所示为脱垂部位

图 6-40 二尖瓣后叶脱垂

M 型超声表现为收缩期 CD 段呈吊床样改变

图 6-41 二尖瓣脱垂

四、二尖瓣腱索断裂

二尖瓣腱索断裂是引起严重的急性二尖瓣关闭不全的最常见原因，其病因有风湿性瓣膜病、感染性心内膜炎、心肌梗死、外伤等，因腱索断裂引起瓣膜在心脏收缩时脱向左房，而不能对合，左心室的血流反流至左房致使左房容量负荷过重而增大。

（一）超声心动图表现

（1）二尖瓣前叶或后叶因腱索断裂，致使瓣膜部分或全部活动失控，二尖瓣瓣尖或（和）瓣体收缩期翻折至左房，关闭时不能合拢，心脏舒张时随血流又返回左室呈典型连枷样活动，瓣叶尖端或边缘常有断裂的腱索回声，呈细带状回声。

（2）左房、左室增大，室壁活动幅度较大，呈明显的左心容量负荷过重。

（3）断裂的腱索及瓣叶收缩期呈高速扑动。

（4）彩色多普勒可见明显的收缩期反流至左房的血流信号。

五、主动脉瓣狭窄

（一）临床表现

风湿性心脏病引起的单纯性主动脉瓣狭窄占 10% ~ 20%，其余多由老年性退行性变引起。年轻患者如同时有二尖瓣病变，则大多是风湿性疾病引起。因风湿性疾病累及主动脉瓣叶发生炎性水肿、增厚、机化、僵硬、瘢痕形成，交界处粘连融合，使瓣叶开放受限，瓣口缩小，引起左室负荷过重而室壁增厚。

（二）声像图表现

（1）主动脉瓣回声增粗，增强，呈斑点状和团块状，收缩期瓣口开放受限，瓣口缩小变形，心底短轴切面主动脉瓣舒张期失去正常的"Y"形结构（图 6-42）。

（2）主动脉增宽、搏动幅度低，主动脉瓣六边形盒样结构变形，开放幅度小，一般轻度狭窄时直径 <15 mm，中度狭窄时直径 <10 mm，重度狭窄时直径 <7 mm（图 6-43）。

（3）左室壁肥厚。

（4）彩色多普勒在主动脉瓣口显示变窄的五彩镶嵌射流束，频谱多普勒在主动脉瓣口可探及收缩期湍流频谱，频谱峰值速度 >2 m/s（图 6 - 44）。

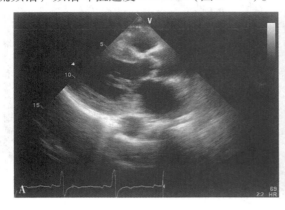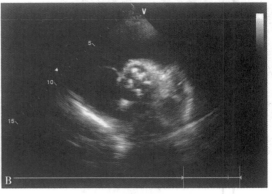

收缩期主动脉瓣开放受限。B 图为主动脉短轴切面

图 6 - 42　主动脉瓣狭窄

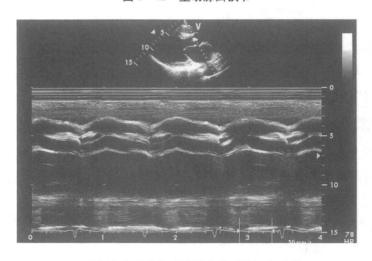

M 型超声表现为主动脉瓣曲线开放幅度减小

图 6 - 43　主动脉瓣狭窄

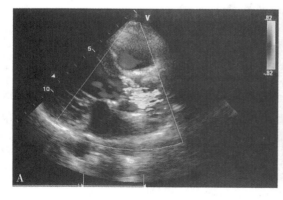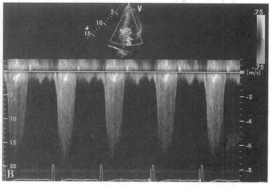

A. 彩色血流；B. 瓣口高速湍流频谱

图 6 - 44　主动脉瓣狭窄彩色血流

（三）主动脉瓣狭窄程度的定量评估

1. 跨瓣压差　以最大瞬时压差、平均压差估计。轻度狭窄压差 <50 mmHg，中度狭窄压差 50 ~ 80 mmHg，重度狭窄压差 >80 mmHg。

2. 瓣口面积　测量方法有连续方程式原理和格林公式法。

（四）诊断注意点

1. 主动脉瓣退行性变　瓣膜回声增粗、增强，以瓣体为主，常累及瓣环及根部，瓣膜边缘无明显粘连。

2. 感染性心内膜炎　瓣膜增厚、回声杂乱，呈蓬草样或团块样改变。回声较弱，开放幅度可正常，常因瓣膜破裂而当心脏舒张时脱向左室流出道呈连枷样运动。

3. 瓣下或瓣上的先天性狭窄　二维超声可显示瓣下或瓣上的异常结构如纤维隔膜、纤维肌性增生性狭窄和漏斗状狭窄等。频谱多普勒检测狭窄性射流的最大流速的位置有助于鉴别瓣膜、瓣下、瓣上狭窄。

六、主动脉瓣关闭不全

（一）临床表现

因风湿性疾病致单纯主动脉瓣关闭不全少见，常合并主动脉瓣狭窄和二尖瓣病变。病理改变主要是瓣膜增厚、硬化、缩短和畸形。因舒张期主动脉内血液反流至左心室，可引起左室扩大。

（二）超声心动图表现

（1）主动脉瓣回声增粗增强，舒张期正常"Y"形结构消失，不能完全合拢，活动受限，若瓣膜裂断，舒张期可脱向左室流出道，呈连枷样运动（图6-45）。

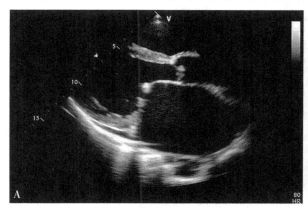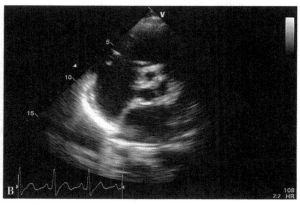

舒张期关闭时可见缝隙。B图为主动脉短轴切面

图6-45　主动脉瓣关闭不全

（2）左室增大，左室流出道增宽。呈左室容量负荷过重。

（3）二尖瓣曲线可见高速扑动。

（4）彩色多普勒在主动脉瓣下出现舒张期五彩镶嵌的反流血流束（图6-46）。据此反流束大小可估计反流程度：轻度，反流束至二尖瓣前叶瓣尖水平；中度，反流束达乳头肌水平；重度，反流束可达心尖处并可弥漫整个左心室。

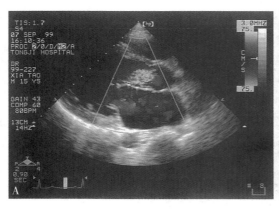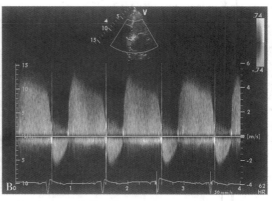

B 图为瓣口反流频谱

图 6 - 46 主动脉瓣关闭不全

（三）诊断注意点

1. 生理性反流，反流速度 <1.5 m/s，多在舒张早期，各房室大小正常，主动脉瓣叶结构正常。

2. 老年退行性变 瓣膜改变多在瓣体瓣环处而瓣膜边缘无明显粘连时。

3. 感染性心内膜炎 瓣膜呈蓬草样改变，有赘生物形成，临床上多伴有发热、中毒等症状。

七、三尖瓣狭窄

（一）临床表现

三尖瓣狭窄较少见，主要由慢性风湿性心脏病所致，常与二尖瓣主动脉瓣病变同时存在。如风湿性心脏病遗留下瓣膜病变，瓣膜变粗增厚，交界处粘连融合致瓣口狭窄。舒张期右房至右室血流在三尖瓣口受阻致使右心室充盈困难，右心排血量减低，右心房及腔静脉、门脉压力升高。

（二）超声心动图表现

（1）二维超声心动图见三尖瓣回声增粗、增强，活动受限，开放面积变小，隔叶与前叶间开放距离≤2 cm。

（2）右房明显增大，房间隔向左房偏移，下腔静脉、肝静脉增宽。

（3）彩色多普勒显示舒张期三尖瓣口变窄的以红色为主的五彩镶嵌的射流束，脉冲多普勒该处出现湍流频谱，频谱形态与二尖瓣狭窄相似。

八、三尖瓣关闭不全

三尖瓣关闭不全多为继发病变。风湿性心脏病、先天性心脏病、肺动脉高压等常可导致三尖瓣相对性关闭不全。

（一）超声心动图表现

（1）相对性关闭不全，瓣膜一般无增粗、增厚等改变。瓣膜发育不良引起的关闭不全则瓣膜缩短，感染性心内膜炎可见赘生物回声光团等改变或呈连枷样运动。

（2）右室、右房增大，右心容量负荷过重。

（3）室间隔与左室后壁呈同向运动。

（4）下腔静脉、肝静脉明显增宽。

（5）彩色多普勒在三尖瓣口右房侧可见以蓝色为主五彩镶嵌的反流束及湍流频谱（图6-47）。

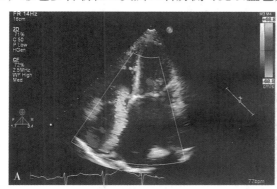
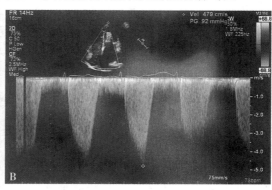

B图三尖瓣反流血流频谱

图6-47 三尖瓣关闭不全

（二）诊断注意点

1. 生理性与病理性反流的鉴别 生理性反流多发生于收缩早期，反流束范围较局限，最大流速<2 cm/s。

2. 病因鉴别 观察瓣膜本身有无异常，如三尖瓣狭窄合并三尖瓣关闭不全，三尖瓣下移畸形。先天性心脏病房间隔缺损或肺动脉高压等所致相对性关闭不全，则可根据疾病自身特点加以鉴别。

九、肺动脉瓣关闭不全

（一）临床表现

肺动脉瓣关闭不全多为功能性，常继发于某些心脏疾病，如风湿性心脏病、先天性心脏病等引起肺动脉高压，肺动脉瓣环扩张等，致使肺动脉瓣相对性关闭不全。也可因肺动脉瓣本身器质性病变，如感染性心内膜赘生物形成引起肺动脉瓣关闭不良，继而引起右室扩张，下腔静脉、肝静脉内径增宽等改变。

（二）超声心动图表现

（1）肺动脉瓣相对性关闭不全可见瓣膜在心室舒张时不能完全合拢；若瓣膜本身有病变则可见瓣膜回声异常，感染性内膜炎可见赘生物回声，甚至出现因瓣膜破裂而形成连枷样运动。

（2）肺动脉扩张，右室、右房扩大，甚至下腔静脉、肝静脉扩张。

（3）肺动脉高压引起肺动脉瓣后叶活动曲线a凹消失，收缩中期关闭呈"W"和"V"形。射血前期延长，射血期缩短。

（4）彩色多普勒在肺动脉瓣下可见以红色为主的舒张期反流束。

（三）诊断注意点

1. 生理性反流，反流束范围局限，持续时间短，房室大小及瓣叶结构正常。

2. 注意鉴别肺动脉瓣本身器质性病变所致还是功能性相对性关闭不全引起。

十、心脏人工瓣膜

心脏人工瓣膜种类很多，大致可分为两类：一类为机械瓣，包括球形瓣和碟形瓣；另一类为生物瓣，包括牛心包瓣和猪主动脉瓣。目前临床采用机械瓣较多。超声心动图检查可了解人工瓣活动及功能状态，及时发现人工瓣置换后的并发症，并可长期追踪随访，具有重要意义。

（一）功能正常的心脏人工瓣膜超声心动图表现

1. 球形瓣 为早期使用的人工瓣膜，现较少应用。由瓣环、笼架和硅胶球组成，硅胶球落入笼架时血流通过；硅胶球嵌入瓣环时血流阻闭。

2. 碟形瓣 有单叶瓣、双叶瓣两种，由瓣环、支架及碟片组成。

（1）二尖瓣位碟瓣：瓣环为两条强回声光带，分别附着于主动脉根部后壁及左房室交界处。碟片呈强回声，厚度为5~6 mm。舒张期碟片开放，单叶瓣向一侧开放，双叶瓣于中央向两侧开放，收缩期关闭贴近瓣环（图6-48A）。M型超声心动图呈"城墙样"曲线，开放幅度为10~15 mm。彩色多普勒显示舒张期两束红色为主的五彩镶嵌的血流经瓣口进入左室，双叶瓣血流束从中央通过，血流速度1~2 m/s，压力降半的时间为60~100 ms（图6-49）。收缩期瓣口关闭，无血流通过。

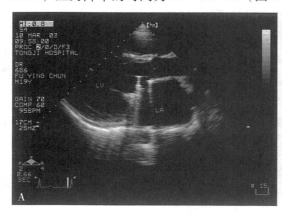
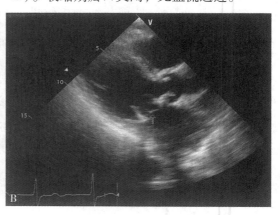

A. 生物瓣膜，箭头所示为生物瓣纤细瓣膜；B. 机械瓣膜

图6-48 二尖瓣位人工瓣膜

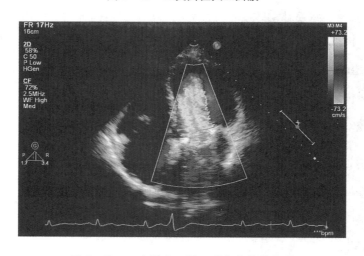

图6-49 二尖瓣人工瓣口彩色多普勒表现

（2）主动脉瓣位碟瓣：于主动脉根部前壁及后壁之间可见瓣环强回声，收缩期叠片开放，呈两股蓝色血流通过，舒张期关闭无血流显示。

3. 生物瓣 生物瓣在左房室口显示两个弧形的强回声光带，为瓣环支架，固定于主动脉根部与左房室交界处，瓣叶呈纤细的弱回声，舒张期开放靠近支架，收缩期向中心靠拢。（图6-48B）彩色多普勒显示舒张期瓣叶开放，血流束从中间进入左室，呈红色为主中心混叠的血流束，脉冲多普勒呈舒张期层流，E、A 双峰与正常二尖瓣口相似，速度 <2 m/s，压力降半的时间为 90~160 ms。

主动脉瓣位生物瓣与正常主动脉瓣活动相同，收缩期开放，可见蓝色血流进入主动脉腔，舒张期关闭无血流显示。频谱呈收缩期正向层流，同正常主动脉瓣口血流频谱。

（二）功能异常的心脏人工瓣膜超声心动图表现

1. 人工瓣狭窄 常发生于生物瓣。

（1）瓣叶活动幅度减小，开口 <8 mm，同时可见瓣叶增厚，回声增强，厚度 >3 mm。

（2）人工瓣瓣口血流速度增高，二尖瓣位人工瓣血流速度 >2.5 m/s，生物瓣平均跨瓣压差 ≥4 mmHg，有效瓣口面积 <1.1 cm²。主动脉瓣位人工瓣：碟瓣血流速度 >3 m/s，生物瓣平均跨瓣压差 ≥30 mmHg，有效瓣口面积 ≤1.0 cm²。彩色多普检测瓣口呈五彩镶嵌的射流束。

2. 人工瓣瓣膜反流 各种机械瓣中均存在一定量的正常反流。经胸壁超声有时很难发现，但经食管超声检查检出率几乎达 100%。生物瓣叶的破裂、穿孔或人工瓣口血栓形成等均可致人工瓣关闭不全，二维超声心动图可显示瓣叶增厚，回声增强，瓣叶撕裂时呈连枷样运动，收缩期和舒张期扑动。彩色多普勒显示二尖瓣位人工瓣反流时收缩期可见蓝色血流由左室反流入左房，频谱为负向频谱；主动脉瓣位人工瓣反流时可见舒张期红色血流反流至左室流出道，频谱为正向湍流频谱。

3. 瓣周漏 为人工瓣置换术后的重要并发症，其原因可能是瓣膜黏液性退行性改变、瓣环被缝线割裂或缝合不正确。人工瓣合并感染性心内膜炎常可导致瓣周漏。

彩色多普勒显示人工瓣瓣环与房室环或主动脉根部之间出现反流信号（图 6-50）。二尖瓣位人工瓣瓣周漏收缩期左房出现蓝色为主的反流束，量少时呈泪滴状，中等量时呈椭圆形或月牙形。靠近前交界处的瓣周漏反流束由前向后沿左房外侧壁分布，后交界处漏者反流束朝向房间隔侧。主动脉瓣瓣周漏时舒张期左室流出道内显示红色为主的反流束，朝向室间隔或二尖瓣前叶。

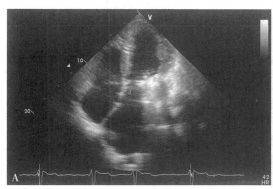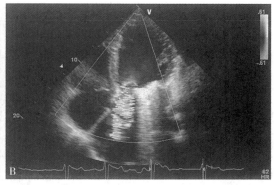

图 6-50 二尖瓣人工瓣瓣周漏

4. 人工瓣膜血栓形成 血栓可见于机械瓣或生物瓣，瓣周血栓形成可引起瓣活动受阻，瓣膜功能发生障碍。二维超声显示人工瓣膜增厚，或瓣架增粗，可见不规则的絮状回声附着，较大的血凝块呈强回声光团。血栓所致人工瓣膜活动受限时，瓣膜开放与关闭幅度和速度均发生改变，或引起关闭不全，彩色多普勒检测可显示相应的异常血流变化。

5. 心内膜炎 一种严重的并发症。感染性赘生物可发生在人工瓣缝合环周围，或邻近的心内结构及瓣叶，引起瓣环糜烂，缝线脱落，导致瓣周漏。声像图表现为赘生物呈不规则的团块，周边毛糙较模糊，中心回声较强。感染常来自主动脉瓣周围向下蔓延，可影响人工瓣膜功能，瓣叶开放关闭速度减慢，活动幅度降低，或瓣周漏，彩色多普勒显示来自瓣周或瓣叶的反流血流信号及高速湍流频谱。

十一、感染性心内膜炎

（一）临床表现

感染性心内膜炎是指由微生物所致的心内膜炎症，以侵犯瓣膜（包括人工瓣膜）多见，主要累及主动脉瓣，其次是二尖瓣，肺动脉瓣、三尖瓣受累极少见，多发生于原有心瓣膜病或先天性心脏病患者，在原发病变基础上瓣膜形成溃疡、缺损及赘生物，有时可形成球形栓子，亦可由瓣膜延伸至邻近的心内膜及腱索，使附着部位的瓣膜或腱索纤维性增厚、缩短或断裂，引起或加重瓣膜的关闭不全。

（二）超声心动图表现

1. 赘生物征象　二维超声检查取左室长轴及四腔切面、主动脉根部短轴切面观察可显示受累瓣叶上赘生物，多呈团块状或绒毛状，附着在瓣叶上，可随瓣叶活动，亦可使瓣膜增厚变形，呈毛刺状或蓬草状（图6-51、图6-52、图6-53）。

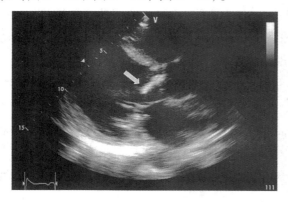

箭头所示为主动脉瓣赘生物

图6-51　感染性心内膜炎主动脉瓣赘生物

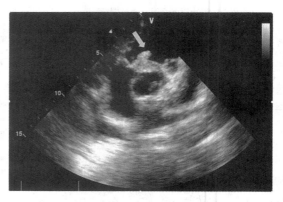

箭头所示为室间隔右室面赘生物

图6-52　室间隔缺损并赘生物形成

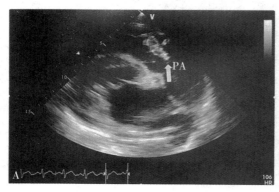

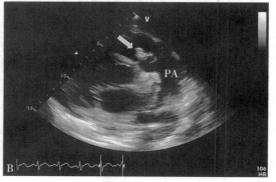

A. 箭头所示为赘生物；B. 箭头所示赘生物可随瓣膜活动而摆动

图6-53　肺动脉瓣赘生物

主动脉瓣赘生物多发生在左室侧，舒张期在左室流出道，收缩期随瓣叶开放进入主动脉内。炎症病变可沿主动脉瓣根部蔓延至二尖瓣前叶，继而发生瓣膜的损害，二尖瓣赘生物常发生在心房侧，舒张期进入左室，收缩期随瓣叶关闭回到左房。

2. 瓣膜穿孔、破裂或连枷样运动　感染性赘生物常附着于瓣膜上致瓣膜破坏，出现小的穿孔，瓣膜关闭时出现血流反流，反流的血流可使瓣叶颤动；并发瓣叶撕裂时可见瓣叶呈连枷样运动，腱索受累时可出现瓣叶脱垂呈吊床样改变。彩色多普勒检测可显示相应瓣膜关闭不全出现的反流血流信号（图 6 - 54）。

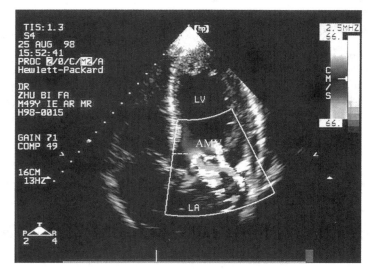

收缩期可见两束反流血流

图 6 - 54　感染性心内膜炎二尖瓣穿孔彩色血流

3. 心脏容量负荷过重　受累瓣膜所在腔室扩大，常伴有心功能不全的表现。

4. 原发疾病的征象　二维超声心动图可显示原发病变如风湿性心瓣膜病、先天性心脏病等的相应征象。

（三）诊断注意点

1. 心房黏液瘤　常有蒂附着于房间隔中部，随心动周期有规律的在瓣口活动，幅度较大，小的黏液瘤应注意与赘生物鉴别。

2. 心内血栓　常附着于心房、心室壁上，活动度小，而赘生物可随瓣叶活动。

（胡菊萍）

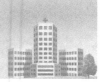

第七章

胃肠超声

第一节　胃肠道的超声检查和正常声像图

一、胃肠道超声检查

（一）检查前准备

具体准备：①检查前日晚餐进清淡易消化饮食，忌食产气食品。当日检查前禁食。②胃超声检查前让患者饮水 500～600 mL，必要时可饮 1 000 mL，排除胃内气体，形成良好的超声透声窗。③胃内有大量潴留物时，应先进行洗胃。④如患者已做胃肠钡餐造影或胃镜检查时，建议次日再进行超声检查。⑤超声检查肠道前日应常规进行清洁洗肠。⑥大肠检查时，当日必要时可同时行温生理盐水 1 000～2 000 mL 灌肠。⑦怀疑胃肠穿孔或梗阻患者禁止使用口服胃造影剂。

（二）超声检查方法

1. 胃口服造影剂　可分三种。①均质无回声类：最常用水。操作简单方便，但无回声与胃壁的低回声病变反差小，不利于小病变的检出，且胃排空较快。②均质等回声类：如胃窗 - 85 超声显像剂。均质等回声能提高胃壁低回声病变的检出率，且排空时间相对长。③混合回声类：如海螵蛸混悬液、汽水、过氧化氢等，但敏感度低，很少使用。

2. 体位　一般采用仰卧位和右侧卧位。必要时可采用坐位或半坐位。经直肠检查时，需用腔内探头经肛门插入，患者取胸膝卧位。

3. 胃的扫查方法　根据胃的各部位按顺序，依次从食管下段贲门、胃底、胃体、胃角、胃窦到幽门和十二指肠球部进行缓慢、连续的扫查，同时可以配合体位的改变从而得到满意的图像。

（1）横向扫查：从剑突下至脐上，向下顺序连续进行横切面扫查，依次可观察到胃底部、胃体、胃大弯、胃窦部和胃角。

（2）纵向及斜向扫查：于剑突下平行与胃体长轴，从左至右进行连续纵向扫查，依次可观察到胃大弯、胃体长轴、胃小弯；沿左季肋扫查，可观察到食管下段贲门长轴。探头向左上方偏移可观察到胃底部。在胃角的横切面顺时针旋转探头约 60°斜向扫查，可观察到胃窦的长轴。

（3）扫查时应注意观察内容：①胃腔充盈情况、胃腔整体和各断面形态，有无胃腔的狭窄。②胃壁：有无限局性增厚、胃壁层次结构是否清晰、连续性是否完整。③胃腔内容物排空情况及胃蠕动方向和强度。④发现可疑病灶时应以其为中心行多切面扫查。详细了解病灶浸润范围、深度、胃壁僵直度及周围情况。⑤疑似胃癌时应检查肿瘤与邻近脏器关系，肝脏、腹膜后淋巴结及腹腔内有无转移等。

4. 十二指肠及空回肠的扫查方法

（1）十二指肠：十二指肠分球部、降部、水平部和升部四部分。在显示胃窦长轴切面后探头右移可观察到球部，再依次向下、向左作纵向和横向扫查，可观察到降部、水平部和升部。

（2）空回肠：由于其范围广，走行无规律，可在整个腹腔内行纵、横及斜切面相结合的"交叉式""拉网式"扫查。

5. 大肠的扫查方法 一般可分为经腹壁、盐水灌肠经腹壁和经直肠扫查三种方法。

（1）经腹壁扫查：右肋弓下扫查，于肝右叶下方、右肾上，可观察到结肠肝曲，探头沿右侧腹向下扫查，可观察到升结肠。左肋弓下扫查可显示脾和左肾，其内侧为结肠脾曲，探头沿左侧腹向下扫查，可观察到降结肠；从结肠肝曲到脾曲作横向扫查，可观察到横结肠。从体表探测直肠病变，可适当充盈膀胱，在耻骨上进行矢状和横断扫查，于前列腺、精囊或子宫、阴道的背侧可看到直肠。

（2）盐水灌肠法：先经肛门插入 Foley 导尿管，将气囊充气，在超声监视下以均匀速度注入温度为37～40℃的生理盐水。与此同时，经腹部进行扫查。检查顺序一般从直肠→乙状结肠→降结肠→结肠脾曲→横结肠→结肠肝曲→上结肠→回盲肠。注水量应考虑到患者的耐受力和充分显示到病变。

（3）经直肠检测：用直肠专用探头或腔内探头置入肛门作360°旋转扫查。

二、正常胃肠道声像图

（一）正常胃声像图

空腹时胃腔内可见气体强回声，随胃蠕动发生变化，胃壁呈低回声，厚薄均匀，边缘完整。饮水后胃腔充盈扩大，呈液体回声伴小气泡漂浮，胃壁层次结构显示清晰。

1. 食管下段－贲门部 探头沿左季肋缘向外上扫查，在肝左外叶脏面、腹主动脉前方可见倒置漏斗状图像（即食管下段－贲门长轴切面图），中心为管腔内气体高回声，前后两条线状弱回声为前后壁肌层，外侧高回声为浆膜，其上端呈尖端向后上的鸟喙状结构。将探头旋转90°，可在肝左外叶脏面与腹主动脉间看到靶环状图像（即食管下段－贲门短轴切面图）。

2. 胃底 在食管下段－贲门长轴切面图，探头沿左肋弓向左上腹纵行扫查，肝左外叶脏面有含液胃腔，呈椭圆形，后上方与左侧膈肌紧贴，下前方与胃体上部相连、左侧与脾脏相邻。

3. 胃体 平行于胃长轴作纵向扫查，可显示胃体长轴；沿胃长轴垂直扫查，可显示胃体的短轴，从而观察胃的前后壁和胃的大弯、小弯。

4. 胃窦部 胃体短轴切面向下扫查，可见左、右两个分离的圆形或椭圆形液性无回声区，右侧图像为胃窦部短轴切面、左侧图像为胃体。探头下移，两个无回声区相靠近呈类"∞"形，相交处胃壁为胃角。右肋弓下扫查，可显示胃窦长轴切面。

（二）肠管正常声像图

1. 十二指肠声像图特征 十二指肠位置固定，球部位于胆囊内下方，胰头的右前方。幽门开放时可见液体充盈，呈长锥状含液结构，与胆囊长轴平行。球部远端与降部相连，降部远端向左侧与水平部相连，形成"C"形环绕胰头。

2. 肠管回声有三种表现

①进食后充盈状态，肠管内充满混有气体的肠内容物，形成杂乱的回声反射，后方有声影，大量游

离气体可形成强回声，并有多重反射。②空腹状态，周边肠壁呈低回声，中心肠腔内可见气体强回声反射。③肠积液状态，肠管内有大量液体时，表现为管状无回声，肠壁五层结构清晰可见，并可见呈"鱼刺征"样排列的小肠黏膜皱襞或结肠袋。

（周钦龙）

第二节　胃癌

胃癌是发生于胃黏膜的恶性肿瘤，是最常见的恶性肿瘤之一，占我国消化道肿瘤的第1位，发病年龄多见于40~60岁，男女比约为3：1。

胃癌可以发生于胃的任何部位，最常见于胃窦，其余依次为胃小弯、贲门区、胃底及胃体；以腺癌和黏液癌最多见。胃癌的病理变化分为早期胃癌和进展期胃癌两大类。局限于黏膜层的小胃癌称为原位癌，浸润深度未超过黏膜下层的称为早期胃癌，超过黏膜下层的称为进展期胃癌，也叫中晚期胃癌。

早期胃癌常无明显症状，随着病情进展，逐渐出现胃区不适、疼痛、呕吐、消化道出血等，晚期胃癌可引起腹腔积液、恶病质。进展期胃癌易侵及周围脏器和转移到附近淋巴结。

一、超声表现

（一）二维灰阶超声

早期胃癌胃壁局部增厚常 >1.0 cm，肿瘤位于胃壁的第1至第2层内，超声检查显示困难。

我国胃癌研究协作组1981年在Borrmann胃癌分型的基础上提出的6种胃癌分型有许多优点，超声依据其特点的分型也较其他方法准确。两种分型的超声表现如下。

1. 结节蕈伞型（Borrmann Ⅰ）　肿瘤向腔内生长，呈结节状或不规则蕈伞状，无明显溃疡凹陷。表面粗糙如菜花样、桑葚状，其基底较宽。

2. 局限增厚型（盘状蕈伞型）　肿瘤所在处胃壁增厚，范围局限，与正常胃壁分界清楚。

3. 局限溃疡型（Borrmann Ⅱ）　肿瘤呈低回声，中央凹陷呈火山口状，溃疡底一般不平，边缘隆起与正常胃壁分界清楚。

4. 浸润溃疡型（Borrmann Ⅲ）　溃疡凹陷明显，溃疡周围的胃壁不规则增厚区较大，与正常胃壁分界欠清楚。

5. 局限浸润型　壁局部区域受侵，全周增厚伴腔狭窄，但内膜面无明显凹陷。

6. 弥漫浸润型（Borrmann Ⅳ）　病变范围广泛，侵及胃大部或全胃，壁增厚明显，胃腔狭窄，部分病例可见胃黏膜层残存，呈断续状，胃壁第3层强回声线（黏膜下层）紊乱、增厚，回声减低、不均匀。

（二）彩色多普勒超声

较大肿瘤实质内常发现有不规则的血流信号。

（三）超声对胃癌侵及深度的判断

1. 早期胃癌　肿瘤范围小、局限、胃壁第3层（黏膜下层）存在。当黏膜下层受侵时此层次则呈断续状。对此类型中隆起型和浅表隆起型显示较好，对浅表凹陷型和凹陷型显示率低。早期胃癌的确诊要依靠胃镜活检。

2. 肌层受侵　胃壁第 3、4 层回声线消失，但第 5 层线尚完整，胃壁趋于僵硬。

3. 浆膜受侵　胃壁最外层强回声线外隆或不光滑。

4. 侵出浆膜　胃壁第 5 层强回声线中断，肿瘤外侵生长，和相邻结构不易分辨。

（四）胃癌转移征象

1. 淋巴结转移　容易累及的淋巴结。主要包括：贲门旁，胃上、下淋巴结，幽门上、下淋巴结，腹腔动脉干旁淋巴结，大网膜淋巴结等。肿大的淋巴结多呈低回声，部分与肿瘤融合，呈现肿瘤向外突出的结节。

2. 其他转移　肝脏、脐周围、腹膜、盆腔及卵巢是胃癌转移的常见部位，胃癌的卵巢转移称为克鲁肯贝格瘤，表现为囊实性肿瘤，多是双侧受累。

二、诊断要点

管壁不规则增厚或肿块形成，肿瘤实质呈低回声，欠均匀；溃疡凹陷出现"火山口"征。病变未侵及固有肌层时胃壁蠕动减缓，幅度减低，随着病变向固有肌层浸润和管壁明显增厚，则出现胃壁僵硬、蠕动消失；胃排空延迟甚至胃潴留。较大肿瘤常造成管腔狭窄。

三、鉴别诊断

超声诊断胃癌常须鉴别的疾病有胃炎、胃溃疡、胃嗜酸性肉芽肿等非肿瘤性胃壁增厚性疾病，另外尚须与其他类型胃部肿瘤相鉴别。

四、临床评价

超声检查作为无创性检查方法，具有操作简便、无痛苦，可以反复检查等优点，除进行筛选检查外，对因病重或年老体弱等不宜做 X 线或胃镜检查者，尤具实用价值。早期胃癌的超声诊断效果稍差，常需胃镜检查确诊。超声检查主要用于进展期胃癌的诊断，能显示胃癌的断面形态，测量肿瘤的大小，判断癌组织的浸润深度，发现肿瘤的周围和远处转移等，从而确定临床治疗方案，减少晚期胃癌的剖腹探查率。但超声显示胃部肿瘤的能力决定于肿瘤本身的大小、形态和位置，小于 10 mm 的肿瘤难以在空腹时显示，肿块型比管壁增厚型容易发现。胃底及小弯垂直部扫查易受气体干扰及声窗局限，此处胃癌容易漏诊。

（周钦龙）

第三节　胃间质瘤

胃肠道间质瘤（GIST）是来源于胃肠道原始间叶组织的肿瘤。GIST 具有非定向分化的特征，是一种有潜在恶性倾向的侵袭性肿瘤，约占胃肠道恶性肿瘤的 1% ~3%，其中约 50% ~70% GIST 发生于胃。

一、病理

胃间质瘤大多数起源于胃壁第 4 层肌层，少数起源于第 2 层黏膜层。好发部位依次为胃体、胃窦、胃底部、贲门等部位，多为单发亦可多发；肿瘤大小不等，直径多在 5 cm，但也有大到 10 cm 以上者。良性肿瘤呈圆形或椭圆形，边界清晰，呈膨胀性生长，向胃腔内外突起，但不向周围胃壁及胃周组织浸润；恶性间质瘤呈不规则或分叶状，肿瘤黏膜面常可形成溃疡灶，瘤体内可见液化坏死灶和钙化斑块。

二、临床表现

胃间质瘤可发生于任何年龄，多发于 50～70 岁之间中老年人，男女发病率基本相同。大多数无临床症状，在体检超声检查中意外发现。当肿瘤较大或伴表面溃疡形成时，可出现上腹部不适或消化道出血等症状，并可在上腹部触及肿块。

三、超声检查

（一）良性胃间质瘤声像图表现（图 7 - 1）

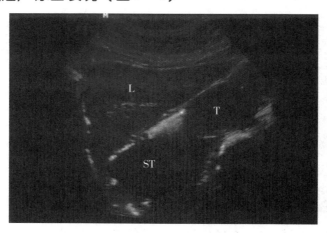

突入胃腔；L：肝；T：肿瘤；ST：胃腔

图 7 - 1　胃间质瘤

（1）肿物源于胃壁肌层，形态规则，呈圆形、椭圆形。

（2）肿物内一般呈均质低回声，境界清楚。

（3）肿物好发于胃体，以单发为主，直径小于 5 cm。

（4）肿物黏膜面一般光滑，少数肿物表面可有溃疡凹陷。

（5）肿物可以位于胃壁间、突入腔内或凸向腔外。

（6）CDFI 可检出点状血流信号。

（二）恶性胃间质瘤声像图表现

1. 肿物直径常在 5 cm 以上，以单发多见。

2. 肿物形态不规则或呈分叶状，内部回声不均质，较大的瘤体内可见液性区或强回声光团，后方伴声影。

3. 肿物黏膜面可完整或破坏，常伴较大的溃疡凹陷。

4. CDFI 可检出较丰富血流信号。

5. 转移征象　①与周围组织界限不清。②淋巴结转移。③脏器转移，主要是肝脏，典型的转移瘤可见"靶环征"或"牛眼征"。

四、鉴别诊断

1. 胃息肉　与突入腔内的胃间质瘤鉴别。胃息肉向胃腔凸出，直径较小，多在 1～2 cm，基底窄，有蒂和胃壁相连，内多呈中等回声。

2. 淋巴瘤　与胃壁间的胃间质瘤鉴别。淋巴瘤源自黏膜下层，肿瘤呈浸润性生长，侵及范围广，肿瘤内部回声较低，近似于无回声。

3. 胃癌　与恶性胃间质瘤鉴别。胃癌呈浸润性生长，胃壁层次破坏明显，范围广泛。

（周钦龙）

第四节　先天性肥厚性幽门狭窄

先天性肥厚性幽门狭窄（CHPS）是婴儿时期原因不明的胃幽门肌层肥厚、幽门管狭窄，造成胃幽门不全性梗阻的外科疾病。见于新生儿，发病率约为 1/1 000，以男婴多见。目前病因有几种假说：先天性肌层发育异常、神经发育异常、遗传或内分泌因素的影响等。

一、病理

病理改变主要是幽门环肌肥厚，幽门增大呈橄榄形，幽门管变窄并增长，胃蠕动增强，幽门管部分突入十二指肠球部，形成"子宫颈样"改变。

二、临床表现

临床症状主要是呕吐。患儿在出生后三周左右开始呕吐，呈喷射状，进行性加重，呕吐物为食物，不含胆汁。多数患儿右上腹可触及橄榄形肿物。患儿表现为消瘦，体重无明显增加或反而减轻。

三、超声检查

（1）胃幽门部胃壁呈对称性环状增厚，以肌层低回声增厚为主。纵切面呈"梭形"或"宫颈征"，横切面似"靶环征"（图 7－2）。

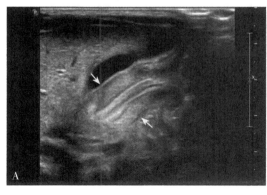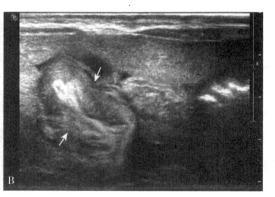

A. 胃幽门长轴图像，呈"宫颈征"；B. 胃幽门短轴图像，呈"靶环征"

图 7－2　先天性肥厚性幽门狭窄（箭头所示增厚的幽门壁肌层）

（2）增厚胃壁厚度≥0.4 cm，长度≥2.0 cm，前后径≥1.5 cm。

（3）幽门管腔明显变窄，胃内容物通过受阻，胃体腔可扩张，内可见较多的潴留物回声。胃幽门部可见逆蠕动。

四、鉴别诊断

新生儿胃幽门部肌层增厚伴喷射状呕吐即可做出正确诊断。

1. 先天性十二指肠梗阻 先天性十二指肠梗阻亦可引起胃腔的扩张，但无幽门壁增厚及管腔狭窄的超声表现，一般不难鉴别。

2. 幽门痉挛 幽门痉挛时会出现一过性胃幽门部肥厚、幽门管增长，动态观察可以帮助鉴别。

五、临床价值

超声检查先天性肥厚性幽门狭窄具有特征性声像图表现，方法简单、安全，且诊断准确率高，是本病的首选检查方法。

（付定虎）

第五节　急性阑尾炎

急性阑尾炎是阑尾发生的急性炎症，为外科临床常见病，是最多见的急腹症，居各种急腹症的首位。正常阑尾超声不易显示；但阑尾炎性肿大时或伴有积液时，超声检查可以发现病变阑尾的图像。

一、病理

根据急性阑尾炎的发病过程将其分为 4 种病理类型：单纯性阑尾炎、化脓性阑尾炎、坏疽性（穿孔性）阑尾炎、阑尾周围脓肿。单纯性阑尾炎表现为阑尾轻度肿胀，管壁各层均有水肿，炎症细胞浸润，以黏膜及黏膜下层为著，管腔内少许渗液；化脓性阑尾炎表现为阑尾显著肿胀，浆膜高度充血，被纤维蛋白与脓性渗出物覆盖，或被大网膜包裹，管腔内小脓肿形成，积脓，腹腔有渗出液。坏疽性（穿孔性）阑尾炎为阑尾管壁缺血、坏死、穿孔，并有较多渗出液，周围可形成炎性包块和脓肿。

二、临床表现

临床表现有转移性腹痛或阑尾区痛、恶心、呕吐、发热、阑尾区压痛、肌紧张和反跳痛。

三、超声检查

超声直接征象为阑尾增粗、"靶环"征、阑尾壁层次不清等；间接征象如阑尾区低回声团、超声麦氏点征阳性、回盲部淋巴结肿大、腹盆腔积液，阑尾腔内偶见类石强回声等。CDFI 显示阑尾壁及其周围血流丰富。

急性单纯性阑尾炎超声显示阑尾轻度肿胀，管壁稍增厚，直径＞6 mm，浆膜回声不光滑，管壁层次欠清晰，腔内可见少量液性暗区。周围无明显液性暗区。

化脓性阑尾炎超声显示阑尾明显肿胀粗大，长轴呈手指状，直径＞10 mm。管壁增厚，层次不清，厚薄不一，浆膜回声稍强，纵切呈腊肠样，横切呈同心圆形，腔内可见密集强光点漂浮。阑尾周围见少量无回声暗区包绕。

坏疽性阑尾炎阑尾肿胀显著，形态不规则，管壁明显增厚，各层次结构不清，浆膜层可有回声中断，腔内回声杂乱，见片状不均匀低回声。阑尾周围渗出物增加，可见不规整液性暗区。阑尾周围、肠间隙及盆腔可见不规则无回声区。

阑尾周围脓肿声像图显示阑尾失去规则的条状形态，形态无法辨认，可见强弱不等的点状回声，在阑尾区周围见圆形或类圆形的无回声区、低回声或混合回声团块，边界不清、不规则，周边可因大网膜包裹而呈强回声，邻近肠管蠕动减弱，肠襻间隙及腹盆腔可见积液。

四、诊断要点

阑尾增粗呈同心圆征、阑尾壁层次不清；阑尾区低回声或混合回声团块，腹盆腔积液，阑尾腔内偶见类石强回声等。

五、鉴别诊断

阑尾炎及阑尾周围脓肿需与多种右侧附件病变鉴别。

六、临床评价

超声已成为急性阑尾炎最重要的影像学检查手段，除单纯性阑尾炎及后位阑尾炎容易漏诊外，其余各型阑尾炎的超声诊断准确性都较高，特别是高频超声具有很高的临床应用价值。超声检查可以鉴别急性阑尾炎的程度和病理类型，判断阑尾穿孔、阑尾周围脓肿，并与其他急腹症相鉴别，为临床医师选择治疗方案和手术时机提供重要的参考指标。但是超声检查也有一定的局限性，肠道气体的干扰可能造成阑尾无法显示，不能做出正确的超声诊断。

（付定虎）

第六节　肠梗阻

肠内容物不能正常向下运行通过，称为肠梗阻，是临床常见而又严重的一种急腹症。

一、病理

肠梗阻根据病因和病理表现，分为机械性肠梗阻和麻痹性肠梗阻；根据梗阻的程度，分为完全性和不完全性肠梗阻。梗阻部位以上肠管扩张、积液、积气，严重者并发肠穿孔和肠壁坏死。机械性肠梗阻的扩张肠管蠕动活跃，梗阻远端常见肿瘤、结石、肠套叠等；麻痹性肠梗阻的肠壁蠕动波减缓甚至消失。

二、临床表现

肠梗阻主要症状有阵发性腹部绞痛、腹胀、呕吐，机械性肠梗阻肠鸣音亢进，完全性肠梗阻时无排便和排气。梗阻晚期常发生水、电解质紊乱。

三、超声检查

（1）肠管扩张，腔内积气、积液。

（2）肠壁黏膜皱襞水肿、增厚，排列呈鱼刺状（又称"琴键"征）。

（3）机械性肠梗阻肠壁蠕动增强，幅度增大，频率加快，甚至出现逆蠕动，肠内容物反向流动；麻痹性肠梗阻肠管扩张，肠蠕动减弱或消失。

（4）绞窄性肠梗阻时肠蠕动减弱，腹腔内出现液体回声。

（5）梗阻病因的诊断　机械性肠梗阻远端出现异常回声对于病因的确定有重要帮助。常见病因有肿瘤、异物、肠套叠、肠疝等。麻痹性肠梗阻可以出现在机械性肠梗阻晚期，更多见于手术后或其他急腹症，手术后表现为全肠管扩张，继发于其他急腹症时肠管的扩张局限而轻微。

四、诊断要点

肠管扩张，腔内积液、积气，肠壁蠕动增强或减缓，伴有腹痛、腹胀、呕吐、排气排便减少或无。

五、鉴别诊断

肠梗阻需与肠套叠、急性阑尾炎、急性腹膜炎、急性胰腺炎等急腹症鉴别。

六、临床评价

超声检查能够重复多次，若能持续发现肠管扩张，即可诊断肠梗阻。超声检查肠梗阻的意义在于能够确定梗阻的部位、程度、原因等，简变易行。

（付定虎）

第八章

肝脏超声

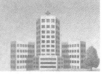

第一节　肝脏的超声检查及正常声像图

一、超声检查方法

需禁食禁水 8 小时以上，尤以晨间空腹检查为宜。最好在检查前先做病毒学检查，以便对传染性肝炎患者采取相应的隔离措施。

1. 体位

（1）仰卧位：为常规体位。患者仰卧，平稳呼吸，必要时双手上举置于头侧枕上，以使肋间距离加宽，便于探头置入。

（2）左侧卧位：患者向左侧卧，以检查肝右后叶病变。

（3）右前斜位：患者面向左转体 45°。从右腋中线至腋后线各肋间检查。超声引导下穿刺或治疗时常用此体位。

2. 检查步骤　自各肋间、肋缘下及剑突下有规律地、完整地进行斜向、纵向、横向扫查。检查时，探头应置于探测区并连续滑动，在每个扫查面应将探头作最大范围的弧形转动，以便连续、广泛地对肝内结构进行观察。在肋间斜切扫查时，应嘱患者缓慢深呼吸，特别是肝上缘近横膈区。

二、正常声像图

1. 正常肝切面声像图

（1）右肋间斜切面：显示肝、肺分界，肝实质结构，肝内管道结构至肝、肾交界面。经门静脉右前支和胆囊颈部的斜断面主要显示肝右前叶，可同时显示门静脉右前支及胆囊体、颈部，门静脉的血流为向肝方向，通常显示为红色（图 8 - 1）。

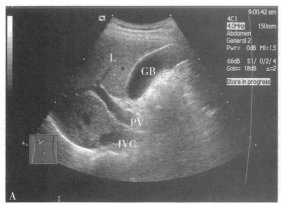

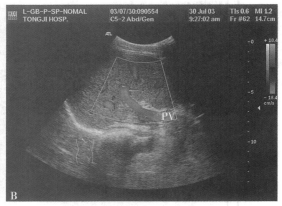

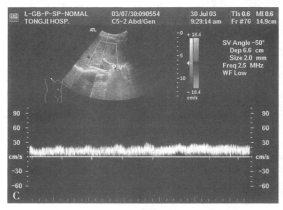

图 8 - 1　右肋间斜切面图

（2）右肋缘下及剑突下斜切面：显示肝全貌、第一肝门、第二肝门及管道的走行、分支。在第一肝门，门静脉右支主干向右稍后，左支横部向左前转而向前成矢状部（图 8 - 2）。经第二肝门斜断面能同时获得肝右静脉的全长纵断面和肝中静脉主干的大部分，有时还可同时显示左、中、右三支肝静脉（图 8 - 3）。

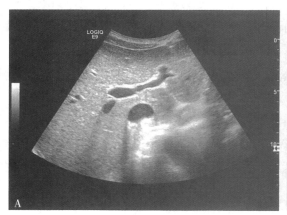

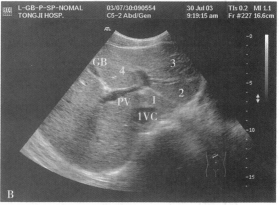

图 8 - 2　右肋缘下及剑突下经第一肝门斜切面

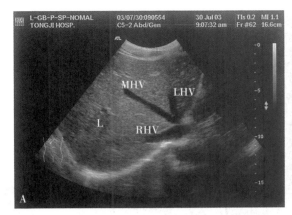

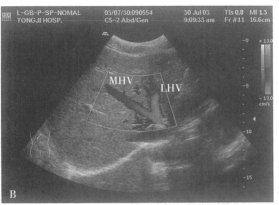

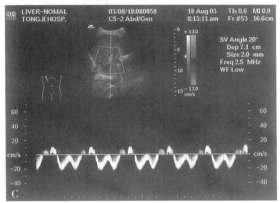

图 8-3 右肋缘下第二肝门斜切面

（3）剑突下纵断面：正中线左侧约 1 cm 为经腹主动脉的纵断面，可显示肝左外叶纵断面、腹主动脉、肠系膜上动脉长轴（图 8-4）、胰体横断面、脾静脉和左肾静脉断面。正中线右侧为 1.5～2 cm，为经下腔静脉纵断面，可显示肝左内叶纵断面、下腔静脉长轴（图 8-5）。

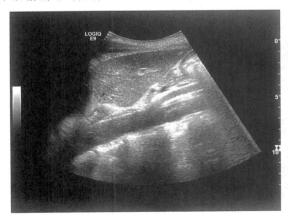

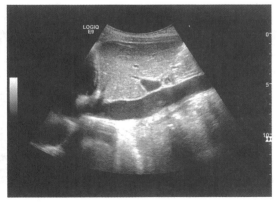

图 8-4 经腹主动脉肝左叶矢状切面　　　　　　图 8-5 经下腔静脉肝左叶矢状切面

（4）冠状面：显示肝右叶的冠状断面、下腔静脉肝段、膈肌上下病变及肝、肾关系。

2. 常用径线正常值

（1）肝右叶最大斜径：以肝右静脉和肝中静脉汇入下腔静脉的右肋缘下肝斜切面为标准测量切面（图 8-6）。正常参考值：成年人 12～14 cm。

（2）肝左叶厚度和长径：以通过腹主动脉的肝左叶矢状纵切面为标准面（图 8-4），向上尽可能显示膈肌。正常参考值：肝左叶厚径不超过 6 cm，肝左叶长径不超过 9 cm。

（3）门静脉及胆总管的宽度

①量标准切面：以右侧第 7 肋间斜断面（图 8 - 7）为标准测量切面，胆总管要求尽量显示其全长至胰头后方。

②量位置：门静脉测量要求在距第一肝门 1 ~ 2 cm 处测量其宽度，胆总管测量要求在其全长之最宽处测量。

③常参考值：门静脉主干宽度（内径）1.0 ~ 1.3 cm，胆总管宽度（内径）0.6 ~ 0.8 cm。

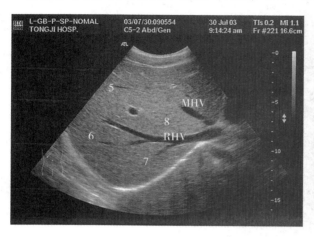

图 8 - 6　右肋缘下经第二肝门斜切面

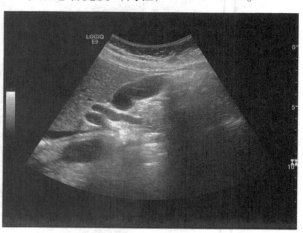

图 8 - 7　右侧第 7 肋间斜断面

（杨　培）

第二节　肝实质性占位性病变

一、原发性肝细胞癌

（一）声像图表现

1. 二维超声及彩色多普勒

（1）巨块型：单个结节直径一般在 10 cm 以上，周边可见卫星灶，肝轮廓局限性向外隆起，多呈高回声，呈分叶状，边缘多清晰，内部回声不均，周围大血管受压移位。肿块发生液化坏死时可见形态不规则的无回声区。CDFI 示肿块周边及内部可见滋养血管，血管走行异常、迂曲（图 8 - 8）。

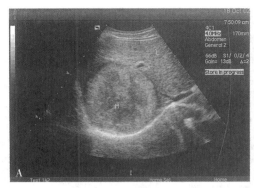
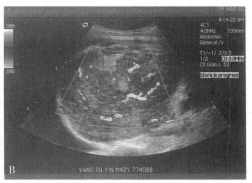

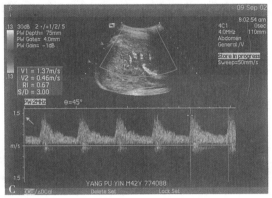

A. 二维超声，高回声、边界清；B. 彩色多普勒，内及周边血流信号丰富；C. 频谱多普勒，高速高阻

图8-8　原发性肝细胞癌（巨块型）

（2）结节型：可为单个结节或多个结节，大小不一，高回声、等回声及低回声结节均可见，高回声及等回声结节周边常伴声晕，低回声型后方回声可稍增强（图8-9）。CDFI示同巨块型（图8-10）。

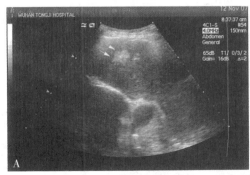
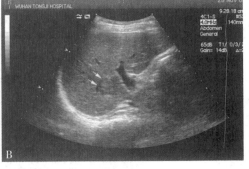

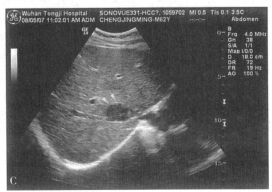

A. 高回声型；B. 等回声型；C. 低回声型

图8-9　原发性肝细胞癌（结节型）1

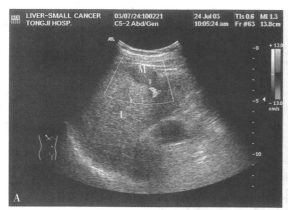 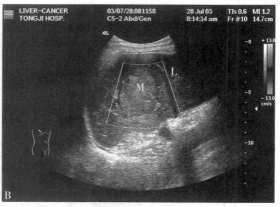

图 8 - 10　原发性肝细胞癌（结节型）2

（3）弥漫型：最少见，在肝硬化基础上发生，肝形态呈肝硬化表现，体积不缩小或增大，内可见弥漫分布的低回声结节，边界不清晰（图 8 - 11），常伴有门静脉、肝静脉或下腔静脉癌栓。CDFI 示肝内动脉血流信号增多、迂曲，癌栓处血流充盈缺损，动静脉瘘形成后门静脉内可见高速搏动的血流信号（图 8 - 12）。

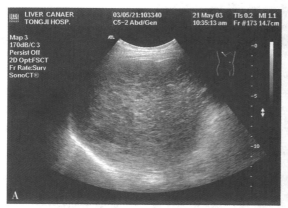 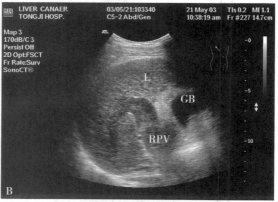

A. 肝内弥漫分布的边界不清的低回声结节；B. 门静脉癌栓

图 8 - 11　原发性肝细胞癌（弥漫型）1

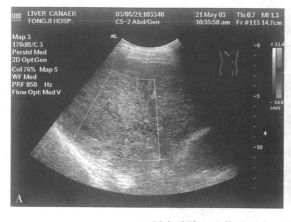 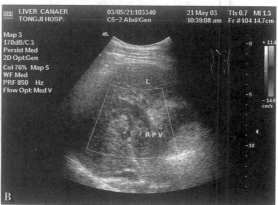

A. 肝内动脉血流信号增多；B. 门静脉癌栓处血流充盈缺损

图 8 - 12　原发性肝细胞癌（弥漫型）2

2. 超声造影　动脉相呈均匀或不均匀高增强，门脉相呈等增强或低增强，延迟相呈低增强，即典型的"快进快出"（图 8 - 13、图 8 - 14、图 8 - 15）。

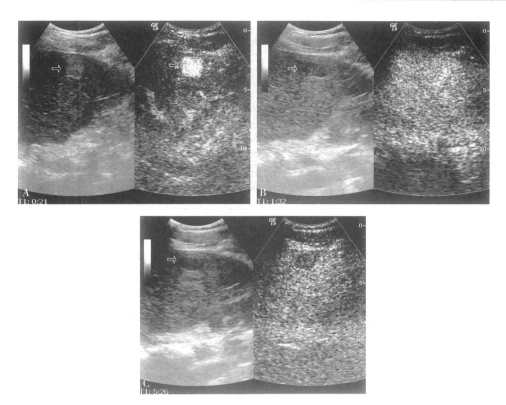

A. 动脉相，高增强；B. 门脉相，等增强；C. 延迟相，低增强

图 8 - 13　原发性肝细胞癌（超声造影）1

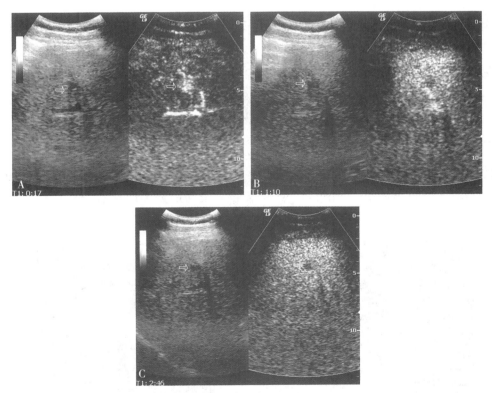

A. 动脉相，高增强；B. 门脉相，低增强；C. 延迟相，低增强

图 8 - 14　原发性肝细胞癌（超声造影）2

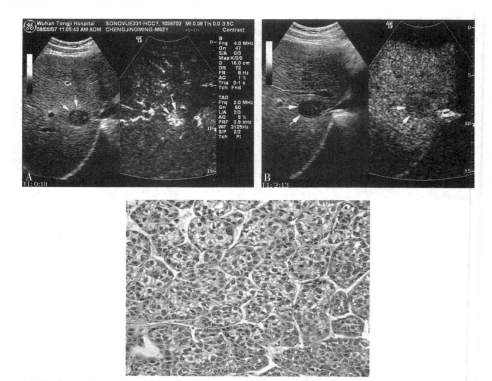

造影与病理对照。A. 动脉相，高增强；B. 延迟相，低增强；C. 病理，中分化肝细胞癌

图 8 - 15　原发性肝细胞癌（超声造影）3

（二）诊断注意点

肝内结节为直接征象，肝内血管及胆管受压移位，门静脉、肝静脉内癌栓，动静脉瘘形成为间接征象，对诊断肝癌有重要意义。极少数病灶造影表现不典型，门静脉相及延迟相呈等增强，即"快进慢出"。近膈区结节易漏诊，突出于肝表面的结节易与肝外占位混淆，通过呼吸可见结节与肝同步运动来鉴别。

二、肝胆管细胞癌

（一）声像图表现

1. 二维超声及彩色多普勒　早期肝形态无明显改变，结节可呈高回声、等回声及低回声，边界不清晰，大多无声晕，无胆管扩张。CDFI 示多为乏血供，多数内部无明显血流信号或有少许血流信号（图 8 - 16）。

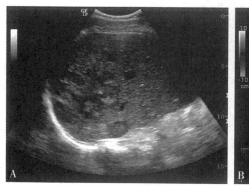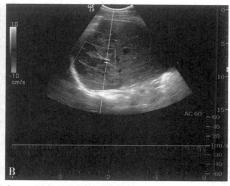

A. 边界不清晰的不均匀回声；B. 内见少许血流信号

图 8 - 16　肝胆管细胞癌 1

2. 超声造影 动脉相早期大部分表现为高增强，增强方式可以不同，可表现完全增强或病灶周边不规则环状增强，在门脉相晚期及延迟相表现为低增强（图 8 – 17）。

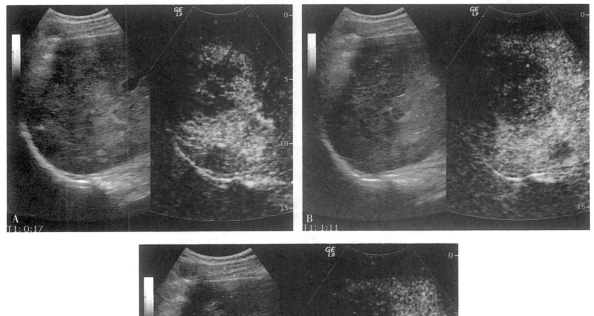

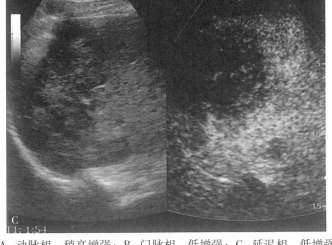

A. 动脉相，稍高增强；B. 门脉相，低增强；C. 延迟相，低增强

图 8 – 17　肝胆管细胞癌 2

（二）诊断注意点

肝门部可见肿大淋巴结，肝胆管细胞性肝癌通常不引起胆管扩张。

三、转移性肝癌

（一）声像图表现

1. 二维超声及彩色多普勒 肝内可见多个大小不一的结节，转移性结节回声表现与原发病灶相似，可呈强回声、高回声、等回声、低回声（图 8 – 18），部分转移结节可表现为牛眼征或靶环征。CDFI 示结节多为乏血供型，多数内部无明显血流信号。

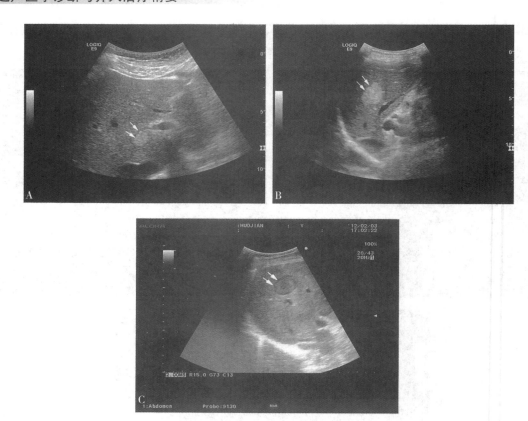

A、B. 高回声型；C. 低回声型

图 8 - 18　转移性肝癌 1

2. 超声造影　主要有两种表现：①动脉相周边强化，呈厚环状或"面包圈"样，内部无明显强化（图 8 - 19），门脉相及延迟相整体无增强，呈"黑洞征"。②与原发性肝细胞癌的造影表现相似，即"快进快出"（图 8 - 20）。

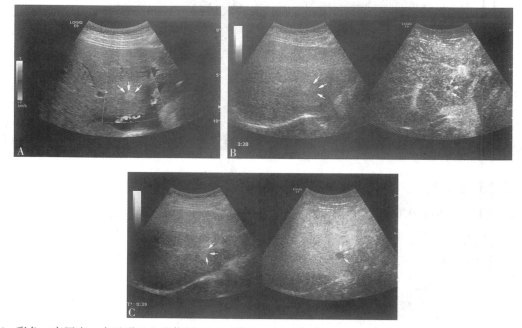

A. 彩色，高回声，内无明显血流信号；B. 动脉相，厚环状增强；C. 门脉相，低增强，呈"黑洞征"

图 8 - 19　转移性肝癌 2

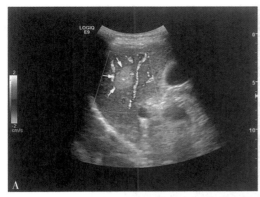
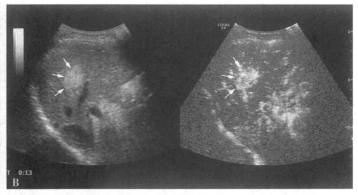
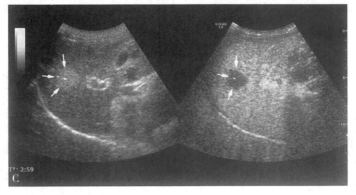

A. 彩色，高回声，内无明显血流信号；B. 动脉相，整体高增强；C. 延迟相，低增强

图 8 – 20　转移性肝癌 3

（二）诊断注意点

转移性肝癌声像图表现多样，与原发灶声像图表现相似。应对肿瘤患者肝内新近发现的囊实混合性病灶提高警惕。

四、肝内少见恶性肿瘤

（一）肝母细胞瘤

1. 声像图表现　少见，主要发生在婴幼儿，多为单个发生在右叶，体积巨大，呈卵圆形或分叶状，内部回声强弱不一，边界清晰。CDFI 示内部可见分枝状的动脉血流信号。

2. 诊断注意点　婴幼儿肝内巨大肿块应考虑肝母细胞瘤，肿瘤内部发现钙化灶可帮助诊断。

（二）类癌

1. 声像图表现　最常见于胃肠道，肝的类癌以转移性多见，原发性罕见，多为不均匀高回声内含多个不规则无回声，呈混合回声，边界清。CDFI 示实性部分内可见分枝状的动脉血流信号（图 8 – 21）。超声造影实性部分呈类似于原发性肝癌的表现，即为动脉相高增强，门脉相及延迟相低增强；囊性部分无造影剂填充（图 8 – 22）。

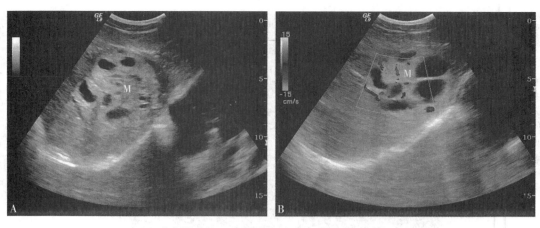

A. 囊实混合性；B. 彩色，实性部分内有血流信号

图 8 - 21　肝类癌 1

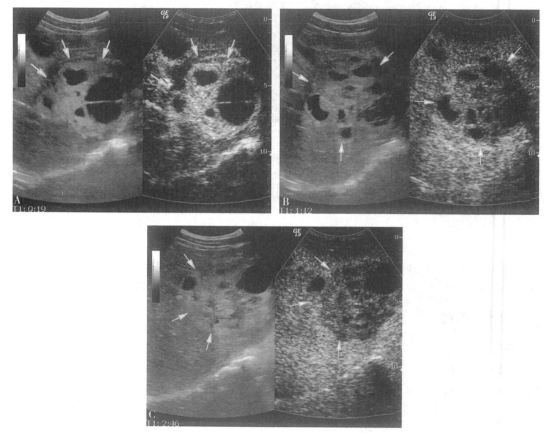

A. 动脉相，实性部分呈高增强，无回声区无增强；B. 门脉相，增强部分呈略低增强；C. 延迟相，增强部分呈低增强

图 8 - 22　肝类癌 2

2. 诊断注意点　与囊腺癌难以鉴别，结合胃肠道或其他部位的类癌病史可考虑本病。

五、肝血管瘤

（一）声像图表现

1. 二维超声及彩色多普勒

（1）毛细血管瘤：常较小，直径一般在 1 ~ 3 cm，多数呈高回声，边界清晰，内部回声呈网格状，少数呈低回声，与周围肝组织间有细线状高回声分隔（图 8 – 23）。CDFI 不较大血管瘤或低回声型血管瘤内可见血流信号。

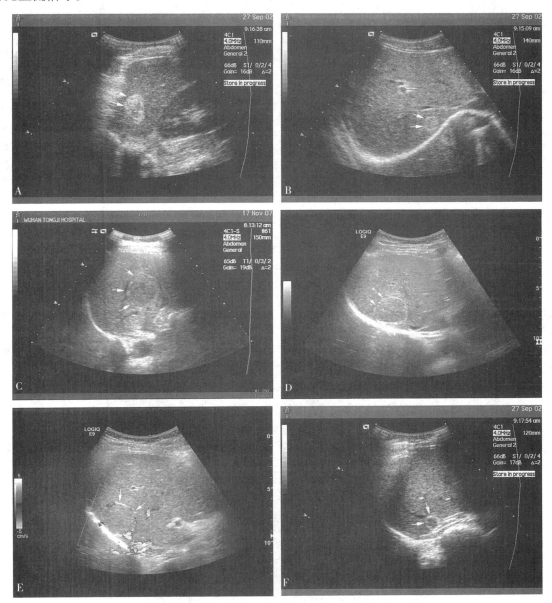

A、B. 高回声型；C、D、E. 等回声型；F. 低回声型

图 8 – 23　毛细血管瘤

（2）海绵状血管瘤：多为单发性，体积较大，形状不规则，与周围界限可不清晰，内部回声强弱不一，呈蜂窝状，内部可出现钙化及血栓，后方回声不增强。CDFI 示内部及周边可见短线状或分枝状血流信号（图 8 – 24）。

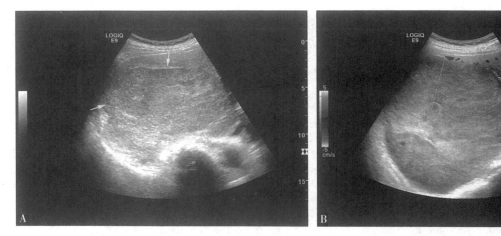

A. 二维：体积大，周边见细线状高回声分隔；B. 彩色：周边见条状血流信号

图 8 - 24　海绵状血管瘤声像图

2. 超声造影　动脉相周边强化，可呈环状高增强或结节状增强，继而，周边强化灶融合，向中央逐渐填充，门脉相及延迟相继续填充，填充完全呈高增强或等增强（图 8 - 25、图 8 - 26），或中央可有始终未增强区域（图 8 - 27）。

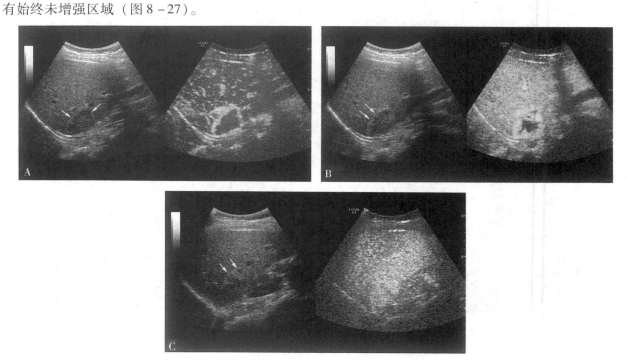

A. 动脉相，周边强化，呈环状高增强；B. 高增强，从周边向中央逐渐填充；C. 延迟相，填充完全，呈等增强

图 8 - 25　肝血管瘤造影声像图

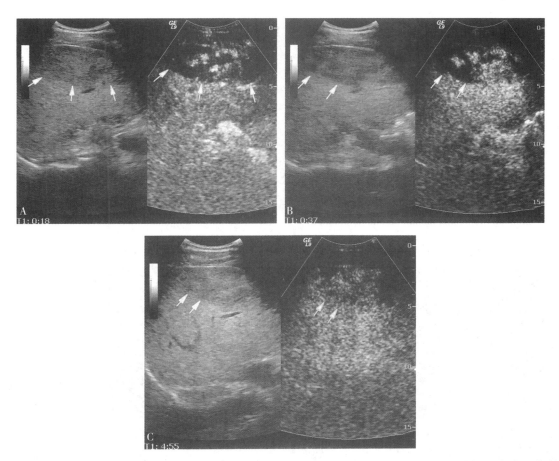

A. 动脉相：周边可见强化灶；B. 门脉相：周边强化灶融合，向中央逐渐填充；C. 延迟相：填充完全呈等增强

图 8 - 26　肝血管瘤造影声像图

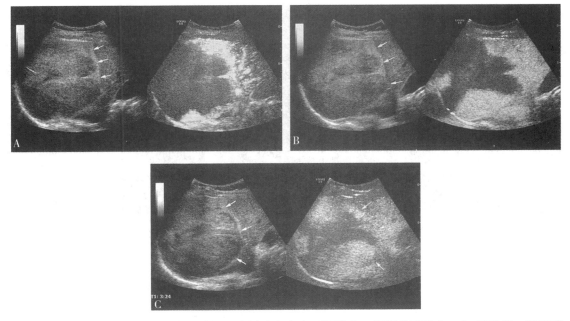

A. 动脉相：周边结节状强化；B. 门脉相：由周边向中央逐渐填充，增强范围扩大；C. 延迟相：继续填充，增强范围进一步扩大，中央有未填充区域

图 8 - 27　肝血管瘤声像图

（二）诊断注意点

小肝血管瘤有时不易与小肝癌鉴别，但血管瘤内部回声呈网格状，边缘可见线状高回声包膜可资鉴别。

六、肝局灶性结节性增生

（一）声像图表现

1. 二维超声及彩色多普勒　好发于近肝边缘处，单个或数个，可呈高回声、等回声及低回声，边界清晰或不清晰，少数内可见中心瘢痕。CDFI 不结节中心的离心性血流或放射状血流（图 8 - 28）。

2. 超声造影　动脉相早期自中央向周边呈放射状增强（图 8 - 29）。随即，病灶其他部位迅速均匀增强，门脉相及延迟相呈高增强或等增强，少数典型病例可见中央未增强的瘢痕组织（图 8 - 30）。

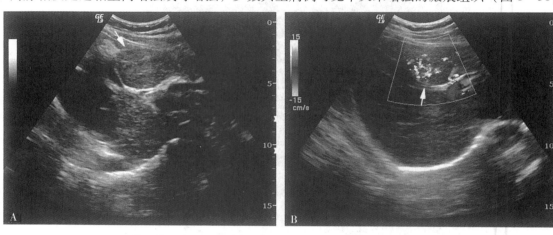

A. 二维：等回声，边界清晰；B. 彩色：结节内可见放射状血流信号

图 8 - 28　肝局灶性结节性增生 1

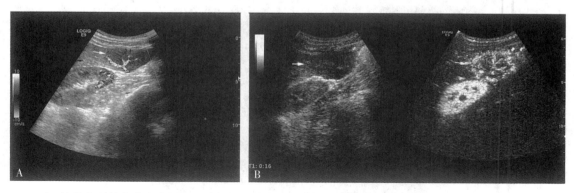

A. 结节内可见自中央向周边的放射状血流信号；B. 动脉相早期自中央向周边呈放射状高增强

图 8 - 29　肝局灶性结节性增生

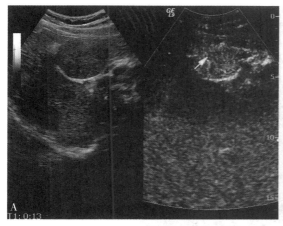
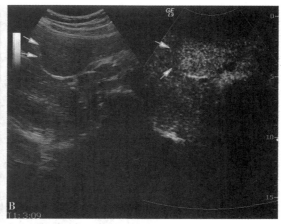
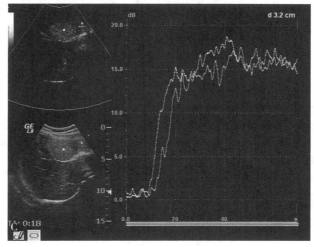

A. 动脉相：放射状增强，中央可见未增强的瘢痕区域；B. 延迟相：等增强；C. TIC 曲线：病灶与周围正常肝组织的增强基本同步

图 8 - 30 肝局灶性结节性增生

（二）诊断注意点

二维图像无特征性，发现结节中心的离心性血流或放射状血流可提高诊断率。

七、肝腺瘤

（一）声像图表现

1. 二维超声及彩色多普勒 较少见，多见于女性，可能与长期服用雌激素有关，常为单个，以肝右叶居多，以低回声居多，边界清晰，内部回声多较均匀，后方回声无增强（图 8 - 31）。CDFI 示内可见血流信号。

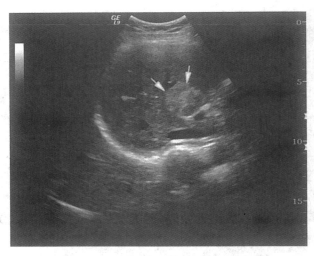

图8-31　肝腺瘤

2. 超声造影　缺乏特异性，一般情况下表现为动脉相整体高增强、门脉相等增强、延迟相等增强或低增强（图8-32），部分内可见无增强区。

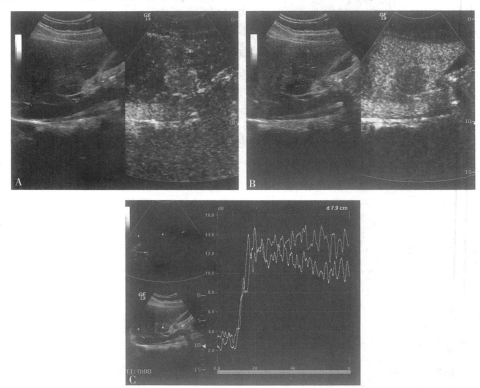

A. 动脉相：快速增强；B. 门脉相早期：低增强；C. TIC曲线：病灶增强消退较周围正常的肝组织快

图8-32　肝腺瘤

（二）诊断注意点

肝腺瘤不易与肝局灶性结节性增生及肝癌鉴别。肝腺瘤内很少出现扭曲的中央滋养动脉，因而在动脉相病灶内不会出现放射状增强，可与典型的肝局灶性结节性增生鉴别。当肝腺瘤延迟相呈低增强时与肝癌难以鉴别，必要时需行肝穿刺组织学活检鉴别。

八、肝错构瘤

（一）声像图表现

1. 二维超声及彩色多普勒　罕见，发生于婴幼儿，肿块体积大，界限清晰，病变呈中至高回声，常为多个高回声融合成片，间有多个圆形无回声区，边缘光滑，界限清楚，包膜回声不明显（图 8 - 33）。

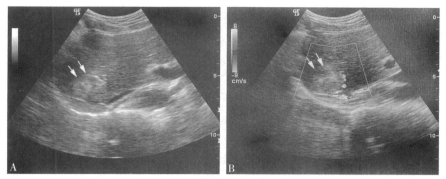

图 8 - 33　肝错构瘤二维及彩色声像图

2. 超声造影　表现为一般良性结节的特点，即动脉相出现高增强，门脉相及延迟相为等增强（图 8 - 34）。

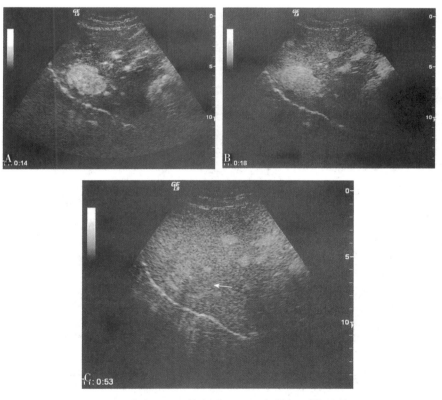

A、B. 动脉相：整体高增强；C. 门脉相：等增强

图 8 - 34　肝错构瘤造影声像图

（二）诊断注意点

需与肝母细胞瘤鉴别，肝母细胞瘤为恶性，肝错构瘤为良性。肝母细胞瘤多为均质实质回声可伴钙化，肝错构瘤内可见多个囊性病灶。

九、肝结核

（一）声像图表现

肝形态、轮廓无明显改变或轻度肿大，病变较小时呈分布较均匀的低回声，病变较大时常呈不均匀强回声，境界清晰，轮廓不规则或分叶状。当病灶内有干酪样坏死时，可出现低回声或无回声区，病灶内可出现钙化。

（二）诊断注意点

常需结合临床及其他检查进行考虑，病灶的形状、大小及回声短期内均可改变，钙化的强回声伴声影可帮助诊断。

（杨　培）

第三节　肝囊性占位性病变

一、单纯性肝囊肿

（一）声像图表现

圆形或卵圆形无回声区，边界清晰，囊壁薄，可见侧方声影及后方回声增强效应。CDFI 不囊肿内无血流信号（图 8 − 35）。

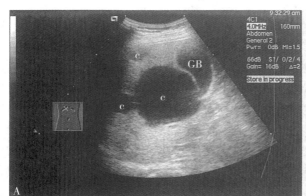
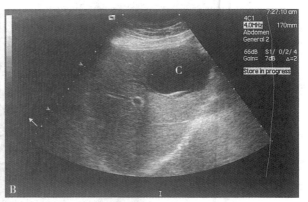
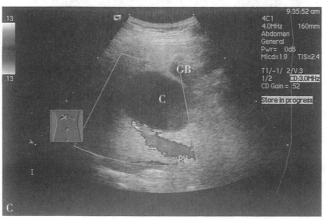

图 8 − 35　单纯性肝囊肿

（二）诊断注意点

囊肿合并感染或出血时，囊内可呈低回声或可见光点回声，需与实质性病变及肝脓肿相鉴别。

二、多囊肝

（一）声像图表现

肝体积增大，形态失常，内布满无数大小不一、紧密相连的无回声区，囊肿间隔薄。CDFI 示囊肿内无血流信号（图 8 - 36）。

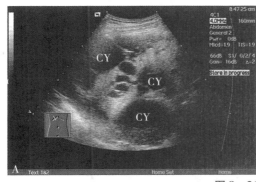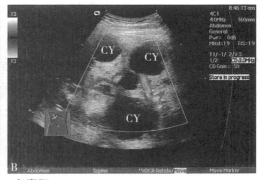

图 8 - 36　多囊肝

（二）诊断注意点

多囊肝需同时检查肾、胰、脾有无多囊病变，多囊肝及多囊肾体积巨大时需鉴别。

三、肝脓肿

（一）声像图表现

1. 二维超声及彩色多普勒　肝脓肿声像图表现呈动态改变，与脓肿的液化程度有关。①病程初期，病变区呈分布不均匀的等回声或低回声，边界欠清晰（图 8 - 37）。②脓肿液化后可见厚壁无回声区，边界不清晰，无回声区内可见密集的光点回声，快速深呼吸或改变体位后可见光点漂浮现象，有时可见分层现象（图 8 - 38）。③恢复期脓肿逐渐缩小消失。CDFI 示未液化区内可见血流信号，液化区内无血流信号。

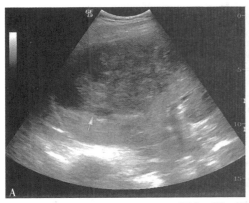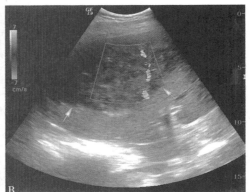

图 8 - 37　肝脓肿病程初期

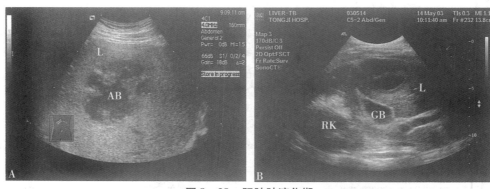

图 8 - 38　肝脓肿液化期

2. 造影声像图　动脉相可见环状高增强，内部分隔亦增强，似网格状，门脉相时，环状增强与分隔呈高增强或等增强，至延迟相，环状增强与分隔呈等增强，无回声区始终无增强（图 8 - 39）。

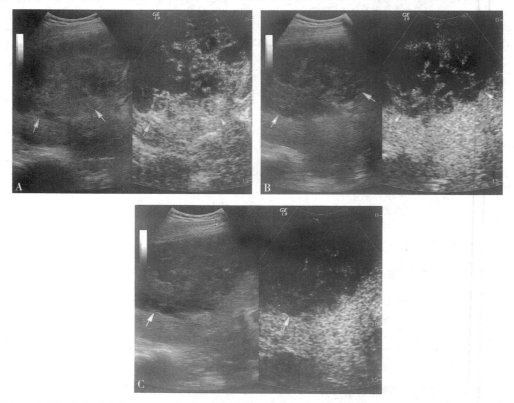

A. 动脉相：内见网格状或蜂窝状增强，边界不清；B. 门脉相：增强区域增强逐渐减退；C. 延迟相：呈等增强

图 8 - 39　肝脓肿造影声像图

（二）诊断注意点

脓肿未液化时需与肿瘤性病变相鉴别，可通过临床表现及动态观察鉴别或穿刺活检抽脓鉴别。液化期需与单纯性囊肿内出血及感染相鉴别。单纯性囊肿壁薄，边界清；而脓肿壁厚，边界不清晰。细菌性肝脓肿与阿米巴性肝脓肿的鉴别见表 8 - 1。

表 8－1　　细菌性肝脓肿与阿米巴性肝脓肿的鉴别

	细菌性肝脓肿	阿米巴性肝脓肿
起病	起病多较急，高热，肝区疼痛	起病多较缓和，有阿米巴痢疾病史
肝形态	弥漫性肿大	肝大，或有局限性隆起
脓肿数	多个，单个者容积可很大	单个多见，多位于肝右叶
壁回声	壁不明显，周边回声强	壁厚，内壁呈虫蚀状
内部回声	无回声或较粗大光点	无回声伴细小光点
后壁后方回声	增强	增强
周邻关系	膈肌活动受限	膈肌活动受限，右侧胸腔积液

四、肝包虫病

（一）声像图表现

囊壁光滑完整，呈双层，囊内可见细小光点，活动后呈落雪征；有的囊肿内可见大小不一，数目不等的小囊肿，呈囊中囊征象；囊肿内壁损伤时可出现内壁塌陷、卷曲；有的囊壁呈蛋壳样钙化，囊内亦可呈点状、斑片状强回声；有的囊壁增厚，囊液吸收成干酪样，囊内呈杂乱强光斑回声。

（二）诊断注意点

主要需与单纯性囊肿和多囊肝鉴别，肝包虫囊肿囊壁厚，呈双层，囊内回声多样。

五、膈下脓肿

（一）声像图表现

膈肌与肝表面之间可见无回声区，内可见密集光点回声（图 8－40），其宽度与脓液多少相关，光点的多少与脓液的稠度相关。脓肿破溃入胸腔或刺激胸膜可见胸腔积液。

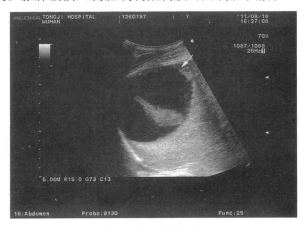

图 8－40　膈下脓肿

（二）诊断注意点

膈下区可被分成多个区域，脓液量少时可明确定位，大量积脓时各间隙可融合成一大片而难以分区定位。

（杨　培）

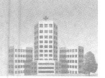

第九章 胆管超声

第一节　胆管系统超声扫查技术

1. 为了保证胆囊、胆管内有足够的胆汁充盈，并减少胃肠内容物和气体的干扰，在超声检查前，须禁止使用影响胆囊收缩的药物，并须禁食8小时以上。通常在检查前一天晚餐后开始禁食，次日上午空腹进行检查。

2. 腹胀严重者，可在检查前1~2天服用消导理气中药或者口服消胀药物，如口服二甲硅油片，每天1~2g，每日3次，对消除肠道气体有明显作用，然后再行超声检查。若有肠内容物干扰时，可在灌肠后施行超声检查。

3. 在超声检查前两天，避免行胃肠钡剂和胆管X线造影检查。若患者急需胃肠钡剂和胆管造影检查，应安排在超声检查以后进行，因钡剂或造影剂可能干扰超声检查。胆囊、胆管和胃肠道内如有钡剂的残存，会影响胆囊的超声显示，且可能引起误诊。

4. 观察胆囊收缩功能和胆管通畅程度，应准备好脂餐试验。试验方法：患者空腹时实行超声检查胆囊部位、大小并记录，然后嘱患者高脂肪、高蛋白饮食（油煎鸡蛋2个），食后30分钟，1小时，2小时各检查1次，分别测量胆囊的大小并记录供对照。若患者不能高脂肪、高蛋白饮食，可口服50%硫酸镁30 mL代替。

二、判定标准

1. **胆囊收缩功能良好**　餐后2小时内胆囊排空或缩小>2/3者，属正常。

2. **胆囊收缩功能较差**　餐后2小时内胆囊收缩<1/2者，属可疑。

3. **胆囊收缩功能差**　餐后2小时内胆囊收缩<1/3者，属不正常。

4. **胆囊无收缩功能**　餐后2小时，胆囊大小同空腹，若空腹胆囊<正常大小，多提示有重度病变而失去功能，若胆囊增大，则表示胆囊以下有梗阻。不伴黄疸者，梗阻部位在胆囊颈或胆囊管。

5. 小儿或不合作者，可给予催眠药后在睡眠状态下行超声检查。

三、检查体位

1. 仰卧位 为常规检查体位，检查时，患者平静呼吸，腹部放松，两手平放或置于头部，暴露上腹部，做超声各种方法扫查，亦可进行肋间斜断面扫查。

2. 左侧卧位 患者向左侧卧45°左右，使肝和胆囊向左下移位，可提高胆囊和肝外胆管中下段病变的超声显示率，同时可减少胃肠气体干扰，有利于胆囊颈部结石及结石移动的观察。

3. 半坐位 常用于特别肥胖的患者或高位胆囊，主要是观察胆囊结石移动情况。

四、超声扫查技术

1. 右肋缘下纵断面 探头置于右肋缘下，与肋弓基本呈垂直，让患者适当深吸气时，左右侧动探头，可以显示较完整的胆囊长轴断面。以此断面为基准，做胆囊的纵断面和横断面扫查，可显示胆囊内部结构及其周围组织关系（图9-1）。

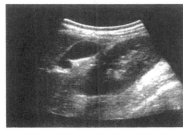
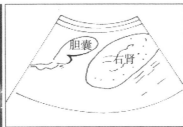
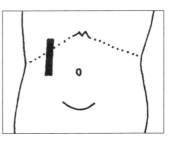

图9-1 右肋缘下纵断面扫查

2. 右肋缘下斜断面 探头置于右肋缘下，并与右肋缘平行或呈一定角度，此断面可显示门静脉的左、右、矢状部。根据前述胆管走行的特点，可显示伴行的肝左管和肝右管（图9-2）。

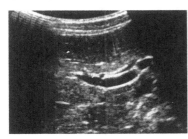
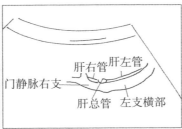
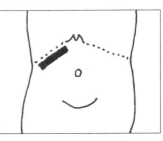

图9-2 右肋缘下斜断面扫查

3. 右肋间隙斜断面 探头置于第6～9肋间扫查，可显示右前叶和肝后叶内胆管及肝总管的纵断面，同时可清晰显示胆囊结构，特别是对肥胖患者非常有效（图9-3）。

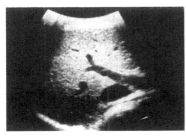
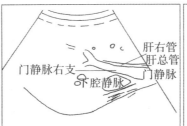
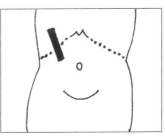

图9-3 右肋间隙斜断面扫查

4. 剑突下横断面 探头置于剑突下稍偏右，声束指向膈顶，嘱患者深呼吸，可显示门静脉左支构成的"工"字形或肝左管（图9-4）。

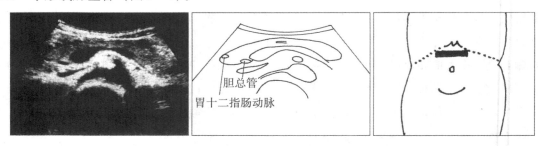

胆总管

胃十二指肠动脉

图9-4 剑突下横断面扫查

（苏　昕）

第二节　正常胆管系统声像图

一、正常胆囊声像图

正常胆囊的纵断面呈梨形、长茄形或椭圆形，胆囊轮廓清晰，囊壁线明亮，曲线光滑整齐，胆囊腔内呈无回声暗区。后壁回声增强，显示典型的囊性结构。

正常胆囊超声测值：正常胆囊长径一般不超过7 cm，前后径不超过4 cm，胆囊壁厚度一般不超过3 mm（图9-5）。

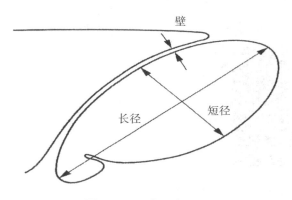

壁

长径　　短径

图9-5 正常胆囊测量

二、正常胆管声像图

胆总管的探查，一般采用肋下斜切面、剑突下纵切面、肋间斜切面及上腹部横切面等扫查方法。胆总管的探查，常以胆囊、门静脉主干或胰头等组织作为声像图的解剖标志。

超声检查不易发现胆囊管与肝总管的汇合口，因此不再严格区分肝总管与胆总管，统称为肝外胆管。

超声显像将肝外胆管分为上下两段，上段相当于肝总管和胆总管的十二指肠上段。自肝门发出后与门静脉伴行，超声检查中易显示，其图像表现为位于门静脉前壁的管道，与门静脉平行形成双管结构，其直径小于或等于门静脉的1/3，内径小于5 mm，其间可见肝动脉左支的圆形横切面。

肝外胆管下段与下腔静脉伴行并向胰头背外侧延伸，由于胃肠气体强回声干扰，超声检查时，不易显示，可采用饮水法或口服超声显像剂，或者口服二甲硅油片等充盈胃腔、十二指肠等方法，可提高显示率。

正常肝外胆管超声测值如下。

1. 正常成人肝外胆管内径为 4~7 mm，超过 8 mm，可提示轻度扩张，若大于 9 mm，有临床诊断意义（图 9-6）。

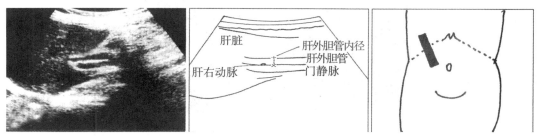

图 9-6　正常肝外胆管内径测量

2. 12 岁以下小儿肝外胆管内径为 2~3 mm，一般不超过 4 mm。

（苏　昕）

第三节　胆石症

胆石症是指因胆管系统结石所形成的一系列临床病理改变。任何人群均可发生。我国一组 8 585 人的流行病调查中，胆囊结石的发病率为 24.3%，肝外胆管结石的发病率为 46.5%，肝内胆管结石的发病率为 29.0%。胆囊结石和肝外胆管结石发病高峰年龄是 51~60 岁，肝内胆管结石发病高峰年龄为 31~40 岁。肝内胆管结石在胆系结石中病死率最高，为 4.2%。

胆石的成因较复杂，胆汁成分的改变、寄生虫感染、细菌感染、代谢障碍、溶血性贫血等原因均可形成胆石。

一、胆囊结石

胆囊结石是最常见的胆囊疾病，好发于中年肥胖女性。胆囊结石中以胆固醇结石和混合性结石多见。由于结石对胆囊壁的刺激，易合并胆囊炎，最终导致胆囊缩小，胆囊壁增厚。胆囊结石合并胆囊癌发生率较高。

根据胆石成分的不同，可将胆石分为以下几种类型：①胆固醇结石。②胆色素结石。③混合性结石，主要由胆固醇、胆色素、钙盐、蛋白、金属离子等成分构成。④其他结石，碳酸钙结石、瓷瓶胆囊为少见结石，胆囊壁胆固醇沉着症也被部分学者归为胆结石。

胆囊结石常引起急性和慢性胆囊炎，其临床表现不同。急性结石性胆囊炎表现为有季肋部疼痛，向右肩部放射。早期发热和中性粒细胞升高不明显，恶心多，呕吐少。后期 Murphy 症阳性，右上腹有明显的腹紧张、压痛、反跳痛，呼吸受限。慢性结石性胆囊炎主要表现为右上腹不适、隐痛、饱胀感、嗳气，食用油脂较多的食物后，以上症状会加剧。

（一）超声表现

1. 典型声像图　胆囊腔内出现强回声团块，团块后方伴有声影，团块可随体位变化在囊腔内移动（图 9-7）。

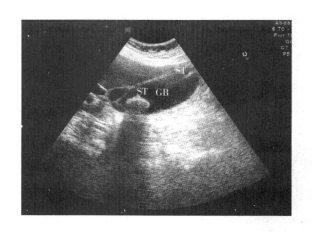

图 9 - 7　典型胆囊结石

2. 非典型声像图　充满型胆结石表现为"WES"（wall - echo - shadow）征：W 为胆囊壁高回声，E 为结石强回声，S 为声影。在胆囊壁高回声和结石强回声间可见一线状低回声，可能为残存的胆汁。泥沙状胆结石表现为胆囊腔内出现黏稠的细小回声光带，随体位移动而在胆囊壁上移动，其形态常因移动而发生变化，常可见弱声影，有时声影不明显（图 9 - 8）。直径小于 3 mm 的松软的结石，其后方往往不伴有声影，可根据体位改变是否移动进行诊断。当结石嵌于胆囊颈部或哈氏囊时，往往引起胆囊积液（图 9 - 9），压迫肝总管引起肝总管部分或完全梗阻时，进而产生胆汁性肝硬化时，称为 Mirizzi 综合征。胆囊壁罗 - 阿窦内结石时，壁内可见单个或多个强回声，后方伴"彗星尾"征。

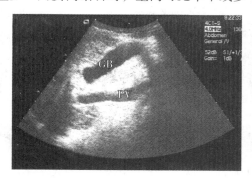

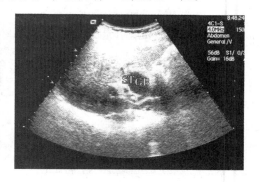

图 9 - 8　泥沙状胆结石　　　　　　图 9 - 9　胆囊颈部结石嵌顿

（二）诊断要点

胆囊腔内强回声团块，可随体位改变移动，后方伴有声影。

（三）鉴别诊断

1. 十二指肠气体　胆囊体部与十二指肠紧邻，十二指肠气体回声常常被初学者误诊为胆囊结石，可多切面进行扫查之后观察回声是否在胆囊腔内，如还不能鉴别，可保持强回声团块的切面，仔细观察团块形态是否发生变化，十二指肠蠕动时会造成肠腔气体大小的变化。必要时可嘱咐患者饮水 200 mL，团块中如可见液性回声通过，则为十二指肠气体。

2. 胆囊内胆泥、组织碎屑、脓性团块、息肉等　长期禁食患者，胆汁瘀滞，可形成胆泥。胆泥为均匀稍低回声，形态可随体位变化，有时胆泥可合并结石。急性化脓性胆囊炎时，胆囊内坏死组织碎屑、脓性分泌物等可形成团块状回声，但其透声性较结石好。胆囊内隆起样病变与结石不同的是不随体位移动并与胆囊壁相连。

（四）临床评估

目前，超声是公认的诊断胆结石的首选方法。超声对胆囊结石诊断敏感性达 97% ~ 100%，与 MRI 相近（97.7%），特异性达 93.6% ~ 100%，准确性 90.8% ~ 93%。超声在确定结石数目和大小方面优于 CT，对含钙结石的敏感性方面低于 CT。对于过度肥胖或肠气干扰严重的患者，可进行多切面、多体位、多重复检查。

二、胆管结石

胆管结石较为常见，根据来源分为原发性结石和继发性结石，根据部位分为肝外胆管结石和肝内胆管结石，可引起胆管壁炎症，出现充血、水肿、增生和纤维化，导致胆管壁增厚。结石嵌顿可造成胆管完全性梗阻。

肝内胆管结石患者疼痛不明显，而常表现为周期性发热寒战，黄疸往往不明显。胆总管结石常出现胆管阻塞三联症，即右上腹疼痛、发热寒战、黄疸，如发生急性阻塞性化脓性胆管炎时，还可出现休克和精神异常症状。

（一）超声表现

1. 肝外胆管结石　胆管腔内见伴有声影的强回声团块，部分可呈中等回声或低回声，边界清晰，与胆管壁之间可见分界（图9-10）。胆管近端可见不同程度的扩张，胆管壁稍增厚。有时改变体位可见强回声团块移动。

2. 肝内胆管结石　肝内可见与门静脉伴行的，沿胆管分布的斑片状或条索状强回声，后方伴声影，结石常造成局限性胆汁淤积，使结石近端的胆管局限性扩张（图9-11），与门静脉呈平行管征。

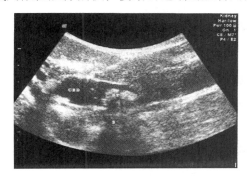
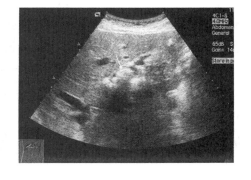

图9-10　肝外胆管结石　　　　　　　　图9-11　肝内胆管结石

（二）诊断要点

肝外胆管内强回声团块，后方伴声影，近端胆管扩张。肝内沿胆管分布的斑片状或条索状强回声，后方伴声影，近端胆管扩张。

（三）鉴别诊断

1. 胆管积气　胆肠吻合术后，胆管积气，常可见沿胆管分布的条索状强回声，仔细观察该强回声，可随呼吸出现闪烁运动，后方伴"彗星尾"征，无胆管扩张。

2. 正常肝圆韧带　肝左叶内强回声结构，后方伴声影，转动探头，显示为起自矢状部向前方延伸至肝包膜处的带状强回声结构。

3. 肝内钙化灶　为肝内强回声光点，不伴有胆管扩张。

（四）临床评估

超声是胆管结石首先的检查方法，但肝外胆管结石诊断较胆囊结石困难，且检出率较肝内胆管结石低。其原因是胃肠气体干扰及胆汁对比条件差等。临床上对高度怀疑胆管结石而又未能显示结石的患者，采用脂餐法、饮水法或胸膝位法，可提高肝外胆管结石检出率。

（王志恒）

第四节 急性胆囊炎

急性胆囊炎是指细菌感染胆囊而发生急性炎症改变的疾病。多由胆囊结石梗阻引起，也可为非结石性急性胆囊炎。

临床表现主要有右上腹疼痛，持续性加重，向右肩和右腰背部放射，伴有恶心、呕吐。结石性急性胆囊炎主要表现为胆绞痛，非结石性胆囊炎主要以右上腹持续性疼痛为主。单纯性胆囊炎症状较轻，疼痛局限于胆囊区。化脓性胆囊炎呈剧痛，有尖锐刺痛感，疼痛范围大，病变常累及胆囊周围组织甚至累及腹膜，引起腹膜炎。疼痛阵发性加剧时，患者常有吸气性抑制。随着疼痛的加剧，轻者表现为畏寒、发热，重者表现为寒战、高热。多数患者出现 Murphy 征阳性，即右肋下胆囊区深压痛与触压时深呼吸受限。

一、超声表现

1. 急性单纯性胆囊炎 胆囊轻度增大，胆囊壁轻度增厚，胆囊腔饱满，有时可见细小的炎性渗出光点。无特异性声像图改变，应密切结合临床表现进行诊断。

2. 急性化脓性胆囊炎 胆囊肿大，胆囊壁弥漫性增厚，厚度多大于 5 mm，多呈向心型，部分呈偏心型，胆囊壁水肿常呈"双壁"征，部分病例壁回声可增厚减弱。胆囊壁各层界限模糊，浆膜层和黏膜层回声增强。囊腔内常可见细点状、斑块状低回声团块，为炎性渗出物、坏死组织和淤积的胆汁混合而成（图 9-12）。大部分患者胆囊腔内可见到结石强回声，尤其在胆囊颈部常可见嵌顿的结石。胆囊"墨菲"征阳性。

3. 急性坏疽性胆囊炎 在急性化脓性胆囊炎特征基础上，胆囊壁明显增厚，且厚薄不均，回声杂乱，强弱不等并呈多层低回声带（图 9-13）。气性坏疽时，可见胆囊腔内气体强回声。

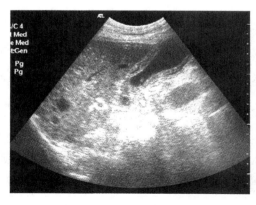

图 9-12 急性化脓性胆囊炎

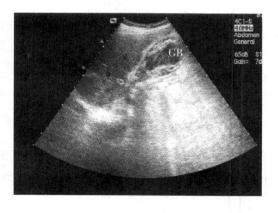

图 9-13 急性坏疽性胆囊炎

4. 常见并发症 胆囊穿孔是急性胆囊炎常见的并发症，常并发于急性坏疽性胆囊炎。穿孔部位的胆囊壁连续性中断。穿孔部位和程度不同可形成不同的超声表现。如穿孔部位发生在胆囊床部位，常形成胆囊周围脓肿，胆囊周围出现边界不清的无回声暗区，暗区内可见大量的细小光点漂浮（图 9 - 14），如穿孔部位位于胆囊底部时，多形成局限性腹膜炎，表现为局限性包裹性无回声暗区，暗区内可见不均匀的光点或强弱不等回声。严重时形成弥漫性腹膜炎，表现为腹膜增厚，回声强弱不等，分布不均匀，腹腔可见范围不一的积液。胆囊出血也是常见并发症之一，表现为胆囊腔内见细小低回声光点，或凝聚成后方无声影、可随体位改变移动的团块。

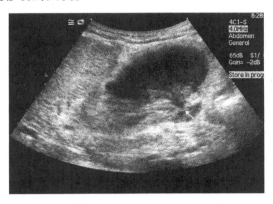

图 9 - 14　胆囊穿孔

二、诊断要点

　　胆囊肿大，胆囊"墨菲"征阳性；胆囊壁弥漫性增厚，呈"双壁"征；囊腔内强回声结石，或细点状回声，胆囊周围无回声区。

三、鉴别诊断

　　1. 胆囊增大　如因胆管梗阻引起的胆囊体积增大，胆囊壁薄而光滑，压痛不明显，常可发现造成胆管梗阻的原因。

　　2. 胆囊壁增厚　餐后、急性肝炎、肝硬化、右心衰竭、腹腔积液等均可引起胆囊壁增厚，呈双边，应结合临床进行鉴别。慢性胆囊炎和胆囊腺肌症的胆囊壁增厚，胆囊不肿大，胆囊"墨菲"征阴性。

四、临床评估

　　超声能根据胆囊腔的大小、壁的变化、囊腔内的回声和胆囊周围回声的变化，不仅能迅速对急性胆囊炎进行诊断，而且可以对其引起的并发症进行诊断，是临床急诊急性胆囊炎首选的影像学诊断方法。

（王志恒）

第五节　急性化脓性胆管炎

　　急性化脓性胆管炎是指在胆管发生的化脓性胆管炎症。该病发病急，病势凶险。国内报道该病死亡率为 4.5% ~43.5%，国外报道死亡率为 20% ~87.5%。

　　临床上主要包括急性胆管系统感染、急性中毒性休克和急性中毒性中枢神经系统损害等方面的症状。主要表现为 Revnold 五联症，即腹痛、畏寒发热、黄疸、休克、意识障碍等。

一、超声表现

肝外胆管明显扩张，管壁增厚，回声增强。管腔内可见细密点状或絮状回声，并可见低回声或中等不定形物。胆管内常可见结石或胆管蛔虫回声。胆囊明显增大，肝内胆管扩张。产气杆菌感染时，胆管内可见气体强回声。

二、诊断要点

胆管扩张，壁增厚模糊，管腔内可见细密点状回声、临床有急性胆管感染症状。

三、鉴别诊断

1. 硬化性胆管炎 表现以胆管壁明显增厚，回声增强，管腔多狭窄为特征。

2. 胆管结石急性梗阻 两种疾病均可见胆管扩张，并常有结石同声。但急性梗阻性化脓性胆管炎临床感染症状明显，而胆管结石急性梗阻虽发病急骤，但无急性感染症状。

四、临床评估

超声检查能对大部分急性梗阻性化脓性胆管炎迅速、准确进行诊断，能将其与其他急腹症进行鉴别，是一种有效的诊断急性梗阻性化脓性胆管炎的影像学方法。

（杨震华）

第六节　胆囊癌

胆囊癌是指发生于胆囊上皮的恶性肿瘤。胆囊癌比较少见，仅占恶性肿瘤的 0.3% ~6%。我国对全国 3 922 例胆囊癌患者临床流行病调查结果显示，胆囊癌发病率占胆管疾病的 0.4% ~3.8%，合并胆囊结石的占 49.7%，男女比为 1 ∶1.98，发病高峰年龄为 60 ~70 岁。胆囊癌的病因不明，与胆结石、瓷器胆囊、胰胆管异常连接和慢性特异性肠道炎症等有关。60% 发生于胆囊底，30% 发生于胆囊体，10% 发生于胆囊颈。

胆囊癌无特殊的临床表现。临床表现酷似胆囊炎，还可表现为黄疸。消化道主要表现为上腹部胀气不适、食欲不振、恶心呕吐，进行性消瘦。触诊时在右上腹胆囊区可触及肿块，肿块质地坚硬、结节状、表面不光滑。晚期可出现腹腔积液。

一、超声表现

胆囊癌的二维灰阶声像图可分为 4 种类型。

1. 隆起型 好发于胆囊颈部，可单发或多发。超声可见向腔内突出的中等回声或低回声团块，呈乳头状、蕈伞状或结节状，基底较宽，表面不平整，胆囊壁回声中断。病灶体积一般较小，大小 1 ~2.5 cm。常合并多发结石时，应仔细扫查，以免漏诊。

2. 厚壁型 胆囊壁呈弥漫性或局限性增厚，病灶多呈低回声，以颈部和底部多见，黏膜线不平整，回声中断。应与慢性萎缩性胆囊炎和胆囊腺肌症相鉴别。

3. 混合型　该型较多见。胆囊壁呈局限性或弥漫性增厚，伴向囊腔内突出结节状或蕈伞状低回声或中等回声团块。

4. 实块型　胆囊体积增大，胆汁液区基本消失，代之以实性低回声的肿块，边缘不规则，内部回声不均匀、杂乱，其内常可见结石强回声或不均匀的斑点状强回声。该型常侵犯肝脏及胆囊周围组织，而使肿块与受侵犯的组织界限不清（图 9 - 15）。

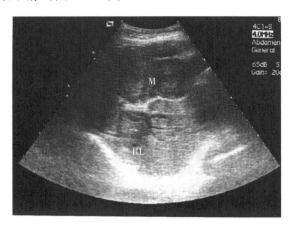

图 9 - 15　实块型胆囊癌

彩色多普勒超声显示病变基底和内部有较丰富的血流信号；频谱多普勒显示为动脉血流，多呈高速高阻型。有研究显示超声造影病变区动脉相呈高增强，消退早于肝实质。

二、诊断要点

胆囊内实性团块回声或胆囊壁局限性或弥漫性增厚，表面不平整，胆囊壁回声中断，病变内部有动脉血流信号。

三、鉴别诊断

1. 胆囊腔内血凝块、黏稠脓液　胆汁声像图呈实性改变时，与胆囊癌鉴别困难；但仔细观察胆囊轮廓光整，外壁光滑连续，CDFI 内无血流信号。

2. 慢性胆囊炎、胆囊腺肌症　胆囊腺肌症表现为胆囊壁增厚，壁内可见小囊状结构，壁内强光点伴"彗星尾"征；慢性胆囊炎囊壁连续无中断。CDFI 显示内部均无明显血流信号。厚壁型胆囊癌壁呈不规则局限性或弥漫性增厚，壁内一般无小囊状回声。

四、临床评估

超声能实时显示胆囊癌的部位、范围及其向周围组织侵犯情况，是临床公认的诊断胆囊癌的首选检查方法。胆囊癌是胆管系统常见的恶性肿瘤，恶性程度较高，预后较差，早期诊治极为重要。因此对于年龄 50 岁以上，胆囊内大于 10 mm 的隆起性病变，并伴有结石和局部胆囊壁增厚的患者，应严密超声监测，对早期诊断有重要价值。胆囊癌进行 X 线胆囊造影时，多不显影。CT 能较清晰地显示胆囊癌组织的图像，能为判断胆囊癌的浸润及扩散情况提供有价值的信息。MRI 诊断胆囊癌的敏感性和特异性不优于超声。

（杨震华）

第十章

肾、输尿管和膀胱超声

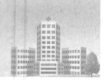

第一节　肾脏检查方法与正常声像图

一、检查方法

（一）仪器条件

宜采用中高档实时超声诊断仪，常规应用凸阵、线阵。由于肾上腺有时受肋骨遮挡显示不清，用凸阵、扇扫式或小型凸阵探头扫查更好。探头频率选用 3.5~5 MHz，婴幼儿和瘦小成人可用 5~7 MHz。

仪器调节：大致按肝脏超声检查中规定的仪器调节方法进行。

（二）检查前准备

一般无需特殊准备。但若同时检查膀胱、输尿管、前列腺或盆腔其他结构，可让被检查者在查前保持膀胱充盈（注：饮水后如果过度充盈膀胱，可能使肾盂、肾盏显示格外清晰，勿误认为"肾盂扩张"或"肾积水"）。

（三）体位和扫查途径

既可采用仰卧位，也可采用左、右侧卧位；俯卧位比较少用。

1. 侧卧位经侧腰部扫查

（1）左侧卧位检查右肾：被检查者右手抬举至头部，在右腰部利用肝脏为声窗对右肾纵断面和冠状断面检查，即右肾长轴断面。

（2）右侧卧位检查左肾：被检查者左手上举至头部，在左腰部利用脾脏为声窗对左肾进行纵断面和冠状断面扫查，即左肾长轴断面。

注意：肾的冠状断面扫查以肾门为主要标志。它是全面观察肾脏细微结构（包括包膜、皮髓质、肾盂、肾盏和肾血管）极为重要的长轴断面，可用来显示肾与腰大肌、脊柱等结构相邻关系；有利于肾脏长宽径的准确测量，还便于与 X 线肾盂造影、MR 等影像做比较观察。此外，在左肾还可以显示肾门血管，特别有利于检测左肾动脉血流有无异常。

（3）侧卧位系列肾脏横断扫查——短轴断面：应自上而下或自下而上进行一系列肾脏横断面，常需呼吸配合，其图像质量常较背部扫查为好。

2. 仰卧位前腹壁扫查　被检查者仰卧于诊断床上，双臂置于枕旁。此体位适合于右上腹经肝右肾扫查（纵断和横断，需深吸气屏气配合）。左上腹部因有胃气干扰，此途径观察左肾存在困难，需饮水使胃充盈，坐起来再查。这种扫查技术，对于观察左肾及其邻近器官如胰尾、脾脏及血管等非常有利，值得重视。

3. 俯卧位背部扫查　用于经腹扫查困难者。俯卧位由于第12肋骨遮挡，扫查时需要深吸气，肾脏纵断扫查不易充分显示肾上腺。也可根据长轴进行肾脏自上而下的横断扫查。

（四）扫查步骤方法

1. 肾的长轴扫查　包括肾脏纵断面和冠状断面扫查。观察肾脏长轴系列断层图像及其与邻近器官的关系。还可在被检查者深呼吸或屏气时扫查，根据需要停帧摄影或录像记录。

2. 肾的横断扫查　将探头沿肾脏长轴转90°。嘱被检者深吸气进行肾的系列横断面观察。自肾上腺开始经肾门至肾下极来回进行。在肾门水平检查时需注意肾血管及附近有无肿物和淋巴结肿大。

3. 重点进行实时灰阶超声检查　根据需要进行CDFI和频谱多普勒超声检查和必要的记录。

二、正常声像图

（一）肾脏纵断面

肾脏的纵断面呈椭圆形或扁卵圆形，肾的包膜清晰、光滑。肾皮质呈均匀的中低水平回声。肾锥体呈圆形或三角形弱回声区；小儿肾锥体回声更弱，勿误认为小囊肿。肾中央部分为肾窦区包括收集系统（肾盂、肾盏）、血管和脂肪，呈不规则的高水平回声。肾皮质和肾锥体之间短线或点状较强回声代表弓形血管。高分辨力仪器常能清楚地显示肾盏、肾盂轮廓，甚至包括其中无回声的含液部分。彩色超声能够清晰显示肾动静脉及其肾内分布。

（二）肾脏的横断面

肾脏的横断面在肾门部呈"马蹄铁"形。靠近肾的上极或下极则呈卵圆形或圆形。同样，肾的周缘部分为均匀低水平回声，中心部分为不规则的强回声。在肾门部常见肾血管的图像。

（三）肾脏的冠状断面声像图

肾脏的冠状断面是与纵断面不同的而又非常重要的长轴断面。它能够显示肾脏和肾周全貌，包括肾包膜、实质（皮质、髓质）、肾盏和肾盂以及肾动静脉。

（四）正常肾脏超声测量

1. 测量技术方法　应寻找肾的最大冠状断面测出其长径和宽径。最好在肾门水平横断面上测量厚径。最大纵断面也适合于肾脏长径测量。注意尽可能选择整个肾脏包膜显示最清晰时"冻结"图像并测量。

体外实验超声测量研究说明，若不重视上述正规测量技术，肾脏长径测值容易过小，厚径测值可能偏大。

2. 正常值　根据北京大学第三医院143例（17~65岁）286只正常肾超声测量研究资料，2~3倍标准差和标准误差（0.04~0.05）均在合理水平。以下正常值可供参考。

男组：平均肾长径（10.6±0.6）cm，宽径（5.6±0.5）cm，厚径（4.2±0.4）cm。

女组：平均肾长径（10.4±0.6）cm，宽径（5.4±0.4）cm，厚径（4.0±0.5）cm。

（王　阳）

第二节　输尿管、膀胱检查方法与正常声像图

一、输尿管超声检查方法

（一）仪器条件

与肾脏检查相同。首选凸阵探头，频率 3.5 MHz 或以上，小儿可用 ≥5 MHz 探头。谐波成像和实时复合扫描技术有助于清楚显示输尿管腔及其微小病变。

（二）检查前准备

嘱患者饮水 300~500 mL，待膀胱充分充盈后检查。必要时肌内注射呋塞米后检查（呋塞米试验），以发现输尿管不完全阻塞和不典型狭窄。

（三）体位和扫查步骤方法

1. 仰卧位　患者平卧，上肢自然上举，充分暴露腹部至耻骨联合。

（1）经侧腹壁－肾脏行冠状断面扫查注意利用肾脏做声窗显示肾门，除了解肾盂有无扩张外，重点观察肾盂输尿管连接处及输尿管上段有无扩张、狭窄、黏膜增厚及其他疾病。扫查时适当加压，可排除肠气干扰。

（2）经前腹壁沿输尿管近段走行方向自上而下行纵断扫查在主动脉和下腔静脉外 2 cm 左右追踪观察有无扩张的输尿管腹段，其管壁有无异常。

（3）经腹壁膀胱充盈观察输尿管远段有无扩张及病变：①耻骨联合上方横断和斜断面扫查膀胱三角区，观察输尿管的壁间段及其开口处，了解有无扩张、结石。②CDFI，有助于显示双侧输尿管口喷尿和有无不典型小结石（显示快闪伪像）。

2. 侧卧位　充分暴露前腹、侧腹及背部。先显示肾脏长轴及肾门结构，观察肾盂及输尿管连接处有无病变。然后沿输尿管走行自上而下行纵断扫查，观察输尿管腹段有无病变。该体位可分别从前腹、侧腹及背部进行补充扫查。

少部分患者需俯卧位经背部做肾脏冠状扫查，显示肾门结构和肾盂输尿管连接部后，再沿腰大肌走行对输尿管腹段进行纵断扫查。此体位由于髂骨影响，不能显示输尿管中下段。

二、输尿管正常声像图

正常输尿管较细，位置深在，故声像图一般不易显示。膀胱高度充盈时，经腹壁－膀胱斜行扫查，可见输尿管盆腔段及膀胱壁间段显示 <5 mm 的细管状结构，输尿管开口处有轻微隆起，略向膀胱突起；经腹壁－膀胱横断扫查，可见膀胱背侧一对输尿管开口处的轻微隆起，CDFI 显示双侧输尿管口喷尿现象，似红色火苗状交替出现。

三、膀胱超声检查方法

（一）仪器条件

1. 经腹部膀胱超声检查　采用实时超声诊断仪，首选凸阵探头，扇扫、线阵亦可，频率 3.5~

5 MHz。儿童可用 5~7 MHz 探头。

2. 经直肠超声检查 可用线阵或双平面探头，频率 5~9 MHz。适用于对膀胱颈部、三角区和后尿道细微病变的观察。

3. 经尿道膀胱内超声检查 经尿道膀胱内超声检查仅用于膀胱癌分期。早年采用配有尿道探头的超声仪，须由泌尿科医生通过膀胱镜插入带球囊旋转式高频探头，频率可达 10~12 MHz，做 360°旋转式扫查。

（二）检查前准备

经腹部和经直肠扫查需适度充盈膀胱。嘱患者憋尿，或在检查前 40 分钟饮水 500 mL 左右，直至有明显的尿意。避免过度充盈膀胱。必要时可通过导尿管向膀胱注入无菌氯化钠溶液 250~400 mL。经尿道扫查应对探头和器械按规定进行浸泡消毒。

（三）体位

经腹部扫查采用仰卧位，充分暴露下腹部至耻骨联合。经直肠扫查采用侧卧位，暴露臀部和肛门区。经尿道扫查采用膀胱截石位。

（四）扫查途径和方法

1. 经腹部扫查 在耻骨联合上方涂耦合剂。首先进行正中纵断扫查。在清晰显示膀胱和尿道内口后，将探头分别向左右两侧缓慢移动，直至膀胱图像消失。然后进行横断，先朝足侧方向扫查膀胱颈部及三角区，随后将探头向上滑动直至膀胱顶部。

2. 经直肠扫查 操作方法见前列腺。

3. 经尿道扫查 此法宜与膀胱镜检查合用。在退出外套管之前经尿道置入无菌尿道探头，故不增加患者痛苦。经外套管上的输水管注入氯化钠溶液，适当充盈膀胱。由外向内缓慢移动探头做 360°旋转扫查，对膀胱壁各部位依次全面观察。

在对膀胱扫查过程中，重点观察膀胱壁的轮廓、各层回声的连续性和完整性、厚度，内壁有无局限性凹陷或隆起。注意有无占位性病变以及其浸润程度。对占位性病变应做 CDFI 和频谱检查，注意肿物内血流信号特征。

四、膀胱正常声像图

在尿液充盈条件下，膀胱壁整齐光滑，厚薄均匀，黏膜－黏膜下和肌层很薄，层次清晰（图 10－1）。

膀胱的外形：正中纵断面略呈钝边三角形，其底部较尖，尿道内口则以微凹的"V"形为特征（图 10－1A）。膀胱的正中旁断面呈圆形。在下腹部耻骨联合水平以上做横断面扫查时，膀胱大致呈圆形（图 10－1B）；自此平面向足侧倾斜扫查时，因受骨盆侧壁影响，膀胱的两个侧壁陡直，故外形略呈"方形"但其四角是圆钝的。

注意事项：

（1）在膀胱未充盈条件下，黏膜皱襞和肌层变厚，不宜进行膀胱壁尤其是黏膜厚度的测定。

（2）对于膀胱壁各个部分，包括膀胱三角区以及双侧输尿管口附近，左、右侧壁和前壁，均应做全面扫查。

（3）膀胱前壁、后壁图像容易受伪像干扰，注意采用组织谐波成像技术（THI）可能有所改善。

（4）为了仔细辨认膀胱前壁有无肿物及有无血流信号，可以采用 7～14 MHz 高频探头。

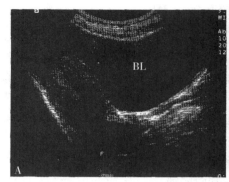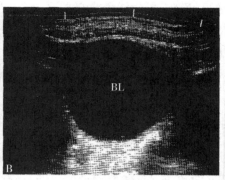

A. 纵断面，显示女性膀胱（BL）与子宫－阴道关系；B. 横断面（耻骨联合以上水平）

图 10 - 1　正常膀胱声像图

（王　阳）

第三节　多囊肾

多囊肾为先天性遗传性双肾发育异常，分常染色体显性遗传多囊肾病（ADPKD）和常染色体隐性遗传多囊肾病（ARPKD）两类。前者也称成人型，比较多见，发病年龄一般在 40～60 岁，多以腹部肿物、高血压、血尿、腰痛等来诊。后者可发生在围生期、新生儿期、婴儿期和少年期各年龄段。婴幼儿易因肾衰竭夭折，少年期以合并肝纤维化和门静脉高压更突出，所幸均比较少见。

一、超声表现

1. 成人型多囊肾　典型进展期患者一般中年以上，双肾显著增大，表面不规则，肾皮质、髓质内许多大小不等囊泡样无回声和低回声结构（注：低回声通常代表囊内陈旧性出血，少数并发囊内感染），囊壁清晰、整齐。肾窦区被多数囊泡压迫变形，甚至显示不清。

早期病情轻者（多见于对患者子女的超声筛查），声像图表现可不典型，囊肿数目较少，有时酷似多数性肾囊肿应注意鉴别。

2. 婴儿型多囊肾　本病少见，发病年龄包括围生期和儿童，特点是双肾肿大，弥漫性回声增强。

二、诊断与鉴别诊断

根据前述超声征象诊断多囊肾一般没有困难。需要注意鉴别的疾病有以下几种。

1. 多数性单纯肾囊肿　部分患者单侧或双肾有多数性囊肿，故与多囊肾有相似之处。但肾囊肿数量较少，发生在肾皮质，肾窦回声比较完整，且无家族史，故比较容易区别。

Bear 提出多囊肾的诊断标准与年龄有关：有家族史的患者，30 岁以下至少有 2 个囊肿，单侧或双侧皆有；30～59 岁至少有 2 个，而且双肾受累；60 岁以上至少有 4 个，而且双肾受累。

2. 重度肾积水　某些断面可似多囊或多房囊状，因而可能与多囊肾混淆。利用肾冠状断面扫查，特别注意寻找有无残存肾实质（残存肾实质很像较厚而不太整齐的囊壁），以及肾的"囊腔"是否与其他囊腔甚至和扩张的肾盂相通。此为鉴别的要点。多囊肾为双侧性，多数囊肿大小相差悬殊，每个囊壁清晰，彼此不相通。此外，多囊肾的表面常高低不平，致使肾轮廓和肝肾间界限不清，与肾积水境界清楚的肾包膜轮廓（有时尚见残存的薄层肾实质）形成了鲜明对比。根据这些超声特点可以对两者进行鉴别。

3. 多囊性肾发育异常　本病属先天性非遗传性发育异常，常为单侧肾累及。若为双侧性肾脏受累，其结局早已是胎死宫内。本病好发于围生期胎儿、新生儿和 2 岁以内的婴幼儿，多因腹部包块就诊，成年人少见（本病围生期可以见到）。超声表现：①一侧肾区多囊性肿物，囊肿大小不等，常失去肾脏外形，以致与成人型多囊肾混淆；肾实质和肾窦显示不清。②对侧肾代偿性肥大，回声正常。这些表现与多囊肾双肾受累表现全然不同。本病预后良好，可以手术治疗，据称腹部肿物也可能渐趋消失，故正确的超声诊断有着重要意义。

三、临床意义

超声是多囊肾最好的影像学诊断方法。超声诊断多囊肾具有高度准确性（97%）。超声不仅适用于多囊肾的诊断与鉴别诊断，还可作为有效的筛选检查手段对患者的家庭成员进行检查，对于家族中早期无症状患者的职业选择、劳动力安排具有重要意义。有学者主张，超声引导囊肿穿刺抽液减压，对于多囊肾患者可能一时性缓解症状或改善其肾功能。

（付方方）

第四节　肾囊肿

肾囊肿主要有以下几种类型：肾皮质囊肿（单纯性肾囊肿，包括孤立性和多发性肾囊肿）、多囊肾、肾髓质囊性变（海绵肾）、多囊性肾发育异常等。这里重点讨论单纯性肾囊肿。

单纯性肾囊肿病因未明，发生率随年龄而增长。尸检研究发现，50 岁以上者半数有之。囊肿的壁菲薄，其中充满澄清液体。小的囊肿直径仅几毫米或几厘米，一般无临床症状，大的囊肿可以形成腹部肿物。这种囊肿常单发，也称孤立性囊肿；部分患者有 2 个至数个，称多发性肾囊肿，也可双肾皆有囊肿。本病预后良好，即使双肾多数性囊肿也呈良性经过，与先天性多囊肾不同。

单纯性肾囊肿与复杂性肾囊肿的区别在于复杂性肾囊肿囊壁稍厚或钙化，囊内可以有分隔、钙乳沉淀或因并发出血、感染出现囊内回声增多。

一、超声表现

一般呈圆形或椭圆形；囊壁菲薄（几乎难以辨认）、光滑整齐；囊内无回声；囊肿后方回声增强。以上为典型单纯囊肿声像图标准，囊肿的大小不等（图 10-2）。有的囊肿两旁尚可见到由于边缘回声失落引起的侧边声影。此外，囊肿在肾内常造成肾皮质和肾窦弧形压迹，外生性囊肿也可向外隆起使肾包膜产生局部隆起。CDFI 检查：囊内无血流信号，或许在囊壁偶见少许绕行的血流信号。

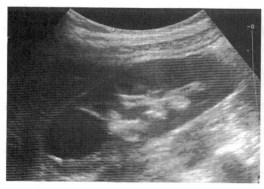
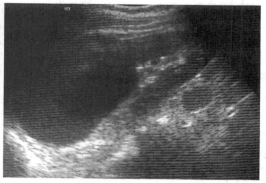

图 10 - 2　单纯性肾脏囊肿声像图

二、诊断与鉴别诊断

1. 单纯性肾囊肿　一般容易诊断。然而，超声表现并不都是典型的。例如：直径 < 1 cm 或更小的囊肿内部常出现低水平回声（部分容积效应伪像所致，采用谐波成像或改变扫查位置有助于改善图像质量）；位置很深的单纯性囊肿其壁回声可以显得不够锐利和清晰。

2. 多发性肾囊肿　即多数性单纯囊肿患者。对于双侧性多数性肾囊肿，应与多囊肾做仔细鉴别（见多囊肾）。

3. 复杂性肾囊肿　少部分肾囊肿呈分叶或多房状，内有细线样分隔回声；极少数肾囊肿壁出现"彗星尾"征，斑点状或弧形强回声（代表钙化），或伴有钙乳沉淀引起的分层回声（图 10 - 3）。囊肿内并发出血或感染时，可出现弥漫性低回声或沉渣状回声。复杂性肾囊肿也称不典型肾囊肿，必须与小肾癌进行鉴别（可进一步检查如增强 CT 和定期随访）。

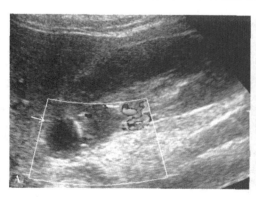
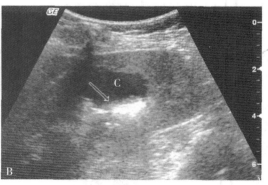

A. 肾上极小囊肿囊壁钙化，无血流信号；B. 钙乳肾囊肿（C）底部细点状强回声分层平面（↑），代表钙乳沉淀

图 10 - 3　复杂性肾脏囊肿声像图

4. 肾盂旁肾囊肿　起源于淋巴管，其囊肿位置特殊，在肾窦区出现圆形或椭圆形无回声结构。可呈单房性（图 10 - 4A），部分呈多房性。后者呈细线样分隔，极易与肾积水混淆。其特点是囊肿只占据一部分或大部分肾中央区，不可能完全具有肾积水的特征——肾小盏扩张，囊肿与肾锥体之间或多或少存在肾窦脂肪强回声（图 10 - 4B）。

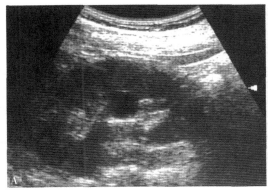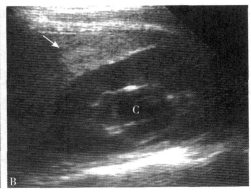

A. 肾中央区典型肾盂旁囊肿；B. 肾盂旁囊肿（C）较大，内有细线样分隔；↑肝内血管瘤

图 10 - 4 肾盂旁肾囊肿声像图

三、临床意义

1. 超声诊断肾囊肿的敏感性超过 X 线肾盂造影和放射性核素扫描，可靠性高达 95% 以上。多数体积不大（<5 cm）的无症状而具有典型单纯囊肿表现者，由于预后良好，经超声诊断可免除穿刺、肾动脉造影等损伤性检查或手术探查。

2. 对于不符合典型单纯囊肿的患者，即复杂性肾囊肿需进一步明确囊肿性质。尤其对于囊壁较厚和分隔较厚，伴有实性成分和钙化的囊肿，应特别注意 CDFI 检查有无丰富血流信号以除外肿瘤，必要时进一步做超声造影、增强 CT 扫查或超声引导下穿刺活检。

3. 超声引导穿刺引流和乙醇硬化治疗适合于体积超过 5 ~ 6 cm 有症状的肾囊肿和并发出血、感染的肾囊肿。业已公认，这种微创技术几乎可以完全替代手术和腹腔镜手术治疗。

（付方方）

第十一章

妇科超声

第一节　正常超声图像及正常值

一、子宫、输卵管和卵巢的超声表现

1. 子宫体与子宫颈　纵切面扫查前位或水平位的子宫一般呈倒置的梨形（图 11 - 1）。子宫浆膜层回声强，光滑清晰。宫体实质为均匀的低回声，宫腔呈线状强回声，其周围有内膜层围绕，内膜回声随月经周期的变化而不同（详见后）。宫颈回声较宫体回声稍强且致密，宫颈管内黏膜常表现为一强回声。横切面扫查时，子宫近宫底角部呈三角形，体部呈椭圆形。其中心部位可见子宫内膜线回声。宫颈管横切时呈扁椭圆形，其内部可见宫颈管黏膜呈横置的强回声。

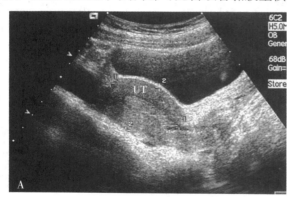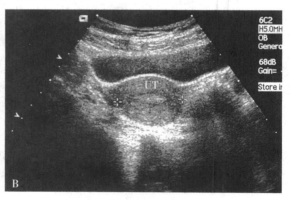

A. 经腹部超声，子宫纵切面图；B. 经腹部超声，子宫横切面图；UT. 子宫

图 11 - 1　正常子宫声像图

2. 子宫内膜　子宫内膜分两层，贴近子宫肌层的内膜为基底层，超声表现为菲薄的低回声，近宫腔的内膜为功能层，受性激素的影响，内膜的厚薄及回声发生周期性的变化，两侧子宫内膜功能层之间的线状高回声是宫腔实际空间的显示。

子宫内膜在月经不同时期的超声表现如下。

（1）月经的后期（图 11 - 2）：呈薄的单线状，回声高，可稍不规则。此时子宫动脉血流阻力指数高。

（2）增生早期（卵泡早期）（图 11 - 3）：子宫内膜厚度小于 5 mm，呈线状高回声，内膜和肌层的分界不清。此时子宫动脉血流阻力指数高。

（3）增生期（卵泡后期，排卵前期）（图 11 - 4）：接近排卵期，子宫内膜"三线"征是排卵前的特征。子宫内膜厚约 10 mm，内膜和肌层的分界最清晰，螺旋动脉的阻力指数降低。

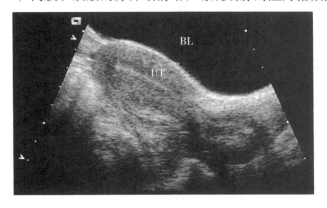

UT. 子宫；BL. 膀胱

图 11 - 2　月经后期的子宫内膜呈一线状回声

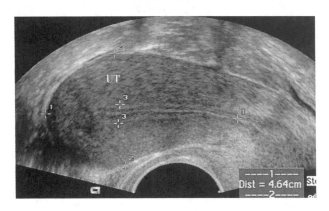

图 11 - 3　增生早期（卵泡早期）的子宫内膜呈线状高回声，内膜和肌层的分界不清

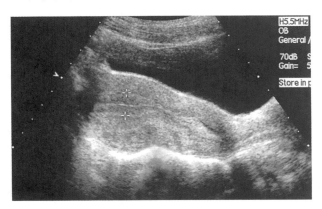

图 11 - 4　增生期（卵泡后期，排卵前期）子宫内膜呈"三线"征，内膜和肌层的分界清晰

（4）分泌期（排卵后期）（图 11 - 5）：子宫内膜呈均匀性高回声（高于子宫肌层），其"三线"征及周围无回声区消失。内膜和肌层的分界清晰。排卵期子宫动脉血流特点为舒张末期血流速度增加和阻力指数降低。黄体中期，螺旋动脉的阻力指数呈最小值。

3. 卵巢、输卵管　正常情况下输卵管不易显示，经阴道超声检查有时可见输卵管间质部，呈条状低回声，有盆腔积液时，输卵管漂浮其间，可见输卵管自宫底部蜿蜒伸展，呈高回声边缘的管状结构，伞端呈细指状。

卵巢一般位于子宫体两侧外上方，子宫后倾位时，卵巢位于宫底上方。正常卵巢切面声像图呈杏仁形（图 11 −6），内部回声强度略高于子宫。常有大小不等的卵泡回声，排卵前优势卵泡一般可达 2.0 cm 以上，排卵后，卵巢内可见黄体血肿回声。成年人的卵巢大小约 4 cm ×3 cm ×1 cm。

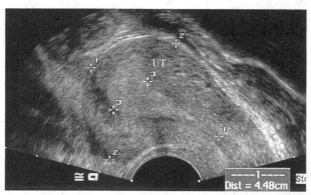

图 11 −5　分泌期（排卵后期）的子宫内膜，呈均匀性强回声

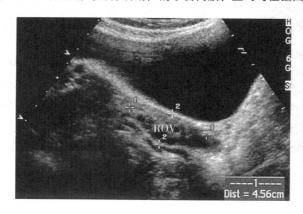

ROV. 右侧卵巢

图 11 −6　正常卵巢声像图

卵巢测量方法：显示卵巢最大短轴切面和长轴切面，分别测量其最大长、宽、厚三径线。有卵泡时应测量卵泡的大小。

4. 正常内生殖器官彩色多普勒超声表现

（1）子宫动脉：彩色多普勒在子宫颈旁作横行、纵行扫查，可以辨认出子宫动脉，显示为宫颈两侧的彩色血流，在宫体肌壁外 1/3 可见弓形动脉血流，呈细条状；子宫肌层可见辐射状的放射动脉分支血流，呈细小条或点状，指向内膜。频谱曲线表现为快速上升陡直的收缩期高峰和舒张期低速血流频谱。有时可形成舒张早期"切迹"。

经阴道扫查时，生育年龄妇女可显示放射状动脉，绝经后则常常无法显示，螺旋动脉则在妊娠早期容易显示，非妊娠期时，偶在排卵后可显示内膜下动脉血流信号。

子宫动脉主干的多普勒频谱波形，在非妊娠期表现为高阻力型，舒张期成分较少，呈驼峰形状，常伴有切迹。阻力指数（RI）为 0.8 左右（图 11 −7）。随着子宫动脉在肌层内分支逐渐变细，频谱的最大血流速度下降，舒张期血流成分增加，RI 值下降，内膜下动脉血流 RI 值在 0.5 左右。

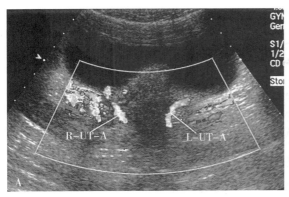
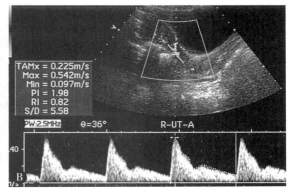

L－UT－A. 左侧子宫动脉，RUT－A. 右侧子宫动脉

图 11－7　正常子宫动脉彩色多普勒（A）及频谱图（B）

子宫血供受雌激素及黄体酮的循环水平影响，随年龄、生殖状态和月经周期而变化。在绝经前的妇女，随产次的增加，彩色多普勒检测可见的血管数量增加，显示较丰富的血流信号。绝经期的妇女血管数量减少。绝经后，子宫血管进一步减少。

（2）卵巢动脉：卵巢血流的显示率受彩色多普勒仪器灵敏度和扫查手法的影响，尤其是扫查方法，经阴道扫查对卵巢血流的检出率明显高于经腹部扫查。经阴道彩色多普勒可以显示进入卵巢的血管以及在卵巢内呈星状或放射状分布的血流。

二、子宫径线的规范化测量

正常子宫的大小，常因发育阶段不同而有生理性的差异。经产妇的子宫大于未产妇的子宫。体形肥胖者大于瘦弱者。

1. 子宫体纵径　纵切子宫显示出子宫的最大平面后测量，宫底部至宫颈内口的距离为宫体长度，宫颈内口至宫颈外口的距离为宫颈长度。子宫前位或后位时，宫体纵径有时可出现一弧形弯曲，此时须分两部分测量再相加才能得到较准确的数据（图 11－8A）。

2. 子宫体前后径　纵向扫查时测量与宫体纵轴相垂直的最大前后距离（图 11－8A）。

3. 子宫体横径　横切宫底呈三角形后，将探头平行下移，显示宫角下缘的子宫横断面呈椭圆形时，测量最大宽径（图 11－8B）。

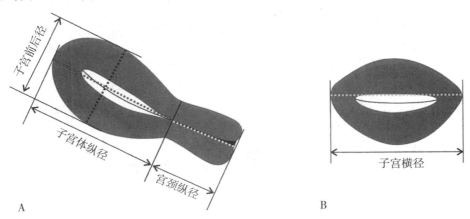

A. 子宫长径及前后径测量；B. 子宫横径测量

图 11－8　子宫径线测量图

4. 子宫颈测量方法　纵切面上测量子宫颈内口和外口之间的距离为长径，前后距离为厚度，子宫颈横切面上测量左右外缘间的距离为横径。

临床超声探测成年妇女正常子宫的参考值为：纵径 5.5 ~ 7.5 cm，前后径 3.0 ~ 4. cm，横径 4.5 ~ 5.5 cm，子宫颈长 2.5 ~ 3.5 cm，厚度小于 3.0 cm。

子宫体与子宫颈的比例为：青春期前 1 ∶ 2，青春期 1 ∶ 1，生育期 2 ∶ 1，老年期 1 ∶ 1。

（陈　波）

第二节　阴道及处女膜发育异常

一、处女膜闭锁

（一）病理

又称无孔处女膜，为阴道板下极未贯穿成孔道与阴道前庭相通所致。

（二）临床表现

原发性闭经为主要表现，伴有逐渐加重的周期性下腹坠痛，伴肛门坠胀，尿潴留、便秘。阴道积血较多时可引起宫腔积血、盆腔包块。经血可逆流至两侧输卵管，再流入腹腔，形成阴道、子宫、输卵管积血。在青春期前可无任何症状。

（三）声像图表现

盆腔内子宫、宫颈下方见长圆形囊状液性暗区，内为无回声或细小密集的云雾状低回声，为扩张的阴道（图 11 - 9，图 11 - 10）。子宫积血时，可见宫颈、宫体扩张，宫腔内液性暗区与阴道内液性暗区相连通。严重时宫旁可见类似巧克力囊肿声像的囊性肿块，为输卵管积血和或卵巢子宫内膜异位囊肿；子宫直肠凹内有血时，扩张的阴道后方可见无回声区。

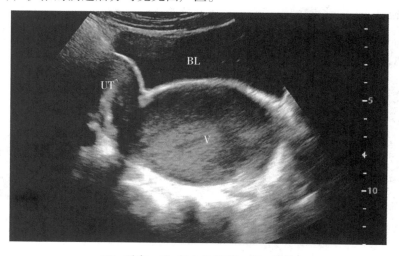

UT. 子宫，V. 积血的阴道，BL. 膀胱

图 11 - 9　经腹部超声检查：处女膜闭锁，阴道积血

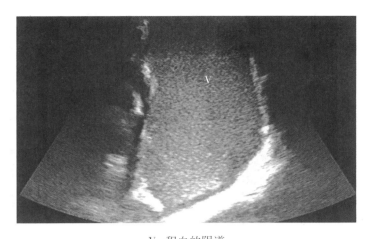

V. 积血的阴道

图 11 - 10　经会阴超声检查：处女膜闭锁，阴道积血

二、阴道下段闭锁

（一）病理

为阴道板下极未贯穿成孔道与阴道前庭相通所致，但与处女膜闭锁常常难以鉴别。

（二）临床表现

同处女膜闭锁。

（三）声像图表现

超声表现同处女膜闭锁，经会阴扫查可帮助鉴别处女膜闭锁抑或阴道闭锁，测量闭锁段的厚度。阴道闭锁时，闭锁段阴道闭合气线消失。

三、先天性无阴道

超声纵断和横断面均无阴道结构显示（图 11 - 11，图 11 - 12）。本病临床诊断较易，超声检查意义在于了解有无其他生殖器官畸形如子宫发育异常。

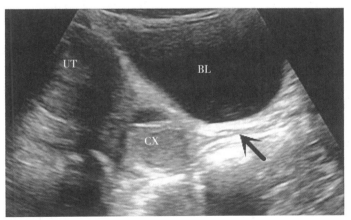

UT. 子宫；CX. 宫颈；BL. 膀胱，黑箭头为闭锁的阴道

图 11 - 11　经腹部超声检查：阴道闭锁，宫颈积血

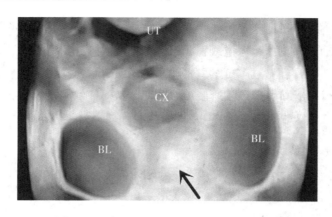

UT. 子宫；CX. 宫颈；BL. 膀胱，黑箭头为闭锁的阴道

图 11 - 12　同一患者三维超声图像：阴道闭锁，宫颈积血

（陈　波）

第三节　子宫肿物

一、子宫肌瘤

（一）病理

子宫肌瘤主要是由子宫平滑肌细胞增生而成，又称子宫平滑肌瘤，是女性生殖器官中最常见的一种良性肿瘤，发病率在全部妇女中约为 5% ~ 15%，约占妇女全身肿瘤的 20%。常见年龄为 30 ~ 50 岁。可单发，亦可多发。可见于子宫任何部位，但绝大多数（95%）发生在子宫体部。根据肌瘤所在的位置分为黏膜下肌瘤，肌壁间肌瘤，浆膜下肌瘤，若浆膜下肌瘤位于子宫体侧壁向宫旁生长，突入阔韧带两叶之间称为阔韧带内肌瘤。子宫肌瘤常发生一种或多种变性，如玻璃样变性、脂肪变性、囊性变及钙化等。

（二）临床表现

子宫肌瘤的临床表现与肌瘤所在的部位有关。其主要症状为子宫出血。肌壁间肌瘤表现为月经量多，经期延长，周期缩短。黏膜下肌瘤表现为阴道持续或不规则出血。浆膜下肌瘤常不影响月经。肿瘤一般生长速度较慢，长到一定大小后，如果压迫膀胱可引起尿频、排尿困难及尿潴留，压迫直肠可引起排便困难。同时，在下腹部可触及肿块。宫颈肌瘤可压迫尿道或直肠，引起排尿困难或便秘。如果月经量过多可继发贫血。肌瘤压迫输卵管在宫角的开口可造成子宫腔形态改变，从而导致不孕或流产。也有不少子宫肌瘤患者没有任何临床症状。

（三）声像图表现

1. 二维超声表现

（1）子宫增大：增大的程度与肌瘤的大小和数目成正比。

（2）子宫形态异常：子宫肌瘤可使子宫轮廓线不规则，子宫呈球形或不规则形局限性突出。黏膜下肌瘤的子宫外形轮廓改变较小。

（3）瘤体回声：单发子宫肌瘤声像图，表现为结节状弱回声（图 11 - 13，图 11 - 14）。多发肌瘤常表现为宫体形态失常，宫壁表面凹凸不平（图 11 - 15），宫体可见多个圆形或椭圆形的结节状或旋涡状回声的实性团块，伴后壁回声衰减，边界清晰，有时可见假包膜回声，即肌瘤周围的低回声圈。子宫肌瘤内部的回声取决于肌瘤平滑肌细胞和结缔组织的比例以及肌瘤内部变性的程度。结缔纤维成分较多时，瘤结节内由于平滑肌细胞和结缔组织细胞呈旋涡状排列。因此其声像图表现为多层同心圆中低相间的回声。

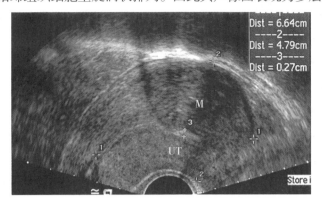

经阴道超声检查，子宫矢状切面显示子宫底部前壁可
见一低回声包块
M. 肿物；UT. 子宫

图 11 - 13　单发子宫肌瘤

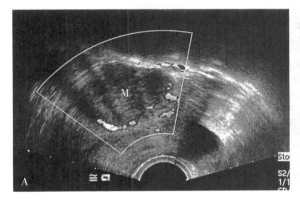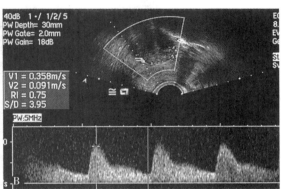

A. 彩色多普勒显示该包块周边环状血流信号，其内可见点线状血流信号；B. 动脉频谱阻力指数为 0.75M 肿物

图 11 - 14　单发子宫肌瘤

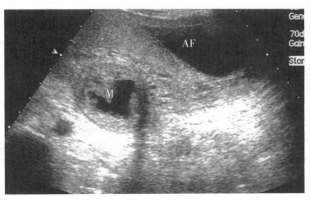

经阴道超声检查，子宫矢状切面显示前、后壁及底部肌壁间可见多个大小不等的
低回声包块，宫体形态失常，宫壁表面凹凸不平；M. 肿块，IUD. 宫内节育器

图 11 - 15　子宫多发肌瘤

（4）子宫内膜变形或移位：当肌瘤挤压宫腔时，子宫内膜线可发生变形或移位。位于宫腔内的黏膜下肌瘤，在超声图像上可呈现"宫腔分离征"，其间可见中等或弱回声团块。如果黏膜下肌瘤脱入颈管或阴道，可见宫颈管径增大，其间有肿瘤团块，回声强弱不等，宫腔线多扭曲不规则。

（5）肌瘤对周边器官的压迫：小肌瘤对周围器官不产生影响，大肌瘤、多发肌瘤及浆膜下肌瘤均可压迫膀胱，使之变形、偏移。

（6）子宫肌瘤变性的声像图表现

①玻璃样变：最常见，是肌瘤内缺乏血液供应的结果。肌瘤变性区的旋涡状及纹状结构消失，多为质地较软的组织。声像图出现相应的弱回声区域，后壁回声略增强。

②液化或囊性变：由玻璃样变进一步发展而来。瘤体内形成空腔，内有液体。声像图显示为肌瘤内出现边界不规则的无回声区（图11-16，图11-17），后壁回声增强。

③钙化：常见于绝经后，亦可发生在玻璃样变或囊性变之后。钙化处声像图表现为肌瘤内或周边有强回声团或弧形强回声带伴后方声影（图11-18）。

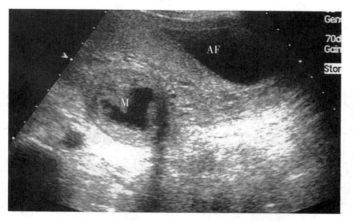

子宫后壁肌壁间可显示一低回声包块（M），该包块内可见不规则的无回声区；AF. 羊水

图11-16　20周妊娠子宫合并子宫肌瘤液化

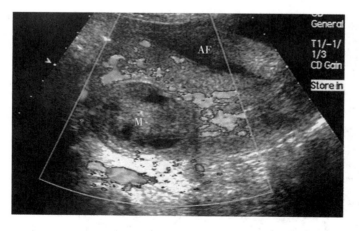

彩色多普勒显示显像该包块（M）内部未见明显的血流信号；AF. 羊水

图11-17　20周妊娠子宫合并子宫肌瘤液化

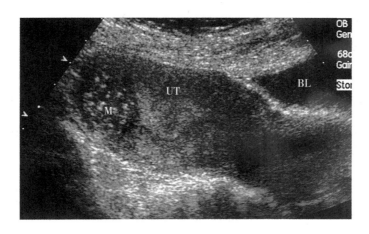

子宫纵切面显示子宫底部低回声包块（M），其内部可见多个点状

强回声，UT. 子宫，BL. 膀胱

图 11－18　65 岁妇女子宫肌瘤钙化

2. 彩色多普勒与频谱多普勒表现

（1）彩色多普勒表现：子宫肌瘤的假包膜内有丰富的血流供应瘤体，故肌瘤周边有丰富环状或半环状血流信号，并呈分支状进入瘤体内部。瘤体内血流信号较子宫肌壁丰富，当肌瘤太大或位于远场时，由于声衰减，较难显示肌瘤内部血流信号。壁间肌瘤内部彩色血流信号可呈星状、条状或网状，黏膜下肌瘤血流信号可以极为丰富，充填整个瘤体似彩球状，也可以仅在肌瘤的蒂部显示一条状血管。

（2）频谱多普勒表现：子宫动脉主干的频谱形态显示舒张期成分稍丰富，阻力指数可略低于正常子宫动脉，其降低程度与瘤体大小、位置及瘤体内血管数目多少有关。瘤体周边和内部均可记录到动脉性和静脉性频谱。阻力指数在诊断与鉴别诊断子宫肌瘤方面尚无定论。

（3）继发变性时彩色多普勒与频谱表现：变性的瘤体内彩色血流信号表现较复杂。玻璃样变与囊性变的瘤体内部可出现网状的彩色血流信号，动脉性频谱的多普勒形态与子宫动脉相似，呈高阻力性；肌瘤钙化时，瘤体周边及内部多无血流信号；肉瘤变时，瘤内血流异常丰富，最大流速增加，阻力下降。

（四）鉴别诊断

1. 卵巢肿瘤　浆膜下子宫肌瘤应与实性卵巢肿瘤相鉴别。检查时要细致观察肿瘤内部回声水平及其分布状态，以及瘤体与子宫之间的位置关系和活动关系，瘤体与子宫之间"蒂"的检出，对鉴别肿块的来源很有帮助。

2. 子宫腺肌瘤　声像图上表现为宫体回声强弱不均匀，子宫多呈均匀性球形增大，形态规则，腺肌瘤的边界大都欠清晰，无假包膜形成的弱声晕，月经期检查可检出出血小囊。

3. 子宫内膜增生或内膜息肉　超声图像上常呈梭形高回声团块，有时被认为是黏膜下肌瘤，子宫内膜增生的高回声沿宫腔形态分布，无宫腔分离和局部隆起表现，增厚的内膜内可见有多个内膜小囊回声。直径小于 1 cm 的黏膜下肌瘤不易与内膜息肉区别。

4. 子宫畸形　双子宫、残角子宫或双角子宫有时易误诊为子宫肌瘤。超声检查时要注意宫腔线的回声及宫体形态，肌瘤内无内膜回声，双子宫时可见左右两侧各有一个对称狭长的宫体。横切面扫查时，两侧子宫内膜回声互相分离。双角子宫的横切面扫查显示为"蝶翅"样。月经中后期复查，有助于鉴别以上疾病。

5. 子宫肥大症　该病常见于多产妇及有子宫复旧不良或曾有宫体炎的患者。超声图像表现为子宫均匀性增大，宫体回声略强，回声均匀，子宫内膜居中，宫腔无变形。

（五）临床意义

超声检查可较准确地观察到子宫的大小、形态及是否存在有子宫肌瘤。但超声诊断多发性子宫肌瘤时，肌瘤的具体数目和大小测量与术中所见会有一定的差异。

二、子宫内膜异位症

子宫内膜组织出现在正常内膜位置以外的部位时，称为子宫内膜异位症。该病是目前常见的妇科疾病之一，一般仅见于生育年龄的妇女，以25~45岁妇女多见。内膜异位在子宫肌层时，称为子宫腺肌病或内在性子宫内膜异位症。当内膜异位在子宫以外，如卵巢、子宫直肠窝、手术瘢痕、阴道壁等处，称为外在性子宫内膜异位症，以卵巢最常见。

（一）内在性子宫内膜异位症

子宫腺肌病和腺肌瘤。

1. 病理　子宫内膜侵入子宫肌层，并随卵巢激素的变化而周期性出血，子宫不同程度增大。弥漫型子宫腺肌病的病灶呈弥漫性分布，多发生在后壁，肌壁厚而软，内见微小囊腔与增粗的肌纤维带。当异位的子宫内膜局限于肌层内的一部分，使局部增厚形成肌瘤样结节，称为子宫腺肌瘤，结节内可见陈旧性出血和小囊腔。

2. 临床表现　约30%患者无临床症状，多次刮宫可能是主要原因之一。常见的临床症状有下腹痛和进行性痛经，15%~30%患者有经量增多，经期延长和经前点滴出血，有40%患者可致不孕。妇科检查可扪及子宫球形增大、质硬、经期压痛。

3. 声像图表现

（1）二维超声表现子宫弥漫性增大，呈球形，肌层回声普遍增高，呈分布不均粗颗粒状（图11-19，图11-20），有时见散在分布的小的无或低回声区（图11-21），在月经期明显。子宫腺肌瘤在声像图上表现为子宫非对称性增大或局限性隆起，子宫肌层局灶性回声异常，似肌瘤回声，但边缘不规则，其内有小的无回声区，在月经期更为明显，无包膜（图11-22）。

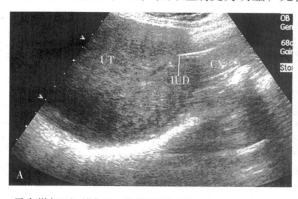
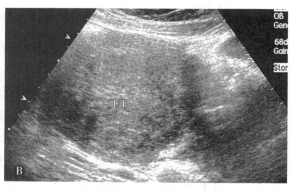

子宫纵切面（图A）及横切面（图B）显示子宫（UT）弥漫性增大，呈球形，肌层回声普遍增高，呈分布不均粗颗粒状，节育环（IUD）下移到宫颈（CX）管内

图11-19　子宫腺肌症合并节育环下移

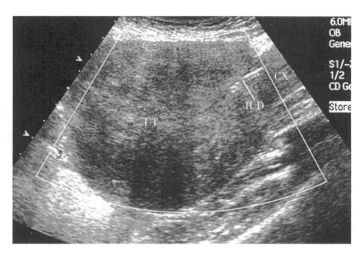

彩色多普勒显示增大的子宫内部散在分布的点状血流信号

UT. 子宫；IUD；节育环；CX. 宫颈

图 11 - 20　子宫腺肌症合并节育环下移

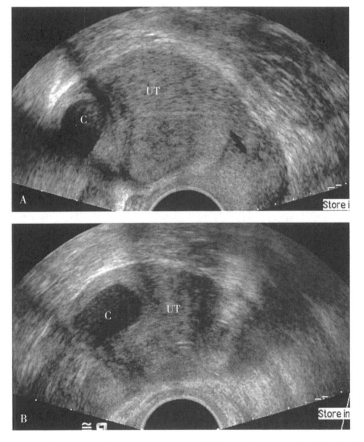

经阴道超声检查，子宫纵切面（A）及横切面（B）显示子宫（UT）
底部偏右侧肌壁间可见一无回声包块（C）及其内密集的低回声点

图 11 - 21　子宫肌腺症合并肌壁间巧克力囊肿形成

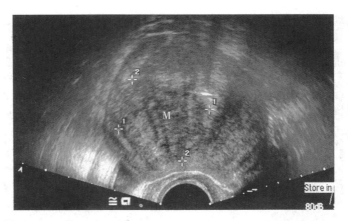

经阴道超声检查，子宫纵切面显示子宫底部前壁局灶性回声异常，

边界不规则，无明显包膜回声；M. 肿块

图 11 – 22　子宫腺肌瘤

（2）彩色多普勒超声表现子宫内血流信号较丰富，在病灶处呈点状、条状散在分布。其动脉性频谱基本同子宫动脉分支的频谱，阻力指数常大于 0.5，偶可记录到低阻力性动脉频谱。子宫腺肌瘤的周围血流分布正常，无环状血流信号包绕（图 11 – 23）。

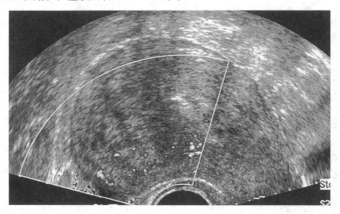

经阴道超声检查，彩色多普勒显示该包块周边未见明显的环状

血流信号，内部散在分布点状血流信号

图 11 – 23　子宫腺肌瘤

4. 鉴别诊断

（1）子宫肌瘤：子宫腺肌瘤与子宫肌瘤的鉴别要点为子宫腺肌瘤的周围与正常肌层分界不清，无包膜，彩色多普勒血流显示腺肌瘤周围无环状血流包绕，整个肌层血流丰富，呈散在分布。子宫肌瘤边界清晰，有包膜，周围血流呈环状分布。

（2）子宫肥大症：常见于经产妇，指子宫均匀性增大，肌层厚度 > 2.5 cm，声像图无特异性表现。而较轻的子宫腺肌病肌层也仅表现为肌层增厚、回声不均，此时超声很难鉴别这两种疾病。

（二）外在性子宫内膜异位症

当子宫内膜异位于子宫以外，如卵巢、子宫直肠窝、直肠、膀胱、手术瘢痕等处时，称为外在性子宫内膜异位症，以卵巢子宫内膜异位最常见，主要病理变化是异位的子宫内膜随卵巢功能的变化，发生周期性出血并与其周围的组织纤维化而渐渐形成囊肿，因囊肿内陈旧性血液呈巧克力样，故又称为巧克力囊肿，囊肿大小不定，与周围组织粘连紧密。

约20%巧克力囊肿患者无临床症状，常见症状为继发性渐进性痛经，月经失调，经量增多及经期延长，不孕等。妇科检查可发现子宫位置固定，在子宫一侧或双侧附件区可扪及与子宫相连的囊性包块，不活动，有轻压痛。子宫后壁或陶氏腔可触及不规则的硬结节，触痛明显。

超声检查可见子宫后方一圆形或不规则形无回声区（图11-24，图11-25），大小中等，壁厚，内壁欠光滑，经期可增大，其内部透声欠佳，可见不均匀云雾状细点状回声。

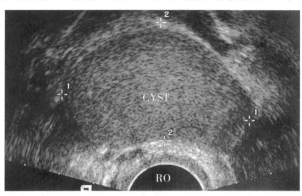
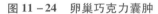

经阴道超声检查，右侧卵巢纵切面显示其内可见一无回声包块（CYST），壁厚，内壁欠光滑，其内部透声欠佳，可见密集的点状回声；RO. 右侧卵巢

图11-24　卵巢巧克力囊肿

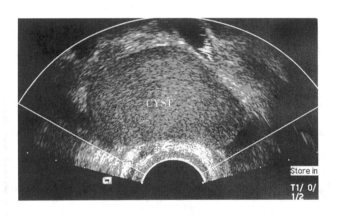

经阴道超声检查，彩色多普勒显示包块（CYST）内部未见血流信号

图11-25　卵巢巧克力囊肿

（谭显良）

第四节　卵巢疾病

一、卵巢非赘生性囊肿

卵巢非赘生性囊肿一般体积不大，多数可以自行消退，临床上不须特殊处理。

（一）卵泡囊肿

由于卵泡不破裂或闭锁，卵泡液潴留而形成囊肿，常为单发性，最大直径不超过5 cm。

多为突出于卵巢表面的圆形无回声区，边缘光滑清晰，内径多不超过 5 cm。定期检查可发现无回声区可自行缩小或消失。多个卵泡囊肿，常见于用药物后诱发的卵泡因未排卵而形成。

（二）黄体囊肿

黄体腔内有大量液体而形成的囊肿，囊肿直径一般为 4～5 cm。妊娠期黄体一般在妊娠 3 个月自行消失。月经期黄体囊肿持续分泌孕激素，常使月经周期延迟。较大的黄体囊肿可能自发破裂，发生急腹症。

卵巢内可见囊性无回声区，囊内有细小回声，可有分隔带或片状高回声区。呈椭圆形，囊壁较厚，直径约为 4～5 cm。

（三）黄体血肿

正常排卵时，卵泡膜层破裂，血液潴留在黄体内，若出血量多，则形成黄体血肿，又称黄体内出血，正常黄体直径约 1.5 cm，黄体血肿直径一般为 4 cm，黄体血肿吸收后形成黄体囊肿。较大的血肿破裂可引起急腹症，图像上不易与宫外孕区别。

超声表现多样化，早期出血较多时，表现为卵巢内圆形囊肿，壁厚，内壁粗糙，囊内回声低，不均匀（图 11-26A），或呈细网状、粗网状结构，或呈杂乱不均质低回声；黄体晚期即白体形成期，血液吸收后囊肿变小，内部回声稍高，呈实性；黄体内血液完全吸收后囊壁变得光滑，囊内呈无回声改变，与卵巢其他囊肿不易鉴别。

黄体和黄体血肿的彩超表现具有特征性，在黄体近卵巢的髓质部可见一条血管，放射状发出分支到囊壁，在黄体周围呈环状或半环状包绕（图 11-26B）。在早期黄体或妊娠期黄体，血流流速较高，可达 20～30 cm/s，血流阻力低；根据月经周期和环绕囊肿周围的丰富血流等特征，有助于黄体血肿与其他卵巢肿瘤的鉴别诊断。

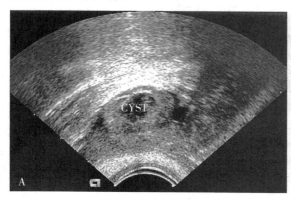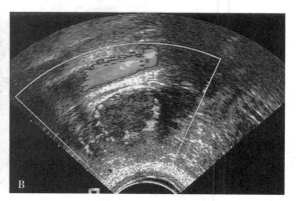

A. 经阴道超声检查，右侧卵巢内圆形囊肿（CYST），壁厚，内壁粗糙，囊内回声低，不均匀；B. 彩色多普勒显示该囊肿周边完整环状血流信号

图 11-26　黄体血肿

（四）黄素囊肿

多呈双侧，多房性，囊壁薄，囊液清。受绒毛膜促性腺激素刺激，卵泡过度黄素化而引起。与滋养层细胞伴发，随滋养层细胞肿瘤的治愈而逐渐消失。

声像图表现：卵巢内可见圆形或椭圆形无回声区，壁薄，边界清晰，亦可呈小叶状，内有多房性间隔回声（图 11-27），囊肿大小一般为 3～5 cm。

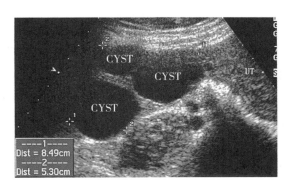

经腹部超声检查，右侧卵巢内多个大小不等的圆形无回声区（CYST），

壁薄，边界清晰，呈小叶状，内有多房性间隔带回声，UT. 子宫

图 11 - 27　绒癌合并黄素囊肿

（五）多囊卵巢综合征（PCOS）

多囊卵巢综合征又称施李氏综合征，是因月经调节机制失常所产生的一种综合征，多见于 17 ~ 30 岁妇女。患者具有月经稀发或闭经，不孕，多毛和肥胖等一组症状。因卵巢持续无排卵使得卵巢呈多囊性改变。

声像图表现：①子宫大小正常或稍小于正常；内膜无明显周期性改变，可表现为增生期囊腺型或腺型增生过长。②双侧卵巢均匀性增大，轮廓清晰，包膜回声增高。③卵巢包膜下可见大小相近的小囊，直径小于 1 cm，总数常超过 10 个，呈车轮状排列，卵巢中间髓质成分增多，回声较高（图 11 - 28）。④彩超检查有特征性改变，在卵巢髓质内常可见到一条贯穿卵巢的纵行血流，与正常卵泡期卵巢血流相比，血流速度常较高，血流阻力中度或偏低。

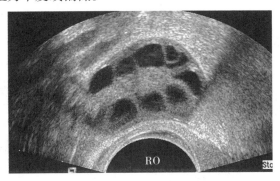

经阴道超声，右侧卵巢（RO）均匀性增大，包膜回声增强，卵巢包膜下多个大小相

近的小囊，直径均小于 1 cm，呈车轮状排列，卵巢中间髓质成分增多，回声较高

图 11 - 28　多囊卵巢综合征

二、卵巢赘生性囊肿

（一）卵巢畸胎瘤

卵巢畸胎瘤是卵巢最常见的囊实性肿瘤，来源于两个或三个胚层的组织。有成熟畸胎瘤和不成熟畸胎瘤两种。

卵巢畸胎瘤一般无临床症状，但当肿瘤较大，压迫周围的脏器或发生肿瘤蒂扭转时，会表现出压迫症状或急腹症的临床表现。

1. 成熟性畸胎瘤

（1）病理：该肿瘤为良性，是常见的卵巢肿瘤之一，占各类卵巢畸胎瘤的95%以上，因肿瘤成分多以外胚层为主，故又称为皮样囊肿。

肿瘤呈圆形，表面光滑，直径一般为5~10 cm，常为单房。主要内容物为外胚层组织，包括皮肤、皮脂腺、毛发，部分有牙齿和神经组织，也可见脂肪、软骨等中胚层组织。

（2）声像图表现：①囊性图像（图11-29），多为圆形或椭圆形，囊壁较薄，内为密集反光较强的光带，这类图形易与巧克力囊肿相混，后者多有痛经史，囊肿内为云雾状点状回声。②面团征（图11-30），囊内出现团状强回声，边缘较清晰，附于囊肿壁的一侧，强回声团后方无声影。③发团征（图11-31），囊内可见一圆形强回声团，表面为强回声或呈弧形强回声，后方衰减，并伴明显声影，肿块后壁及轮廓不清。需与肠气相鉴别。④脂液分层征（图11-32），上层为脂质成分，呈均质密集细小光点，下层为液性无回声区。彩色多普勒特征为少血流或无血流信号。

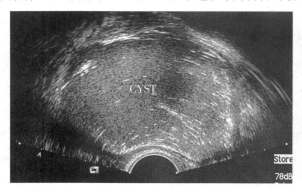

经阴道超声检查，右侧卵巢内圆形囊性包块（CYST），囊壁较薄，内为密集回声较强的光带

图11-29 类囊型畸胎瘤

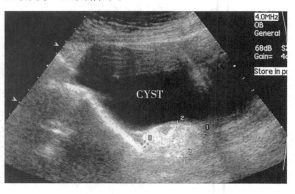

经腹部超声检查，左侧卵巢内圆形囊性包块（CYST），囊内后壁强回声团（"++"之间），边缘清晰，其后方无声影

图11-30 面团征型畸胎瘤

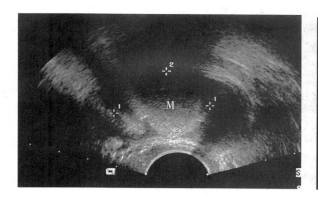

经阴道超声检查，右侧卵巢圆形回声团（M），后方衰减，并伴明显声影，后壁及轮廓不清

图11-31 发团征型畸胎瘤

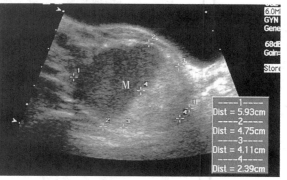

经腹部超声，左侧卵巢混合性包块（M），左侧为脂质成分，呈均质细密细小光点，回声强，右侧为液性无回声区，强回声与无回声区分界清晰

图11-32 脂液分层征型畸胎瘤

2. 未成熟畸胎瘤

（1）病理：常为实质性，一般体积较小，全部或部分由分化程度不同的未成熟（胚胎性）组织构成，多为原始神经组织，切面似豆腐或脑组织，软而脆，偶含软骨和骨组织。多发生在青少年。

（2）声像图表现：大多数为囊实性肿块，其囊性区或实性区内可含有高回声团或结节状高回声（图11-33），有时伴声影。彩色多普勒表现为瘤内实性区可显示动脉血流信号，血流阻力低。

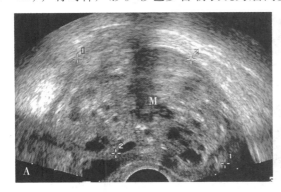
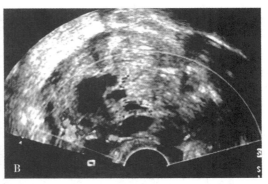

A. 经阴道超声，右侧卵巢囊实性包块（M），边界不清，无明显包膜回声，其囊性区或实性区内含有强回声团，部分后方伴声影；B. 彩色多普勒显示该包块内血流较丰富

图 11-33 未成熟畸胎瘤

（二）卵巢囊腺瘤（癌）

卵巢囊腺瘤是最常见的卵巢肿瘤之一，恶变率高。该类肿瘤发生于体腔上皮，来自覆盖卵巢表面的表面上皮，具有高度多能性。如向宫颈柱状上皮化生则形成黏液性肿瘤，向输卵管上皮化生则形成浆液性肿瘤。

1. 浆液性囊腺瘤 浆液性囊腺瘤约占所有卵巢良性肿瘤的25%，主要发生于生育年龄的妇女，双侧性占15%，囊肿表面光滑，囊内液体呈草黄色或棕色稀薄浆液性，可分单纯性和乳头状两种。

（1）病理：单纯性浆液性囊腺瘤直径一般为5~10 cm，个别可充满整个腹腔，多呈球形，表面光滑。多为单房，壁薄，囊内为淡黄色透明液体。浆液性乳头状囊腺瘤多房多见，内壁有单个或多个细小或粗大的乳头状突起。

（2）声像图表现：肿瘤轮廓清晰，呈圆形或椭圆形无回声区，与子宫的界限清晰；囊壁纤薄，光滑完整，多房（图11-34）或单房，有乳头者在囊壁内可见大小不一的乳头状高回声突向囊腔内（图11-35），囊肿后方及后壁回声增强。

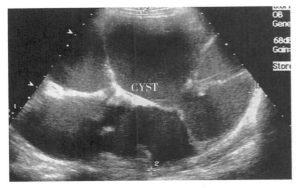
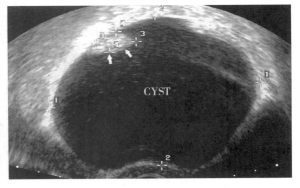

经阴道超声检查，左侧卵巢内圆形囊性包块（CYST），囊壁纤薄，光滑完整，囊内有多房性强回声分隔，后方及后壁回声增强

图 11-34 单纯性浆液性囊腺瘤

经阴道超声检查，右侧卵巢内圆形囊性包块（CYST），边界清晰，包膜完整，囊壁可见乳状突起物（箭头所指），囊内未见明显的分隔

图 11-35 浆液性乳头状囊腺瘤

2. 浆液性囊腺癌

（1）病理：是成人最常见的恶性卵巢肿瘤，占卵巢上皮性癌的50%，约30%伴砂样小体，一半为双侧性。此瘤生长速度快，常伴出血坏死，肿瘤大小约10~15 cm，多为部分囊性，部分实性，呈乳头状生长。

（2）声像图表现：一侧或双侧附件区出现圆形无回声区，囊壁不均匀增厚。有分隔时，隔膜厚且不均，可见乳头状回声团突入囊内或侵犯壁外（图11-36）；肿瘤伴出血或不规则坏死脱落物时，无回声区内可见点、团状回声并可随体位的改变移动。晚期病例的囊腺癌可向子宫和肠管浸润或腹膜广泛性转移，引起腹水。肠管粘连成团，其间呈现多个不规则无回声区。彩色多普勒检查表现为肿块边缘、间隔上和中央实性区可见到丰富血流信号，可记录到低或极低阻力频谱。

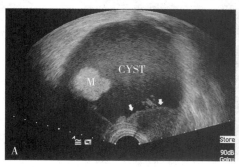
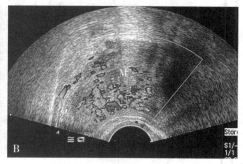

A. 经阴道超声，右侧卵巢内囊性包块（CYST），囊壁不均匀增厚，乳头状（M）突入囊内，囊内有分隔回声（箭头所指）；B. 经阴道超声，彩色多普勒显像显示肿块（M）的实质性部分血流信号丰富

图11-36 浆液性囊腺癌

3. 黏液性囊腺瘤

（1）病理：黏液性囊腺瘤较浆液性少见，占所有卵巢良性肿瘤的20%，好发于30~50岁，预后不佳，约5%~10%可恶变。囊肿表面光滑，多为单侧多房性，内含黏液性液体或呈胶冻状、藕糊状液体，黏液性囊腺瘤约10%可见乳头生长于囊壁，一般囊肿体积都较大，直径可达15~30 cm。如破裂可引起腹膜种植，产生大量黏液性腹膜黏液瘤。

（2）声像图表现：肿瘤呈圆形或椭圆形无回声区，体积较大，内径多在10 cm以上（图11-37）。多为单侧性；边缘光滑，轮廓清晰，囊壁回声均匀，较厚（>5 mm）；无回声区内有细弱散在点及分隔带回声，呈多房结构，房腔大小不一；少数肿瘤有乳头状物生长时，囊壁上可见乳头状强回声团突向囊内或壁外。

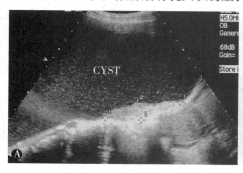
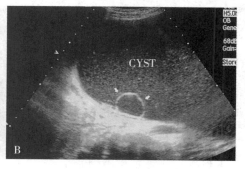

经腹部超声，盆腹腔内巨大囊性包块（CYST），包块上缘平脐，内有细弱散在点状回声，壁上局限性片状低回声区（"++"之间）（A）及圆形囊性结构突起（箭头所指）（B）

图11-37 黏液性囊腺瘤

4. 黏液性囊腺癌

（1）病理：约占卵巢上皮性癌40％，常只限一侧，多由黏液性囊腺瘤演变而来，囊腔多变，间隔增厚。

（2）声像图表现：肿瘤呈椭圆形或小叶状无回声区，囊壁回声明显增厚且不规则；囊腔内可见大量不均匀增厚的带状分隔和散在的点状、团块状回声（图11-38），增厚的囊壁可向周围浸润，有向外伸展的局限性光团，轮廓不规整，多伴腹水无回声区。彩色多普勒检查表现为肿块边缘、间隔上和中央实性区可见到丰富血流信号，可记录到低或极低阻力频谱。

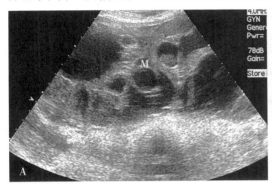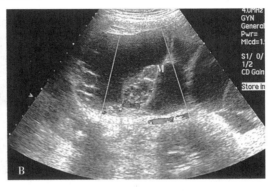

A. 经腹部超声，右侧附件区囊性包块（M），边界回声明显增厚且不规则，囊腔内可见大量不均匀增厚的带状分隔和散在的点状、团块状回声；B. 彩色多普勒显示肿块（M）边缘、间隔上和中央实性区丰富血流信号

图11-38　黏液性囊腺癌

三、卵巢囊性肿瘤的鉴别诊断

卵巢囊性肿瘤组织结构的复杂性决定了超声图像的多样性。在结合临床症状、妇科检查及某些声像图特征后仍可做出鉴别诊断。

（一）非赘生性囊肿与小的赘生性囊肿的鉴别

非赘生性囊肿的内径一般不超过5 cm，且壁薄、光滑完整。生育年龄的妇女，如果发现单侧卵巢囊性肿块，直径在5~10 cm之间，可于1个月后复查，如果不断增大，或两个月后仍不缩小，应考虑为赘生性囊肿。

（二）浆液性、黏液性卵巢囊肿及卵巢皮样囊肿的鉴别

在卵巢囊性肿瘤中最为多见，三者占卵巢肿瘤中的90％以上。其声像图表现均为无回声区，鉴别诊断要点见表11-1。

表11-1　浆液性、黏液性、皮样囊肿鉴别诊断

	浆液性囊肿	黏液性囊肿	皮样囊肿
大小	中等或偏大	大或巨大	中等大
内部回声	光点单纯无回声区	无回声区内细弱光点	脂液分层征或强弱不均的细小光点，有闪烁感
	光团附壁、后方无声影	附壁、后方无声影	附壁或悬浮，后方伴声影
单、多房	单（多）房性	多房性间隔	单发性
囊壁回声	薄	厚	厚
单、双侧	多双侧	多单侧	多单侧

1. 巨大卵巢囊肿与腹水及结核性包裹性积液的鉴别 大量的腹水及结核性包裹性积液易与巨大卵巢囊肿混同,须注意鉴别(表11-2)。

表11-2 巨大卵巢囊肿与腹水及结核性包裹性积液鉴别

	巨大卵巢囊肿	腹水	结核性包裹性积液
无回声区形态	圆球形	不定形	不规则或多个囊腔
边缘回声	边界整齐、光滑	无固定边界,有浮游的肠袢光团,并有蠕动	边界不整,壁常为肠袢光团组成
无回声区出现部位	自耻骨上延伸到脐部,形态完整或内部间隔光带	多在腹部两侧及盆底无固定形态	全腹部
肝前或膈下无回声区	无	有	无

2. 卵巢囊性肿瘤良、恶性鉴别 卵巢囊性肿瘤良、恶性的超声图像鉴别主要依据囊壁的厚薄、均匀程度、内部回声及腹水的有无进行综合判断。国内外学者提出了一种综合评分的方法。国内徐苓介绍一种四级评分法比较简明实用。四级的标准见表11-3。

表11-3 卵巢囊性肿块良恶性超声分级标准

超声分级	肿块性质	边界	内部回声	分隔	腹水
0	良性	清楚、光滑	无回声	无	无
1	良性	清楚、光滑	均匀、规则	薄、均匀	无
2	交界性,或可疑恶性	清楚、不光滑	稍不均匀、部分不规则	较厚、部分不均匀	无
3	恶性	不清楚、边界模糊	不均匀、完全不规则	厚、不均匀	有

0级和1级为良性,2级为交界性或可疑恶性,3级为恶性。

彩色多普勒超声检查,根据周边及间隔内血流丰富程度、血管形态和频谱多普勒血流阻力指数(RI)的测定对良恶性的鉴别亦有一定的参考价值。

但是,由于卵巢肿瘤结构的复杂性,单以物理特性的图像特征做出确切诊断有时是困难的。如囊肿内小片区域恶变易于漏诊,成分复杂的囊性畸胎瘤或粘连严重的炎性包块,又可因其回声复杂、轮廓不清而误诊为恶性。因此,超声诊断囊性卵巢肿瘤良恶性有一定的局限性,要结合临床相关资料进行综合分析,以提高其诊断率。

3. 过度充盈的膀胱 当膀胱极度充盈时,子宫移位、屈曲或倾斜、偏离中线,超声探测膀胱呈圆球形巨大无回声区,易误诊为卵巢囊肿。但膀胱位置表浅、居中、纵切面的形态为上小下宽,仔细探测可见其后方的子宫图像,较易识别。必要时,可在排尿或导尿后再行探测,若无回声区变小或消失,或在导尿时,显现导尿管双线状光带回声,即可确定为膀胱。

四、卵巢实性肿瘤

卵巢实性肿瘤较卵巢囊性肿瘤少见,但种类繁多,可分良性、恶性、交界性。良性实质性肿瘤有纤维瘤、平滑肌瘤、纤维上皮瘤、卵泡膜细胞瘤等。恶性肿瘤有卵巢腺癌、内胚窦瘤、肉瘤、绒毛膜上皮癌等。交界性肿瘤有腺瘤、腺纤维瘤、颗粒细胞瘤、实性畸胎瘤。

(一)卵巢纤维瘤

卵巢纤维瘤是卵巢良性实性肿瘤中较常见的一种,占卵巢肿瘤的2%~5%。好发于绝经期前后的妇女,多为单侧,可伴发胸腔积液、腹腔积液,此时称为麦格氏综合征,肿瘤切除后,胸、腹水即自行消失。

1. 病理　肿瘤的外观呈白色，质地较硬，呈肾形或多发结节状，少数呈分叶状。直径 5～10 cm 左右，主要成分是梭形成纤维细胞和纤维细胞组成，组织排列呈旋涡状。类似平滑肌瘤编织状结构。

2. 临床表现　瘤体小时多无症状，肿瘤增大至中等大小时，可出现下腹不适，腹胀。瘤体较大时，可出现压迫症状。妇检在子宫一侧可扪及质地坚硬，呈结节状的肿块，活动度可，小的肿瘤无法扪及。

3. 声像图表现　在子宫一侧可见实质性肿物，形态呈圆形或分叶状，边界规整，轮廓清晰，包膜完整，内部呈实质性均匀性低或中、高回声，可伴有后方回声衰减，血运不丰富，大多数无血流频谱显示。可伴胸、腹水。彩色多普勒超声检查在肿块的近场可见少许血流信号，可记录到中等阻力动脉频谱，肿块后部分因有声衰减，常无血流显示。

4. 鉴别诊断

（1）浆膜下子宫肌瘤：浆膜下子宫肌瘤表现为子宫外形增大，形态失常，瘤体向外隆起，于子宫分界不明显，血运与子宫相通，带蒂的子宫肌瘤有时可见与子宫相连的蒂。瘤体内部呈竖条状回声衰减。

卵巢纤维瘤与子宫分界明显，无血运相通，内部回声均匀。

（2）实质性卵巢癌：恶性实质性卵巢癌，生长迅速，病程进展快。其声像表现有以下特点：肿瘤形态不规则，轮廓模糊，壁厚薄不均，内壁呈弥漫性杂乱回声，实质性回声中常伴不规则无回声暗区；血运丰富，常与周围组织粘连，并伴有转移性腹水。

（3）卵泡膜细胞瘤：该肿瘤声像图表现类似纤维瘤，如瘤体呈圆形，表面光滑、完整，质硬，但内部多呈低回声，均匀，透声好，后方回声轻度增高。

（4）内胚窦瘤：内胚窦瘤形态欠规整，内部回声杂乱，常伴血性腹水。患者血中可检测到 AFP 增高。

（二）卵巢癌

实性卵巢癌分原发和继发两种。原发性卵巢癌多见，约占 80%，有卵巢腺癌、无性细胞瘤、未成熟细胞瘤、内胚窦瘤、肉瘤、绒毛膜上皮癌等。继发卵巢癌又称转移性卵巢癌。

体内的任何部位的恶性肿瘤均可转移到卵巢，如来自子宫、输卵管、胃肠或乳腺的恶性肿瘤。

1. 原发性实质性卵巢癌

（1）病理：卵巢恶性实质性肿瘤，多来自生殖细胞的肿瘤，约占 15%～20%。主要多发于儿童和生育妇女及未产妇。肿瘤呈实质性，瘤体大者中心部缺血可坏死、液化而形成囊腔。若破裂则可转移到盆腔子宫直肠窝、盆腹膜及周围脏器，呈结节状并粘连，多伴有腹水。

（2）临床表现：肿瘤生长速度快，病程进展快，短期内下腹出现肿块，腹水、腹胀、食欲不振、消瘦、贫血等恶病质表现。肿物压迫神经或浸润周围组织后，可出现腰痛、腹痛、下肢疼痛及浮肿。妇检可发现子宫旁肿块，质硬，表面凸凹不平。如已向周围浸润可固定不活动，后穹隆及盆壁等处可扪及结节状肿物，有时与子宫粘连分不开。

（3）声像图表现：一侧卵巢增大，肿瘤形态不规则，多样；边缘回声不规则或中断或凸凹不平；内部回声高、低不均，杂乱不一，呈弥漫性分布的强弱不均的点状、团块状回声，肿物内局部可见不规则液性暗区（图 11-39）。瘤体内血流丰富，可见点、条、树枝状或周围绕行的血管，频谱多普勒呈搏动性，具有高速低阻特征。合并腹水时，盆腔内可见暗区，并伴细小回声点。如有转移，盆腹腔内可见多个大小不等的实性团块。

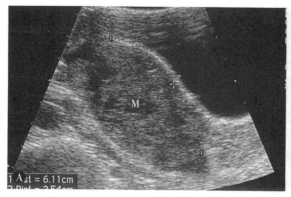
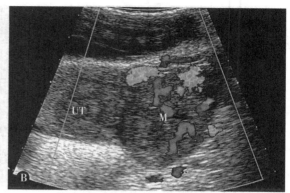
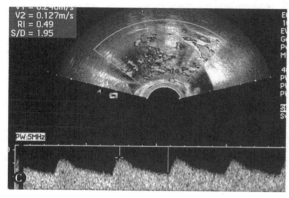

A. 经腹部超声，左附件区混合性包块（M），以实质性为主，边界不清，无包膜回声，内部回声高、低不均，杂乱不一，呈弥漫性分布的强弱不均的点状、团块状回声，肿物内局部可见不规则液性暗区；B. A 图彩色普勒显示瘤体（M）内血流丰富；C. 瘤体内探及低阻力动脉频谱

图 11 - 39　原发性实质性卵巢癌

（4）鉴别诊断：卵巢恶性肿瘤要与良性肿瘤相鉴别。卵巢良性肿瘤的病程长，进展缓慢，妇检在子宫一侧可扪及肿瘤，表面光滑，活动好，无腹水。超声特点为肿瘤呈圆形，形态规整，边缘光滑、整齐，内部回声一致，血流信号不丰富。

2. 转移性卵巢癌　从其他脏器的恶性肿瘤转移到卵巢的都称为转移性卵巢癌或继发性卵巢癌。常见原发部位为胃肠，约占 70% 左右；乳腺癌占 20% 左右；其他生殖道及泌尿道占 10% 左右。转移癌常为双侧，由胃肠道或乳腺转移到卵巢者称为库肯勒瘤。

（1）病理：多为双侧性，体积大小不一，直径 5 ~ 15 cm，常伴有腹水。一般都保持卵巢原形，呈肾形或长圆形，表面光滑或结节状，切面为实质性，半透明胶质样，其内因印戒细胞分泌黏液而使肿瘤内可见小圆形暗区。

（2）临床表现：卵巢转移癌多见于 40 ~ 50 岁的绝经期妇女，由于体内原发肿瘤与继发肿瘤同时存在，症状可互相重叠、干扰，通常继发卵巢癌的临床表现更明显，如下腹部有肿块，且生长迅速，伴腹痛、腹胀，晚期出现腹腔积液或胸腔积液，某些肿瘤因间质细胞发生黄素化或产生雌激素，可引起月经不调或绝经后阴道流血。

（3）声像图表现：双侧卵巢增大，形态规则，呈椭圆形或肾形，边界清晰，内部呈实质不均质强弱不等回声（图 11 - 40），其内可见边界清晰的小暗区，后方回声轻度衰减。肿瘤内部及周边血运丰富，可显示动静脉血流频谱。肿瘤内部有坏死，液化时，可见不规则暗区。常伴腹水暗区，内部细小回声光点。

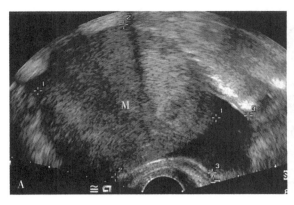 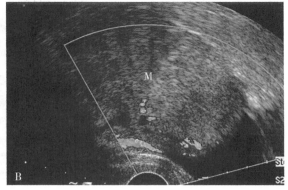

A. 经阴道超声，右侧卵巢明显增大（M），呈椭圆形，边界清晰，内部呈实质不均质强弱不等回声，包块
周边片状积液暗区；B. 彩色多普勒显示瘤体（M）内及周边点线状血流信号

图 11 - 40　库肯勃瘤

（郑陈鹏）

第五节　盆腔包块

盆腔炎是指女性生殖器及其周围的结缔组织炎，包括子宫内膜炎、子宫肌层、浆膜层以及输卵管和卵巢的炎症，女性盆腔炎性包块是妇科常见病，如盆腔脓肿、输卵管积水等。

一、盆腔脓肿

输卵管、卵巢积脓以及急性盆腔腹膜炎与急性盆腔结缔组织炎所致的脓肿均属盆腔脓肿。

（一）病理

输卵管炎表现为充血、水肿、增粗、渗出物多，伞端及峡部因炎症而粘连、封闭，管腔内积脓、积液而形成腊肠状包块。卵巢炎多表现为卵巢周围炎，并与输卵管积脓粘连贯通而形成输卵管卵巢脓肿。当输卵管内脓液流出沉积在子宫直肠陷凹处或严重的盆腔腹膜炎和急性盆腔结缔组织炎时，引起盆腔高度充血，组织水肿，纤维渗出，大量脓性渗出物流入盆腔底部，形成盆腔脓肿。

（二）临床表现

急性盆腔炎形成脓肿时，患者高热，寒战，腹痛、阴道脓性分泌物多。妇科检查可扪及盆腔包块，有触痛及波动感。如果脓液流入腹腔可引起严重腹膜炎，甚至败血症。

（三）声像图表现

1. 急性子宫内膜炎　超声表现为子宫增大，内膜增厚，回声低。宫腔有积脓时，可出现无回声区伴细密光点。急性宫体炎时，肌壁间形成脓肿，回声不均，甚至形成弱回声小暗区，内部透声差，可见细小点状回声。

2. 急性输卵管炎　输卵管积脓时，在盆腔两侧或一侧可见条索状低回声区，边界模糊，形态欠规则，是输卵管肿胀增粗的表现。输卵管合并卵巢周围积脓时，可见不规则囊实混合性低回声（图 11 - 41），边界不清，内部回声杂乱。

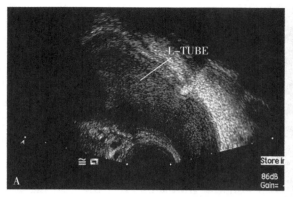
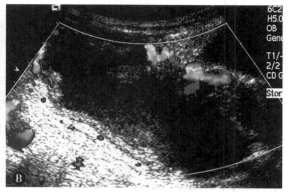

A. 经阴道超声，左侧附件区条索状低回声包块，边界不清，形态欠规则，不规则囊实混合回声；

L – TUBE. 左侧输卵管；B. 经腹超声，彩色多普勒显示该包块的低回声部分可见丰富血流信号

图 11 – 41　双侧输卵管积脓

3. 急性盆腔结缔组织炎或急性盆腔腹膜炎　形成脓肿时，多在子宫直肠窝内，可见边界不清，内有点、条状高回声，伴盆腔中大量游离液体，内有密集细小点或片状高回声漂动。

4. 慢性盆腔炎　常表现为输卵管积水，多为双侧性，表现为条索状或腊肠状或曲颈瓶样。内部透声不清亮或欠佳。如输卵管合并卵巢慢性炎症时，盆腔内可见多房性无回声暗区与周围组织粘连，边界不清，容易形成包裹性积液（图 11 – 42）。

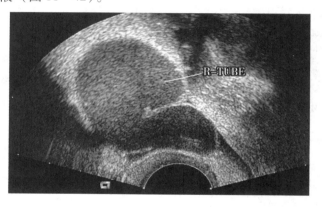

经阴道超声，右侧附件区曲颈瓶样状无回声包块，边界欠清，壁皱褶

样突起，内透声差，囊内密集的点状回声。R – TUBE. 右侧输卵管

图 11 – 42　双侧输卵管积水

5. 结核性盆腔炎　此炎症较严重时可形成包裹性积液，呈多个不规则液腔，间隔较厚，有时可见钙化灶呈点、块状强回声。

（四）鉴别诊断

盆腔炎性包块由于急慢性阶段不同，部位不同及严重程度不同，而声像图表现不同。当病史不典型或声像图特点不典型时，较难诊断，须与以下疾病相鉴别。

1. 陈旧性宫外孕　宫外孕患者有以下病史特点：停经史，突发下腹痛，伴阴道流血，验血或尿HCG 阳性，一般无发热。声像图特点为：盆腔某侧见到实性或囊实性包块，边界不清，形态不规则，多伴有盆腔积液，积液内有细小光点漂动，陶氏腔穿刺可抽出不凝固的暗红色血液。

2. 卵巢子宫内膜异位症　患者病史为渐进性痛经，并常伴有不孕症，但无感染及发热病史，超声

检查在盆腔一侧或双侧可见单房或多房囊肿，形态欠规则，内部透声欠佳，可见细小点状或斑片状回声，经期增大。

二、输卵管积水

输卵管积水是由于输卵管伞端炎性粘连闭锁，管腔内渗出液积聚而成。输卵管积脓若脓液吸收，液化呈浆液状，也可演变为输卵管积水。

（一）病理

输卵管积水时输卵管管壁变薄，表面光滑，组织学上输卵管内膜皱襞基本平坦，偶可在个别区域见到小的皱襞突起，称为单纯性输卵管积水。有的皱襞粘连形成小间隙，间隙内充满液体，称为滤泡型输卵管积水。因输卵管壶腹部管壁肌层较薄弱，液体多积聚在壶腹部，远端膨大成腊肠状或曲颈瓶状，偶可发生输卵管积水扭转。

（二）临床表现

多为下腹疼痛、腰骶部酸胀不适、月经不调、不孕等。妇科检查在子宫一侧或双侧可扪及条索状物或囊性肿块，触痛阳性。

（三）声像图表现

声像图表现为单侧或双侧附件区可见液体暗区呈长椭圆形，形态规整，边界清，壁薄光滑，典型声像图为腊肠形（图 11 - 43）或纺锤形或节段形，大量积水时呈曲颈瓶状。

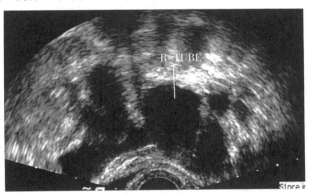

经阴道超声，右附件区腊肠状无回声包块，边界尚清，

壁皱褶样突起，局部透声性差。R - TUBE. 右侧输卵管

图 11 - 43　双侧输卵管积水

（四）鉴别诊断

输卵管积水主要和卵巢非赘生性囊肿相鉴别。非赘生性囊肿无炎症病史，超声检查可见囊肿，边界清楚，呈圆形或椭圆形，壁光滑，形态规整，内壁清晰，后壁及后方回声增高，卵泡囊肿在短期内可消失。

黄素囊肿多见于葡萄胎或绒癌患者，常为双侧性，呈多房，表面分叶状，壁薄光滑，大小不等，随葡萄胎或绒癌的治愈而自行消失。

（陈　瑛）

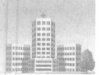

第十二章

产科超声

第一节　胎盘绒毛血管瘤

胎盘绒毛血管瘤是一种良性毛细血管瘤，主要由血管和结缔组织构成，有单发或多发，大小不一，约 0.5～20 cm。可发生在胎盘的各个部位，多数较小，埋于胎盘内，不易发现。发生在胎盘的胎儿面者（图 12－1），向羊膜腔突出，超声易于显示，呈圆形或椭圆形，有包膜或无包膜。由于其内部含血管和结缔组织的成分比例不同，超声所见也不尽相同。有呈低回声并有索条状交错分隔成网状；或有很多小囊腔如蜂窝状。结缔组织成分多者则回声稍强，如实性肿物样回声。肿物大者可合并羊水过多。彩色多普勒血流显像可显示肿块内丰富血流信号。因常附着在脐带周围，胎儿发育可受影响。大者危及胎儿安全，可导致早产、死胎等。孕妇也常患有产科并发症如妊高征等。

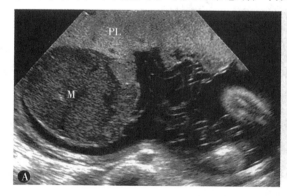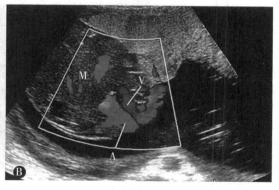

A. 胎盘（PL）边缘胎儿面可见一圆形低回声包块（M），明显向羊膜腔突起；B. 彩色多普勒显示该包块内可见丰富血流信号。V. 脐静脉；A. 脐动脉；M. 肿块

图 12－1　胎盘绒毛血管瘤

（朱晴晴）

第二节　脐带绕颈

脐带绕颈约占分娩人数的 20%。多数绕颈 1～2 周，3 周以上少见。脐带绕颈与脐带过长、胎动频繁、胎位变化有关。缠绕松弛者对胎儿影响不大。缠绕过紧或多圈者可能影响胎儿供血，造成围生期胎儿缺氧、窒息或死亡。个别孕妇在临产时可出现胎盘早剥。

一、超声诊断要点

1. 二维超声特征

（1）在胎儿颈背部长轴切面上，颈部软组织可见 U 形、W 形压迹。胎儿枕后位者，脐带压迹显示较困难。

（2）在 U 形或 W 形压迹特征（图 12−2）的前方可见脐带的横断面，其内部脐血管呈品字形或双品形。

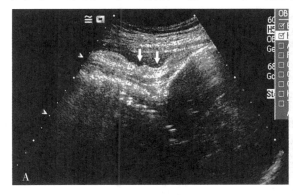
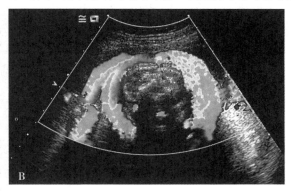

A. 纵切胎儿颈部皮肤可见"W"形压迹（箭头所示）；B. 彩色多普勒显示胎儿颈部周围有环形血流（2 周）围绕

图 12−2　胎儿脐带绕颈 2 周

2. 彩色多普勒超声特征

（1）在颈部 U 形、W 形压迹的前面出现有红色或蓝色血流信号的脐带祥。

（2）在颈部横断面，出现弧形彩带、半圆形或圆形彩带。

（3）在颈部腹侧能同时出现脐带彩色血流。在颈周围有时可见两股"彩带交叉"。

（4）缠绕松紧的判断"麻花状"卷曲的脐血管或彩色血流代表宽松缠绕。"平行线状"或"平行彩带"提示缠绕较紧或过紧。

（5）脐动脉多普勒频谱，足月妊娠 S/D 比值＜3。

二、注意事项

（1）超声检查脐带绕颈的时间应选择在临产前和分娩前。愈临近分娩，其结果愈可靠（准确率 97%）。妊娠 30 周前因胎儿活动，缠绕的脐带可解脱或再缠绕（准确率仅 80% 左右）。

（2）脐带绕颈征象伴有胎儿心动过缓或不齐，提示胎儿窘迫，应即时报告并采取紧急措施。

（3）检查时尽可能清楚地显示胎儿颈背部长轴切面，颈部横断扫查范围应尽量包括颈部两侧及腹侧，寻找有无脐带交叉。

（4）扫查时探头不宜重压孕妇腹壁，以免胎儿颈部周围的羊水被挤压而减少，影响诊断。

（5）颈部 U 形压迹要与稍胖胎儿颈肩交界处皮肤皱褶形成的 V 形相鉴别，并注意近场聚集和防止伪象的干扰。

（6）单纯出现颈背 U 形压迹和彩色血流尚不足以确定诊断。应同时在胎儿腹侧出现彩色血流或有 W 形压迹方可肯定。因为脐带可由面颊、眼眶前和肩部绕过，而未形成绕颈。

（7）当孕妇卧位检查因羊水较少不易辨别脐带绕颈时可以改用站立位。羊水因重力关系向羊膜腔下方聚焦，对二维超声显示有帮助。用高敏感度彩色超声无须改变体位。

（但小强）

第三节　羊水过多和羊水过少

在正常情况下，羊水量从孕 16 周时的约 200 mL 逐渐增加至妊娠 34~35 周时为 980 mL，以后逐渐减少，至孕 40 周时羊水量为 800 mL 左右，到妊娠 42 周时减为 540 mL。如果羊水量高于或低于同孕周正常值的 2 倍标准值，称羊水过多或羊水过少。

一、羊水过多

妊娠晚期羊水量超过 2 000 mL 为羊水过多。分慢性羊水过多和急性羊水过多两种，前者是指羊水量在中晚期妊娠即已超过 2 000 mL，呈缓慢增多趋势，后者指羊水量在数日内急剧增加而使子宫明显膨胀。

1. 在超声检查过程中，目测羊水无回声区异常增多，胎儿活动频繁且幅度大时，应警惕有无羊水过多，测量羊水深度应垂直于水平面测量羊水池的最大深度。

（1）羊水指数法：该方法是将母体腹部以脐为中心分为四个象限将每个象限的羊水最大无回声区的最大垂直径相加来估测羊水量。当四个象限的垂直深度相加 >20 cm 时，即应考虑羊水过多。

（2）最大羊水池无回声区垂直深度测量法，最大羊水池垂直深度 >8 cm 为羊水过多，>10 cm 为羊水明显过多。

2. 羊水过多时，应仔细认真观察胎儿有无合并畸形存在，较常见的胎儿畸形有神经管缺陷，约占 50%。其中又以无脑儿、脊椎裂最多见。其次为消化道畸形，约占 25%，主要有食管闭锁，十二指肠闭锁等。

3. 胎盘变薄。

二、羊水过少

羊水过少通常是指妊娠足月时羊水量少于 300 mL。

1. 超声诊断要点

（1）超声检查时目测羊水无回声区总体上显得少，图像上很少出现羊水无回声，于胎儿周围和子宫壁间显示不出羊水的无回声间隙，胎儿边界模糊不清，胎儿内脏器官不清晰；膀胱及胎胃不充盈，胎儿肢体明显聚拢，胎动减少时。羊水指数 <5 cm 为羊水过少，5~8 cm 为羊水偏少。

（2）羊水过少时，应进行详细系统胎儿畸形检查，尤其是胎儿泌尿系统畸形，如双肾缺如、双侧多囊肾、双侧多囊性肾发育不良、尿道梗阻、人体鱼序列征等。

2. 注意事项

（1）测量羊水时，应注意不要将脐带无回声血管误认为羊水，彩色多普勒血流显像可帮助区别，如无彩色多普勒血流显像的条件下，可提高增益，使脐带回声显示更加清楚，这样可避免将脐带误认为羊水而漏诊羊水过少。

（2）因羊水过少，胎儿常受子宫的机械性压迫，可出现 Potter 综合征。

（但小强）

参考文献

[1] 刘红霞，梁丽萍. 超声诊断学 [M]. 北京：中国医药科技出版社，2020.

[2] 于广会，肖成明. 医学影像诊断学 [M]. 北京：中国医药科技出版社，2020.

[3] 任卫东，马春燕. 超声诊断基础与临床应用图解 [M]. 北京：化学工业出版社，2020.

[4] 何红梅，沈雯. 超声诊断学 [M]. 北京：中国医药科技出版社，2020.

[5] 雷子乔，郑艳芬. 医学影像技术 [M]. 北京：人民卫生出版社，2020.

[6] 赵一平，袁欣. 乳腺疾病影像诊断与分析 [M]. 北京：科学出版社，2020.

[7] 王振常，龚启勇. 放射影像学 [M]. 北京：人民卫生出版社，2020.

[8] 夏瑞明，刘林祥. 医学影像诊断学 [M]. 北京：人民卫生出版社，2020.

[9] 王培军. 中华影像医学 [M]. 北京：人民卫生出版社，2020.

[10] 张梅. 心脏超声诊断临床图解 [M]. 北京：化学工业出版社，2020.

[11] 陈萍. 妇科超声诊断临床图解 [M]. 北京：化学工业出版社，2020.

[12] 李安华. 腹部超声诊断临床图解 [M]. 北京：化学工业出版社，2020.

[13] 王翔，张树桐. 临床影像学诊断指南 [M]. 郑州：河南科学技术出版社，2020.

[14] 王志刚. 超声分子影像学 [M]. 北京：科学出版社，2016.

[15] 余建明，刘广月. 医学影像技术学 [M]. 北京：人民卫生出版社，2017.

[16] 高剑波. 中华医学影像技术学 [M]. 北京：人民卫生出版社，2017.

[17] 刘万花. 乳腺比较影像诊断学 [M]. 南京：东南大学出版社，2017.

[18] 周汉，韩白乙拉，王彩生. 常见肝胆疾病影像学诊断图谱 [M]. 沈阳：辽宁科学技术出版社，2017.

[19] 刘惠，郭冬梅，邱天爽. 医学图像处理 [M]. 北京：电子工业出版社，2020.

[20] 陈晶，王红光. 基层医院实用影像检查技术 [M]. 北京：人民卫生出版社，2020.